Susanne Mierau

Das Schlafbuch für die ganze Familie

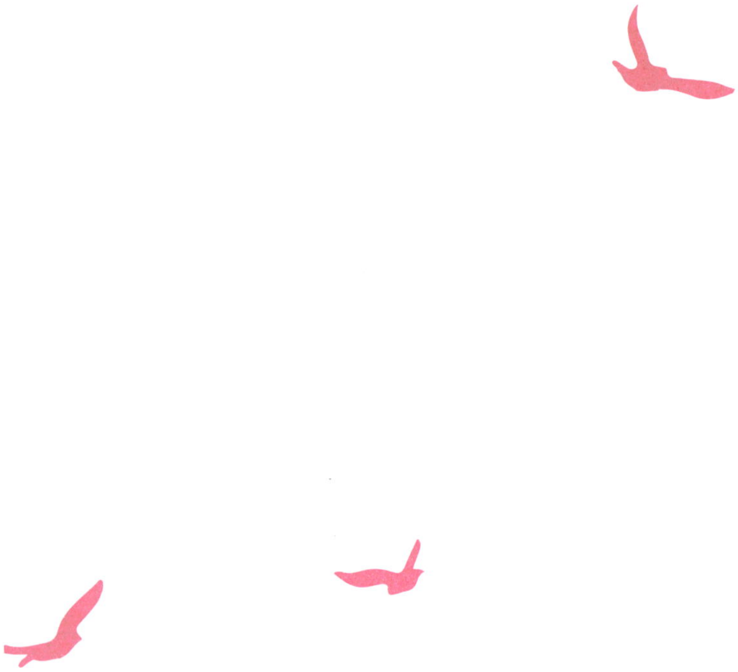

Susanne Mierau

Das Schlafbuch für die ganze Familie

Mehr Ruhe, Energie und Ausgeglichenheit für Babys, Kinder und Eltern

BELTZ

MIX
Papier aus verantwortungsvollen Quellen
FSC® C089473
www.fsc.org

Klimaneutral
Papier
ClimatePartner.com/13732-1910-1001

Dieses Buch ist erhältlich als:
ISBN 978-3-407-86792-6 Print
ISBN 978-3-407-86793-3 E-Book (EPUB)

1. Auflage 2024

Illustrationen: Nadine Roßa, Berlin
Lektorat: Katharina Theml, Büro Z, Wiesbaden
Umschlaggestaltung: anjagrimmgestaltung.de
Bildnachweis: © Marta Lebek / Stocksy, Bearbeitung: Gutentag-Hamburg
Foto der Autorin: © Dorothea Vesper, Foto der Illustratorin: © privat
Foto Blume: © Michael Brauer; Foto Hohmann: © privat, Fotograf Uwe Steckhan;
Foto Weeß: © privat

Herstellung: Sarah Veith
Layout: anjagrimmgestaltung.de
Druck und Bindung: Beltz Grafische Betriebe, Bad Langensalza
Beltz Grafische Betriebe ist ein klimaneutrales Unternehmen (ID 15985-2104-100).
Printed in Germany

Weitere Informationen zu unseren Autor:innen und Titeln
finden Sie unter: www.beltz.de

Inhalt

TEIL 3

»Es gibt viele Bücher, die den Schlaf von Babys und Kleinkindern in den Blick nehmen. Dieses Buch nimmt DICH als Elternteil in den Blick und will dir helfen, endlich den Schlaf zu bekommen, den du brauchst – und gleichzeitig deinem Kind ermöglichen, kindgerecht schlafen zu können.«

Susanne Mierau

Einleitung

Wann hast du zum letzten Mal gut geschlafen und warst nach dem Aufstehen so richtig ausgeruht? Es ist ein wenig provokant, Eltern diese Frage zu stellen. Umso mehr, da du wahrscheinlich aus einem guten Grund zu diesem Buch gegriffen hast: Schlaf ist ein Problem in deiner Familie. Und nicht nur in deiner, sondern in vielen. Kaum ein Thema beschäftigt viele Eltern so durchgehend während der ersten (und auch späteren) Jahre des Begleitens von Kindern wie das Schlafen. Und kaum ein Thema geht uns so nah, verlangt uns so viel ab wie Schlafmangel.

Schlafmangel ist eine Foltermethode, das wissen wir. Wie kann es dann sein, dass die Natur es so eingerichtet hat, dass wir am Anfang unseres Familienlebens einer solchen Tortur ausgesetzt sind? Dass Konflikte innerhalb der Familie entstehen, weil wir so unglaublich müde sind? Das kann doch nicht richtig sein, oder? Tatsächlich ist es das auch nicht: Ausgeruhte Eltern sind wichtig für ihre Kinder, ausreichend Schlaf ist wichtig für unsere körperliche und psychische Gesundheit, die Gestaltung unserer Beziehungen jenseits von Familie und unsere Arbeitsfähigkeit. Babys und Kinder brauchen den zu ihrer Entwicklung passenden Schlaf in ausreichender Menge, ebenso wie Jugendliche, aber auch Erwachsene je nach Lebensalter. Wenn innerhalb eines Familiensystems eine Person Schlafmangel erleidet, wirkt sich das auch auf die anderen Menschen in diesem System aus: Das Baby, das häufig aufwacht, wird sich auf die Schlafgewohnheiten der Bezugsperson(en) auswirken.

Bekommt diese Bezugsperson zu wenig Schlaf durch die Begleitung des Babys, wirkt sich der Schlafmangel der Erwachsenen auf die Möglichkeiten der Begleitung des Kindes aus und darüber hinaus auf unsere Alltagsgestaltung. Und nicht nur das: Einige Eltern bilden in den ersten Jahren Verhaltensmuster aus, um den Schlaf des Babys oder Kleinkindes gut zu begleiten, die ihrem eigenen Schlaf nicht zuträglich sind und so langfristig zu Schlafproblemen führen können, die über viele Jahre das Familienklima beeinflussen. Schlafmangel ist keinesfalls »normal«, im Sinne von natürlicherweise vorgesehen für Eltern, da er sich negativ auf alle Beteiligten auswirkt und es erschwert, Kinder liebevoll und bedürfnisorientiert zu begleiten. Elternschaft und das Begleiten von Kindern sollen uns eigentlich Freude bereiten, ein warmes Gefühl von Verbundenheit und Glück schenken, anstatt Erschöpfung und Müdigkeit. Dennoch ist Schlafmangel in den Industrieländern die Norm, und wir nehmen ihn wegen seiner Omnipräsenz als ungeliebte Begleiterscheinung von Elternschaft und unseres gesamten Lebens an. Eltern sind eben immer müde, oder?

Aber du musst nicht unter Schlafmangel leiden: Es ist keineswegs natürlich, dass Eltern immer zu wenig schlafen. Wir denken oft, dass unser erwachsener Schlafmangel daran liegen würde, dass Babys, Kinder und auch Teenager anders schlafen als wir und deswegen die Kinder die Stellschraube für einen besseren Schlaf wären. So schön sich die Idee davon anhört, dass wir nur ein klein wenig an unseren Kindern ändern müssten, um viel besser schlafen zu können, so einfach ist es aber nicht. Im Gegenteil: Die Manipulation des kindlichen Schlafes sollten wir in den meisten Fällen sogar dringend unterlassen. Sie kann das Kind, aber auch unsere Beziehung zum Kind, langfristig schädigen.

Dass die Unterschiede im kindlichen und erwachsenen Schlaf zu unserem Schlafmangel führen, ist oft richtig (wenn auch nicht ausschließlich). Die Stellschraube für besseren Schlaf sind den-

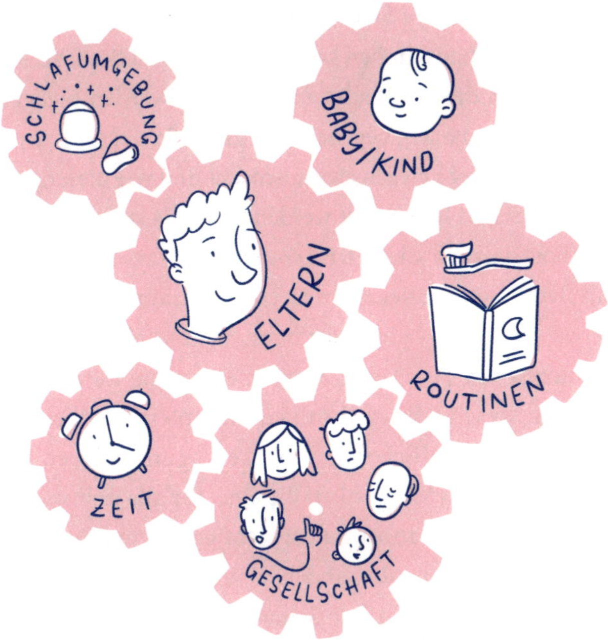

Zahnräder, die beim Schlaf ineinandergreifen

noch meistens *nicht* die Kinder – und es ist auch nicht die Drosselung unseres Erwachsenenschlafes. Vielleicht hast du es ja selbst bereits ausprobiert an der ein oder anderen Stelle: Viele Schlafprogramme oder Onlinekurse versprechen, dass sie Eltern die Anleitung für einen gesunden Schlaf des Babys geben könnten, oder suggerieren, dass das Kind auf jeden Fall durchschlafen würde, wenn man nur dieses oder jenes beachten würde und sich konsequent daran hält. Oder sie erklären ausführlich, warum Babys und Kleinkinder eben so schlafen, wie sie schlafen, und halten Eltern dazu an, nicht in diesen Schlaf einzugreifen, wodurch sie aber selbst jahrelang schlecht schlafen. Beide Methoden sind langfristig nicht sinnvoll. Es gibt viele andere Stellschrauben für einen besseren Schlaf, an denen wir durchaus drehen können und auch sollten. Welche das sind, wirst du in diesem Buch erfahren. Wir werden uns gemeinsam auf die Suche danach begeben, was guten Schlaf für Babys, Kinder, Jugendliche und Erwachsene ausmacht und wie dieser gute und ausreichende Schlaf hergestellt werden kann. Es ist ein weitverbreiteter Mythos, dass wir die EINE Lösung finden müssen bei Problemen mit Babys und Kindern. Oft ist es ein Zusammenspiel von verschiedenen Faktoren – nicht nur beim Schlafthema. Und oft sind diese Faktoren von Familie zu Familie ein wenig unterschiedlich, da wir alle in verschiedenen Familien mit unterschiedlichen Menschen und unterschiedlichen Rahmenbedingungen leben. Deswegen gibt es auch beim Schlaf nicht die eine, für alle richtige Lösung. Aber in diesem Buch kannst du die richtige Lösung für euch ganz persönlich, für deine Familie, finden. Und sie immer wieder neu anpassen, denn auch das steht fest: Schlaf verändert sich über die Zeit, und auch unsere Herausforderungen in Bezug auf das Schlafverhalten der Familienmitglieder ändern sich. Wenn du verinnerlicht hast, welche Zahnräder hier ineinandergreifen, und die bedeutsamen Stellschrauben kennst, wirst du immer wieder eine Lösung finden können, die zu euch passt. Und zwar auf Basis von Verständnis, Vertrauen und Entspannung anstatt von Druck, Angst und Anspannung. Dieses Buch lädt dich daher immer wieder dazu ein, dich und deine Familie in Hinblick auf das Schlafverhalten zu reflektieren und anhand von Fragen, Protokollen und Beobachtungen herauszufinden, wie der zu euch passende Schlaf aussehen kann. Denn: Wirklich guten Familienschlaf findet ihr dann, wenn die ganze Familie als System betrachtet wird.

Über die Frage danach, wann du zum letzten Mal gut geschlafen hast, wirst du dann nicht mehr lange nachdenken müssen. Sicherlich gibt es im Familienleben immer wieder mal Tage, an denen Eltern nicht ausreichend schlafen, aber die Grundmelodie deines

Schlafverhaltens wird harmonischer sein, wenn du weißt, welche Zahnräder ineinandergreifen müssen, damit eure Spieluhr die passende Schlafmusik spielen kann.

Gebrauchsanweisung für dieses Buch

Du hast dieses Buch zur Hand genommen, weil du oder eine andere Person in deiner Familie offenbar von Schlafproblemen betroffen ist. Das bedeutet, dass Zeit besonders kostbar ist, schließlich könntest du auch schlafen, statt zu lesen. Du profitierst am meisten von diesem Buch, wenn du den gesamten Inhalt liest, aber du kannst dich auch nur mit den jeweils passenden Abschnitten beschäftigen. Im ersten Teil des Buches erhältst du alle wichtigen Informationen über den Schlaf: wie er sich über die Lebenszeit entwickelt, warum Babys und Kinder anders schlafen als Erwachsene, welche Schlafphasen es gibt und warum Schlaf für uns Menschen so unglaublich wichtig ist. Obwohl wir eigentlich wissen, wie wichtig Schlaf ist, messen wir ihm dennoch nicht die Bedeutung zu, die er verdient hat, und haben Schwierigkeiten, eine wirklich gute Schlafhygiene in der Familie zu etablieren. Deshalb geht es im zweiten Teil um dein Mindset: warum du wie über den Schlaf denkst und wie du das ändern kannst, damit Schlaf endlich den Raum in eurer Familie bekommt, den er braucht. Im dritten Teil geht es schließlich um ganz konkrete Probleme unseres Familienalltags: Das Kind will nicht einschlafen, der Nachtschreck macht uns den Alltag schwer oder das Teenagerkind will am Wochenende beim Familienfrühstück nicht aufstehen. Wenn du in enormer Zeitnot bist, kannst du sofort zu den Problemstellungen im dritten Teil des Buches springen. Ich würde dir allerdings empfehlen, auch die Inhalte im ersten und zweiten Teil zu lesen, da ein grundlegendes Verständnis der Bedeutung des Schlafs und seiner Wirkungen eine wichtige Basis für ein gutes Schlaf-Mindset bildet. Um die Arbeit mit diesem Buch für dich so effizient wie möglich zu machen, findest du darin außerdem folgende Anregungen:

Das **Wichtigste in Kürze**: Alle wichtigen Informationen eines Teils kurz zusammengefasst.

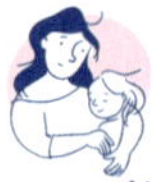

In **Gut-zu-wissen** findest du interessante Informationen, die den Inhalt des Textes ergänzen. Diese Informationen benötigst du nicht zwingend für das Verständnis des Textes, aber es sind spannende kleine Ergänzungen, die du lesen kannst, wenn du Zeit dafür hast.

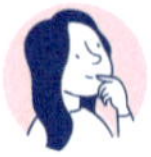

Reflexionen. Es gibt nicht den einen richtigen Weg für einen gesunden Schlaf. Du musst aber den richtigen Weg für dich und deine Familie finden. Dafür kannst du die Reflexionen im Buch nutzen.

Audio-Dateien: Durch QR-Codes erhältst du Zugriff auf Traum- und Fantasiereisen. Diese Hördateien sollen dir ermöglichen, dich noch besser in das jeweilige Thema oder Problemfeld einzufühlen. Sie geben dir auch Anregungen für Entspannungsübungen für dich und dein Kind im Alltag. Siehe auch die Hinweise zum Online-Material auf Seite 275.

In den **Kurz und Knapp-Kästen: Was kann helfen?** im dritten Teil siehst du bei Bedarf schnell auf einen Blick, was du bei den kleinen und großen Herausforderungen rund um Schlaf wie Krankheit, Schnuller geben oder Energydrinks und Smartphone bei deinem Teenager tun kannst.

Zum Verständnis eures Familienschlafes führen dich in diesem Buch nicht nur viele Informationen, sondern auch Beispiele aus dem praktischen Alltag. Hierfür habe ich Erfahrungen aus meinem eigenen Leben mit meinen Kindern, Schlafberichte aus meinem näheren Umfeld und Themen aus 15 Jahren Beratungspraxis in einer Familie, die uns durch dieses Buch führt, zusammengebracht. In **Aus dem Familienalltag von Anna & Amir** erleben wir, wie Anna und Amir ihr zweites Kind bekommen, welchen Herausforderungen sie sich in der Begleitung ihres ersten Kindes Mayla stellen mussten, wie ihr zweites Kind Luca im Uterus schläft und wie sie ihren Weg zu einem guten Familienschlaf finden.

TEIL 1

Endlich (Familien-) Schlaf verstehen

In all den Jahren meiner Arbeit als Familienbegleiterin habe ich unzählige Male gehört: »Mein Baby schläft schlecht« oder »Mein Kleinkind kann noch immer nicht richtig schlafen«, und Familien beraten, wie sie eine bessere Schlafroutine für sich entwickeln können. Auch wenn sich schnell das Gefühl einschleicht, dass alle anderen Kinder besser schlafen als das eigene und nur in der eigenen Familie ein Schlafproblem besteht, stimmt das absolut nicht: Eine Langzeitstudie des Deutschen Instituts für Wirtschaftsforschung, an der zwischen 2008 und 2015 Eltern teilnahmen (2 541 Frauen und 2 118 Männer), zeigte, dass der Schlaf von Eltern innerhalb der ersten sechs Jahre nach der Geburt des ersten Kindes in seiner Qualität und Dauer beeinträchtigt ist. Innerhalb der ersten drei Monate schlafen Mütter hierzulande sogar durchschnittlich (!) insgesamt eine Stunde weniger, Väter 15 Minuten weniger – unabhängig vom Familienstand und unabhängig davon, ob die Familien wohlhabend oder arm sind.[1] Vielleicht klingt eine Stunde weniger Schlaf erst einmal verkraftbar. In Anbetracht des Umstandes, dass wir oft ohnehin zu wenig schlafen und eine ganze Stunde weniger Regenerationszeit schon enorme Folgen auf unsere psychische und physische Gesundheit haben kann, ist es aber keinesfalls eine Kleinigkeit. Das Schlafproblem zieht sich durch die Elternschaft und scheint ganz besonders Mütter zu betreffen. Gerade ihnen wird dann von Familie und Freunden erklärt, dass das ganz normal sei und schon irgendwann wieder anders werden würde. Aber dieses »irgendwann« bedeutet statistisch gesehen sechs Jahre. Und sechs Jahre zu wenig Schlaf sind sechs Jahre zu wenig Schlaf! Das kann sich nicht nur auf unsere Gesundheit auswirken, sondern auch auf Care- und Erwerbsarbeit, Freizeitverhalten und Beziehung – sprich: unser gesamtes Leben.

Der schlechte Schlaf wird uns vielleicht erst durch das Kinderhaben bewusst, oder wir bilden in dieser Zeit ungute Schlafmuster aus, die wir dann später nur schwer wieder loswerden, aber er ist längst nicht »nur« ein Problem des Familienlebens und Begleitens von Kindern, sondern ein Problem unserer Zeit und Gesellschaft: Viele von uns schlafen zu wenig und zu schlecht – wobei die Schlafmenge, wie wir noch sehen werden, individuell verschieden ist. Auch hier zeigen sich wieder geschlechtsspezifische Unterschiede: Es lässt sich allgemein festhalten, dass besonders Frauen schlechter schlafen. Und das eben auch in der Zeit des Elternseins, aber nicht nur. Wenn du ganz ehrlich zu dir bist und einmal darüber nachdenkst, wie es vor dem Kinderhaben um deinen Schlaf stand, werden dir wahrscheinlich auch Zeiten während der Ausbildung oder im Studium einfallen, in denen du besonders oft müde warst, sei es, weil du abends länger feiern warst, über eine Hausarbeit gegrübelt hast oder nachts wach lagst, weil dir ein Beziehungsproblem nicht aus dem Kopf gehen wollte. Damals war das natürlich oft wesentlich selbstbestimmter, und du warst jünger. Ein ungesundes Schlafverhalten haben wir also häufig auch schon vor der Babyzeit – und leider oft auch dann, wenn »die Kinder aus dem Gröbsten raus sind«. Eine Studie im Rahmen des Gesundheitsmonitorings des Robert Koch-Instituts aus dem Jahr 2013 zeigt, dass bei der deutschen Bevölkerung im Alter zwischen 18 und 79 Jahren der Anteil der Kurzzeitschläfer (5 Stunden und weniger) *und* Langzeitschläfer bei 12,3 Prozent liegt, während der Prozentsatz in dem in Hinblick auf das Schlafverhalten oft kritisch diskutierten Japan beispielsweise bei 4 beziehungsweise 3,2 Prozent liegt. Auch Ein- und Durchschlafstörungen bis hin zur krankhaften Schlafstörung sowie die Einnahme von Schlafmitteln sind hierzulande weitverbreitet.[2] Nicht zufällig wurden die in den 1960er-Jahren entwickelten Benzodiazepine (wie Librium und Valium) als »mother's little helpers« beschrieben und von den Rolling Stones besungen: Die Pillen wurden besonders von Frauen gegen Schlafstörungen genutzt, ihr entspannender Effekt dann aber auch tagsüber als Beruhigungsmittel eingesetzt, was viele in eine gesundheitsschädliche Abhängigkeit führte. Zwar werden die »kleinen gelben Pillen«, wie die Rolling Stones sie nannten, heute nicht mehr so leichtfertig verschrieben und eingenommen, aber auch jenseits dieser Präparate boomt der Markt der vermeintlichen »Schlafmittel«[3]. Gerade das Hormon Melatonin, das sich auf den Schlaf auswirkt, wird gern in frei verkäuflichen Nahrungsergänzungsmitteln vom Melatonin-Einschlafspray bis zum Gute-Nacht-Gummibärchen eingesetzt. Auch wenn einige Publikationen durchaus den Vorteil der Gabe von Melatonin bei Erwachsenen und beispielsweise auch bei Kindern und Jugendlichen im Autismusspektrum zeigen, deuten Bedarf und Absatzmarkt gleichzeitig darauf hin, dass die Nachfrage aufgrund bestehender Schlafprobleme wirklich groß ist. Wenn wir also von vielen Red Flags umgeben sind, die klar darauf hindeuten, dass wir wirklich ein gesellschaftliches Problem mit dem Schlafen haben und viele Menschen unter Schlafproblemen bis -störungen leiden, verschließen wir ziemlich gekonnt die müden Augen vor all den Warnzeichen – bei Kindern wie Erwachsenen.

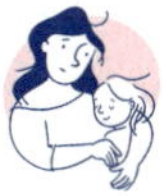

»Mother's little helpers«

»Mother's little helpers« sind nicht die einzigen Mittel, die Müttern im Laufe der Zeit empfohlen wurden, um mit der Überlastung an Care-Arbeit, teilweise in Kombination mit Erwerbsarbeit, zurechtzukommen. Neben Valium wurde ab

1950 das alkoholhaltige Frauengold (bei dem sich später herausstellte, dass es Wirkstoffe enthielt, die als krebsfördernd und nierenschädigend galten) empfohlen. Schon seit 1938 war im Handel die sogenannte Hausfrauenschokolade erhältlich: Pralinen, die mit dem Aufputschmittel Methamphetamin versetzt waren, diese wurde später als »Panzerschokolade« für Soldaten im Zweiten Weltkrieg eingesetzt. Auch wenn gern erklärt wird, dass »Mütter das früher doch auch alles so geschafft haben, ohne zu jammern«, stimmt das nicht: Auch früher waren Frauen und Mütter häufig überlastet, aber sie erhielten weniger öffentliches Gehör und wurden wahlweise zusätzlich ruhiggestellt oder aufgeputscht, um die ihnen zugewiesenen Aufgaben zu erfüllen. Deswegen: Du musst deine Schlafprobleme weder verschweigen noch sollten andere Menschen dir erklären, dass du da durchmusst, weil andere das schließlich auch geschafft hätten.

Dabei wirken unsere eigenen, unter den Tisch gekehrten Probleme eben nicht nur auf uns, sondern im Familienkontext auch auf unsere Kinder. Der Schlafforscher Dr. Hans-Günter Weeß, den ich für dieses Buch interviewt habe, hat dazu erklärt: »Erwachsene, die Schlafprobleme haben, sind sehr auf das Schlafproblem fokussiert und sprechen dem Schlaf eine hohe Bedeutung zu. Je mehr wir uns mit dem Thema Schlaf beschäftigen als Erwachsene, desto mehr werden wir verunsichert und sind angespannt. Wenn ich als Kind merke, dass der Schlaf eine hohe Bedeutung hat und ich unbedingt schlafen muss, wie die Erwachsenen das vorleben, dann überträgt sich die Anspannung und die Fokussierung ungewollt auf die Kinder, und diese können dann durch diese Übertragung Schlafprobleme ausbilden.« Kein Wunder, dass es neben den frei verkäuflichen Nahrungsergänzungsmitteln für Erwachsene auch schon Mittel für Kinder gibt – von Sirups über Tee bis zu ätherischen Ölen, die – zwar ohne Melatonin – Abhilfe bei Schlafproblemen versprechen, ohne das Thema umfassend in den Blick zu nehmen.

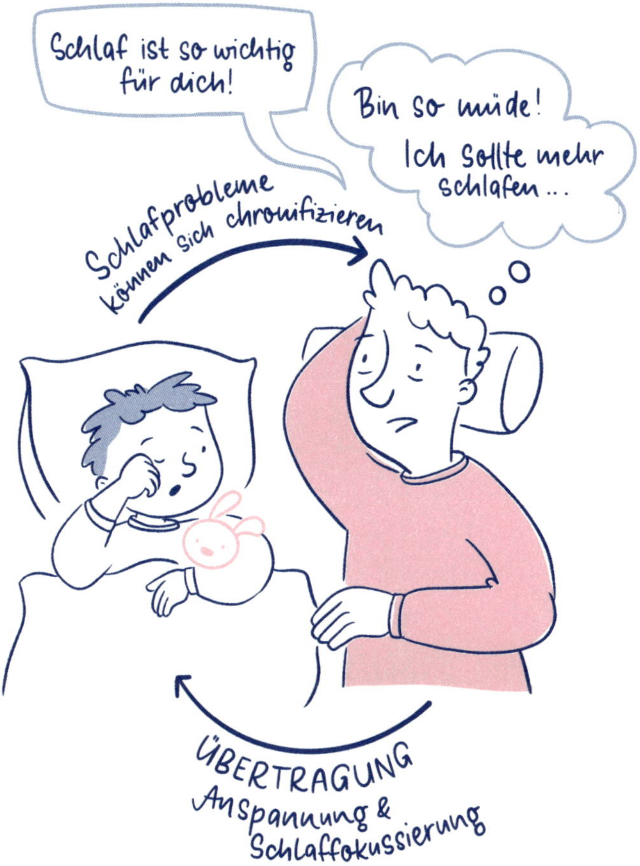
Schlaf ist so wichtig für dich!
Bin so müde! Ich sollte mehr schlafen …
Schlafprobleme können sich chronifizieren
ÜBERTRAGUNG
Anspannung & Schlaffokussierung

Tatsächlich zeichnen auch die Daten für Kinder und Jugendliche schon ein schwieriges Bild: Schlafprobleme im Schulalter sind häufig. Die KIGGS-Studie zur Gesundheit von Kindern und Jugendlichen in Deutschland gibt an, dass 23,1 Prozent der 11- bis 13-Jährigen und 20,7 Prozent der 14- bis 17-Jährigen von Schlafproblemen betroffen sind. Auch hier zeigt sich wieder, dass Mädchen und junge Frauen häufiger betroffen sind.[4] Wie viele junge Erwachsene schon in der Kindheit und/oder Jugend unter Schlafstörungen litten, ist aber bislang für Deutschland noch nicht ausreichend erforscht. In internationalen Studien zeigt sich allerdings, dass Schlafstörungen eine hohe Wahrscheinlichkeit dafür haben, bestehen zu bleiben (Chronifizierung), und dass sie zudem zu verschiedenen Störungen wie Depressivität, Angst und Verhaltensauffälligkeiten in späteren Jahren führen können.

Wie Schlafprobleme von Eltern und Kindern zusammenhängen können

Wer weiß, wie unangenehm sich Schlafprobleme anfühlen und wie anstrengend es ist, müde einen Tag durchzustehen, möchte das ungern an die eigenen Kinder weitergeben. Und genau hier liegt der Ansatzpunkt für Veränderung, der oft zu einseitig betrachtet wird und der in diesem Buch eine zentrale Rolle spielt: Weil es eine Verbindung zwischen elterlichen und kindlichen Schlafproblemen gibt, ist es wichtig, dass wir nicht ausschließlich auf das Kind und dessen Schlaf blicken, dass wir nicht ausschließlich die Beeinflussung unseres eigenen Schlafes durch das Kind fokussieren. Sondern auch den umgekehrten Blick wagen und unsere eigene, erwachsene Schlafkultur anschauen – oder besser gesagt: unsere fehlende Schlafkultur und ihre Auswirkungen auf unsere Kinder. Nur mit einem ganzheitlichen, systemischen Blick können wir nachhaltig eine Verbesserung von familiärem Schlaf erreichen.

Viele Eltern sind schon in ihrer Kindheit einer problematischen Schlafkultur begegnet: Schlaf und die Zeit im Bett wurden nicht selten als Strafe benutzt: »Ab ins Bett mit dir!«, »Zur Strafe gehst du heute früher schlafen!« – und selbst wenn als eigentliche Strafe das Fernsehverbot gemeint war, vermittelt ein »Heute geht es ohne das Sandmännchen ins Bett!« nicht, dass das Bett ein wohliger Ort der Ruhe und Regeneration ist, den man freudig, sicher und dankbar aufsucht. Aber nicht nur die direkten Strafen in Zusammenhang mit dem Schlaf haben uns geprägt: Auch wenn wir in Schlafliedern hören, dass wir am nächsten Morgen wieder geweckt werden, so Gott will[1], kann das bei Kindern im Vorschul- und Schulalter durchaus die Frage aufkommen lassen: »Und was, wenn Gott nicht will?« Hier wird der Schlaf völlig zu Unrecht mit dem Tod in Verbindung gebracht. Das ist keine Seltenheit, schließlich wird selbst heute noch über Tote behauptet, sie wären »friedlich eingeschlafen« – was in Kinderohren auch einen gefährlichen Klang haben kann. Andere Kinderlieder versuchten, Kinder durch Angst möglichst schnell zum Einschlafen zu bringen, wie beispielsweise in dem russischen Lied »Tili tili bom«, in dem es heißt: »Tili tili bom / Schließ deine Augen schneller / Jemand geht dort draußen rum / Steht schon an der Schwelle / Tili tili bom / Ein Vogel schreit im Nachtwald / Jemand schleicht sich schon ins Haus / Sucht, ob einer wach ist.« Und wer sich als Teenager vor *A Nightmare on Elm Street* gruselte, hatte vielleicht auch eine Zeit lang ein gespaltenes Verhältnis zum Einschlafen und den Gefahren, die damit verbunden sein könnten. Richtig gutes, wohliges Schlafen haben wir oft nicht erlernt. Auch haben die Ansichten der zu Beginn des 20. Jahrhunderts aufkommenden Theorie des Behaviorismus lange Zeit die Erziehung und damit auch das Verhältnis zum Schlaf geprägt: Vereinfacht erklärt wird das Verhalten von Menschen durch positive Reize verstärkt und durch negative Reize abgeschwächt oder gelöscht. Wir kennen dies allgemein aus der Erziehung, wenn mit Bestrafung und Belohnung gearbeitet wird – was heute in der Pädagogik eher negativ betrachtet wird, da nachhaltiges Lernen auf diese Art nicht möglich ist. Im Bereich des Schlafverhaltens wird dieses Konzept seit Jahrzehnten ebenfalls angewendet, und zwar unter dem Begriff von »Schlaftrainings« oder »kontrolliertem Schreienlassen«, in den 1970er-Jahren entwickelt von dem amerikanischen Neurologen und Kinderarzt Prof. Richard Ferber. Ursprünglich ging dieser davon aus, dass das Allein-Einschlafen für das Baby wichtig sei, um zu lernen, dass es sich ohne Angst von seiner Bezugsperson trennen könne. In einem Interview aus dem Jahr 2006 gibt er zwar an, seine Einstellung zum gemeinsamen Schlaf von Eltern und Babys etwas verändert zu haben,[2] aber von damals bis heute hat der viel geteilte Ansatz sich im Denken und Erfahren vieler Erwachsener verankert. Noch heute werden Bücher wie *Jedes Kind kann schlafen lernen* publiziert, die auf der Methode Ferbers beruhen, und Eltern erfahren in kinderärztlichen Praxen, dass ihr Säugling nun aber wirklich mal allein ein- und durchschlafen solle.

Reflexion: **Du und dein Schlaf**

Noch bevor wir tiefer in das Thema des Schlafs eintreten, möchte ich dich dazu anregen, deine Haltung zum Schlaf zu reflektieren: Welchen Stellenwert hat Schlaf heute für dich? Mit welchen Worten würdest du diesen Stellenwert umschreiben? Wenn du an den Schlaf deiner Kindheit denkst: Woran erinnerst du dich? War das Schlafen positiv oder negativ besetzt? Welche Gefühle kommen dabei bei dir auf? Was denkst und fühlst du heute in Bezug auf deinen Schlaf?

Im Gegensatz zu uns Erwachsenen ist das Baby in der Regel von seiner »Werkseinstellung« noch »ganz normal« ausgerichtet. Diese klassische Standardeinstellung ohne gesellschaftliche oder elterliche Anpassung passt aber – wie wir noch sehen werden – nicht zu unserer Zeit, unserem Lebensstil oder auch zu unserem eigenen schlechten Schlafverhalten. Sosehr wir uns manchmal wünschen, dass das Kind auf Knopfdruck an unser Schlafverhalten angepasst werden könnte, tun wir ihm damit sehr wahrscheinlich gar nichts Gutes. Im Gegenteil: Wir versuchen, es in unsere ungesunde Schlafkultur hineinzupressen, die durch Druck, Zeitmangel und eigene negative Erfahrungen geprägt ist. Selbst wenn wir ein grundlegendes Wissen über die Bedeutung von Schlaf haben, beeinflusst viele Erwachsene dennoch der tief verinnerlichte Leistungsgedanke, dass wir, wenn wir schlafen, scheinbar nichts tun und leisten. »Wer schläft, liebt nicht«, dachte Romanfigur Elias irrigerweise im internationalen Bestseller *Schlafes Bruder*, dabei müsste es vielmehr heißen: »Wer jemanden liebt, lässt dieser Person den Schlaf zukommen, den sie braucht.« Schlaf, Erholung und Zeit dafür sind in unserer Gesellschaft wahrhaftige Luxusgeschenke, die von Aufmerksamkeit und Zuneigung zeugen. Sie sind es, die wir unseren Kindern als wirkliche Unterstützung in einem stressigen Alltag geben können, als nachhaltiges Geschenk für ein erholsames Jetzt und ein gesundes Morgen.

Unser elterlicher Aufmerksamkeitsfokus ist heutzutage ganz besonders darauf ausgerichtet, dem Kind optimale Startchancen ins Leben zu geben, kein Entwicklungsfenster zu verpassen und möglichst breit gefächert alle Bereiche der kindlichen Entwicklung mit Förderung abzudecken. Aber einen ganz besonders bedeutsamen Entwicklungsbereich haben wir über Jahrzehnte in der gesamten Pädagogik nicht ausreichend gewürdigt und durch unsere eigene negative Einstellung dazu vernachlässigt: den Schlaf. Im Schlaf regenerieren wir uns, Gelerntes wird verfestigt, umsortiert, aufgeräumt. Wir haben zu viel unserer elterlichen Aufmerksamkeit und den Fokus des pädagogischen Handelns auf den Tag ausgerichtet, wenn es darum geht, unser Kind zu fördern und gesund wachsen zu lassen – das Bedürfnis nach Ruhe, Schlaf und Erholung kam dabei mitunter zu kurz.

Die gute Nachricht ist: Mit dem Kind und unserer Sorge um sein Wohlergehen nehmen wir Schlaf und Schlafmangel neu in den Blick. Zugegebenermaßen ist es ein etwas abgegriffenes Bild und auch für viele Sachverhalte eine völlig falsche Annahme, davon auszugehen, dass irgendetwas Negatives in unserem Leben schon einen guten Sinn haben wird, aber hier trifft es dennoch ein wenig zu: Wenn der Schlaf des Kindes zum Problem wird und wir darunter leiden, haben wir die Chance, noch einmal neu und ganzheitlich auf das Schlafthema zu blicken und damit uns selbst etwas wirklich Gutes zu tun. Wir haben die Möglichkeit, unserem Kind eine gute Schlafkultur vorzuleben, die ihm dann über viele Jahre eine gute und gesunde Basis sein kann, und gleichzeitig unsere eigene Schlafkultur gesunden zu lassen. Wenn du dir das bewusst machst, kannst du jetzt den möglicherweise über Jahre eingeübten oder aufrechterhaltenen Kreislauf ungesunder Schlaf-Wach-Balance durchbrechen, neu ausrichten und damit in einen besseren Alltag starten, der dir nicht nur in der Baby- und Kleinkindzeit zuträglich ist, sondern der dich auch im weiteren Leben unterstützen und stärken kann und deine Beziehungsqualität in der Familie und darüber hinaus ganz bestimmt nachhaltig verbessert.

Um deine Sorge angesichts der sechs Jahre Schlafmangel schon einmal von deinen Schultern zu nehmen: Nein, Eltern – und besonders Mütter – sind nicht zum andauernden Schlafmangel verdammt. Ja, es gibt durchaus Möglichkeiten, dem Schlafmangel zu begegnen. Es ist möglich, dass du auch mit Baby oder Kleinkind ausreichend Schlaf bekommst und dass ein bestehender Mangel keine langfristigen negativen Folgen hat. Und vor allem ist es möglich, durch dein eigenes gesundes Schlafvorbild und -verhalten dazu beizutragen, dass dein Kind nicht in die ungesunden Fußstapfen einer schlaflosen Gesellschaft tappt. Dazu müssen – und werden – wir das Schlafverhalten in deiner Familie ganzheitlich betrachten, jenseits von Rollenerwartungen, Stereotypen und Mythen.

Gerade in Zeiten der Klimakrise ist es besonders wichtig, dass wir unsere Schlafroutinen in den Blick nehmen: Die Klimakrise wird unserer Gesellschaft wahrscheinlich in den nächsten Jahren noch mehr Schlafprobleme bescheren, da sich die höheren Temperaturen auf unser aller Schlaf auswirken und schon ein Anstieg um ein Grad über den Normalwert unsere Schlafqualität erheblich beeinflusst und uns faktisch weniger schlafen lässt[3] – was zu verschiedensten Problemen führen kann (siehe Seite 55 ff.). Umso wichtiger ist es, dass wir uns *jetzt* mit gesundem Schlafverhalten beschäftigen, für uns selbst, aber auch für unsere Kinder, die in diese Krise hineinwachsen. Wir werden vielleicht nicht alle Probleme des Schlafverhaltens vollständig lösen, und gerade in Bezug auf die Klimakrise stehen wir vor einer Herausforderung, die nicht allein in unseren Händen liegt, aber gerade deswegen sollten wir bei den Punkten, an denen wir etwas tun können, auch handeln. Gesunder Schlaf ist ein wichtiger Bestandteil für einen guten Umgang mit den Herausforderungen unseres Alltags und der Zukunft.

Ich will ehrlich mit dir sein: Als Mutter von drei Kindern habe ich auch selbst mit dem Schlaf meiner Kinder hier und da gehadert – und tue es auch heute noch, wenn mein Teenagerkind viel länger wach bleiben möchte als ich und abends noch Kontakt und Zuwendung wünscht nach einem für mich langen Tag. Mein Bedürfnis nach Ruhe kollidiert dann mit dem Bedürfnis meines Kindes nach Zuwendung und Sicherheit, das wiederum dadurch beeinflusst ist, dass der Tagesrhythmus meines Teenagers wenig gemeinsame Zeiten für uns ermöglicht. Und auch aufgrund der hormonellen Umstellung in der Teenagerzeit ist das Schlafverhalten meiner Tochter anders als das von mir als mittelalter Frau in der Perimenopause. Aber: Ich habe als Pädagogin und Mutter einen neuen Blick auf den Schlaf und seine Bedeutung gewinnen können, der mir ermöglicht, mein eigenes Schlafbedürfnis zu sehen, zu verstehen und vor allem wertzuschätzen und es auf dieser Basis mit den Schlafbedürfnissen der anderen Familienmitglieder in Einklang zu bringen. Und ich habe gelernt, den Schlaf als wunderbare Ruhe- und Erholungszeit für mich wahrzunehmen und mir eine Schlafumgebung zu gestalten, die dem entgegenkommt.

Nicht viel anders als heute ist es auch in der Baby- und Kleinkindzeit gewesen: Es gibt viele Einflussfaktoren (neben dem Schlaf des eigenen Kindes), die zu unserer eigenen Müdigkeit führen, und nicht minder wenige, die uns denken lassen, dass das Kind wirklich zu wenig oder falsch schlafen würde. »Mein Kind schläft schlecht« meint nämlich oft »Ich kann nicht schlafen, weil mein Kind anders schläft als ich selbst« oder auch »Ich habe Angst um die Entwicklung meines Kindes, weil es ganz anders schläft als ich, und das kann doch nicht gesund sein!«. Aber Babys, Kinder und Teenager schlafen anders als Erwachsene. Das steht fest. Natürlich gibt es in allen Altersgruppen auch Schlafstörungen und schlafmedizinische Erkrankungen – und auch diese nehmen wir noch in den Blick –, aber in der Mehrzahl der Schlafprobleme haben wir eine Vermischung von falschen Erwartungen, ungünstigen Schlaf-Rahmenbedingungen, fehlenden Entspannungsmöglichkeiten und -ritualen sowie Fehlinformationen und Verhaltensweisen, die uns das Leben erschweren. An diesen können wir dann etwas verändern und einer Chronifizierung vorbeugen, wenn wir verstanden haben, warum wir schlafen, wie wir gut schlafen und was wir dafür brauchen.

Schlaf ist ein Grundbedürfnis von Eltern und Kindern

Schlaf ist ein in der Wissenschaft – und damit einhergehend in unserem Alltag – lange vernachlässigter Bereich, um den sich bis heute zahlreiche Mythen ranken. Lange galt er als passiver und inaktiver Zustand, und viele Menschen halten auch heute noch an überlieferten Mythen fest, dass *alle* Menschen sieben bis acht Stunden Schlaf benötigen würden oder dass es eine Frage der Gewöhnung sei, auch mit weniger Schlaf auszukommen, oder dass ein gesunder Schlaf bedeutet, von abends bis morgens durchzuschlafen. So, wie sich die schon erwähnten gruseligen Kinderlieder hartnäckig halten, gibt es immer wieder Personen des öffentlichen Lebens, die großspurig erklären, ihr Erfolg würde auf wenig Schlaf zurückzuführen sein. Das alles ist nicht richtig. Was aber stimmt, ist die Tatsache, dass Schlaf für unsere körperliche und psychische Gesundheit wichtig ist: bei Babys wie Kindern, Teenagern und Erwachsenen. Er ist sogar viel bedeutsamer, als wir manchmal annehmen, und rangiert auf einer Ebene mit der Nahrungs- und Trinkwasseraufnahme.

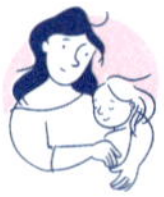

Die Bedürfnispyramide nach Maslow

Der amerikanische Psychologe Abraham Maslow entwickelte ab den 1930er-Jahren ein hierarchisches Modell, um vereinfacht darzustellen, wie menschliche Bedürfnisse aufgebaut sind: die Bedürfnispyramide. Demnach haben manche Bedürfnisse Vorrang vor anderen, beispielsweise bilden Atmung, Wasser, Nahrung, Schlaf, Fortpflanzung und Homöostase (Gleichgewicht der Körperfunktionen) nach Maslow die physischen Grundbedürfnisse. Sind sie befriedigt, treten die Sicherheitsbedürfnisse in den Vordergrund, danach soziale Bedürfnisse, Individualbedürfnisse und in unserer Kultur das Bedürfnis nach Selbstverwirklichung. Schlaf gehört zu unseren physischen Grundbedürfnissen und ist damit eine Grundvoraussetzung unseres Alltags, ohne die wir andere Bedürfnisbereiche nicht bedienen können: Wer unter Schlafmangel leidet, kann sich beispielsweise nur schwer zufriedenstellend um soziale Interaktionen kümmern.

Woran unser Schlaf angepasst ist

»Ausnahmslos jede bislang untersuchte Spezies der Tierwelt schläft oder zeigt zumindest ein äußerst schlafähnliches Verhalten«,[4] erklärt der Professor für Neurowissenschaften und Psychologie Dr. Matthew Walker. Dabei schlafen alle sehr unterschiedlich, sowohl hinsichtlich der Dauer als auch der Rahmenbedingungen für Schlaf. Während Enten, die am Rande ihrer Gruppe schlafen, ein Auge offen lassen und ihre Augen und Hirnhälften beim Schlafen abwechseln, sofern sie nicht gerade in der Gruppenmitte beide Augen schließen können, schlafen die Hirnhälften von Delfinen abwechselnd, damit die jeweils wache Hirnhälfte Atmung und Schwimmen koordiniert, die Tiere regelmäßig Luft holen und nicht ertrinken. Während Elefanten nur vier Stunden am Tag schlafen, schläft ein erwachsener Mensch durchschnittlich sieben bis acht Stunden und ein Opossum bis zu 18 Stunden pro Tag. Warum welche Lebewesen wie lange schlafen, lässt sich bislang nicht einfach erklären. Schlafspezialist Walker hält es aber für eine sinnvolle These, dass »der Schlaf im Laufe der Evolution durch verschiedenste Kräfte geprägt wurde und sorgfältig alle Aspekte berücksichtigt, die zum Überleben im Wachzustand erforderlich sind […], der Wiederherstellung der körperlichen Bedürfnisse eines Organismus dienen […] und allgemein für die Gemeinschaft des jeweiligen Organismus nötig sind«.[5]

Die Art unseres menschlichen Schlafes als eines unserer Grundbedürfnisse hat sich also unter anderem so ausgebildet, wie sie ist, um unser Überleben und unsere Regeneration nach einer Wachphase sicherzustellen, und ist gleichzeitig an die Erfordernisse unseres Gemeinschaftslebens angepasst. Blicken wir also erst einmal darauf, wozu wir selbst und unsere Kinder Schlaf brauchen.

Allroundtalent Schlaf

Was also macht Schlaf nun so besonders? Wir erholen uns und fühlen uns nach einer Nacht mit ausreichend Schlaf wohl, haben vielleicht sogar gute Laune und wirken auf andere optisch gesünder, fitter und schöner. Doch hinter dem subjektiven Empfinden, dass ausreichend Schlaf sich ganz angenehm anfühlt und uns gut zu Gesicht steht, verbergen sich eine Vielzahl von konkreten Wirkungsweisen. Wir müssen schlafen, um uns zu erholen, uns zu regenerieren und Erlebtes und Erlerntes weiterzuverarbeiten – und zwar in einem Zustand der Entspannung ohne waches Bewusstsein. Gerade für Kinder und Jugendliche – aber nicht nur, da wir schließlich alle zeitlebens lernen – ist der Aspekt des Lernens besonders bedeutsam. Schlaf bereitet unser Gehirn sowohl darauf vor, überhaupt lernen zu können, als auch schon gespeichertes Wissen sinnvoll aufzubereiten: In unserer Wachzeit erwerben wir neue Fähigkeiten und Informationen. Oft sehen, riechen, fühlen, hören wir Neues. Besonders für Kinder ist die Welt eine riesige Ansammlung an Neuinformationen, Wundern und Noch-nie-zuvor-Erfahrenem. Diese Informationen werden in einem kurzfristigen Speicher, dem Hippocampus, der vor allem für Gedächtnis und Lernen zuständig ist, abgelegt. Dieser hat allerdings nur eine begrenzte Speicherkapazität. Die in der Wachphase erworbenen, wichtigen und als speichernswert empfundenen Informationen und Fähigkeiten werden in der Schlafphase verarbeitet und prägen sich in unser Gedächtnis ein (wir sprechen von Konsolidierung): Neue Informationen aus dem Kurzzeit- oder Arbeitsgedächtnis werden hier in das Langzeitgedächtnis im Kortex übertragen und neue Synapsen ausgebildet. Jede unserer Schlafphasen ist daran beteiligt. Damit diese Übertragung von Informationen reibungslos verläuft, dürfen allerdings keine anderen Informationen dazwischenfunken. Sonst könnte es zu verfälschten Erinnerungen kommen. Deswegen ist es wichtig, dass wir ohne waches Bewusstsein[6] schlafen. Die neuen Synapsen, die auf vielfältige Weise Informationen im (Traum-)Schlaf miteinander verbinden, sind ein wichtiger Baustein unserer Kreativität. Durch die Prozesse der Übertragung im Schlaf wird gleichzeitig wieder Platz für neue Erinnerungen im kurzfristigen Speicher des Hippocampus geschaffen. So können nach dem Schlaf wieder neue Informationen verinnerlicht werden, während es uns schwerfällt, Neues zu lernen, wenn wir zwischendurch nicht schlafen. Nach dem Schlafen können wir uns außerdem zu 20 bis 40 Prozent eher an vor dem Schlafen erlernte Inhalte erinnern, als wenn wir wach bleiben würden.[7] Eine ganze Nacht für die Prüfung am nächsten Tag durchzulernen ist weder im Hinblick auf die Leistung bei dieser Prüfung sinnvoll noch im Hinblick darauf, neue Informationen aufnehmen zu können. Schlaf hilft uns also, sowohl Neues aufnehmen zu können als auch schon Erfahrenes zu speichern, und kann sogar dazu beitragen, Informationen, die wir zwar aufgenommen, aber irgendwie dann doch wieder vergessen haben, wiederherzustellen. Wahrscheinlich hast du diesen Effekt selbst schon einmal verspürt, wenn man nach dem Aufwachen auf einmal wieder weiß, wo man den Schlüssel abgelegt hat, den man schon verloren glaubte.

Auch motorische Fähigkeiten werden im Schlaf verarbeitet: Wer ein Baby oder Kleinkind hat, das gerade das Krabbeln lernt, hat vielleicht schon einmal erlebt, wie dieses im Schlaf kurz die Bewegungen nachmacht und manchmal sogar davon aufwacht. Eigentlich haben wir durch die körperliche Lähmung während des REM-

Schlafes eine Hemmung, die motorischen Traumerlebnisse in die Tat umzusetzen. Dennoch kommt es in seltenen Fällen vor. Der berühmte Satz »Übung macht den Meister« stimmt nach Forschungen von Prof. Dr. Matthew Walker nur bedingt: »Meisterschaft erreicht man nur durch Übung, auf die eine Nacht Schlaf folgt.«[8] Während Fakten im Schlaf vom Kurzzeit- in das Langzeitgedächtnis transferiert werden, werden motorische Lerninhalte im Schlaf in Gehirnkreisläufe übertragen, die im Unterbewusstsein ablaufen. So lernen wir, motorische Abläufe ohne große Anstrengung und beständiges Nachdenken zu automatisieren. Auch das kennst du vielleicht, wenn du auf das Fahrrad steigst und einfach ohne großes Nachdenken losfahren kannst. Bewegungsabläufe und -muster werden besonders im Traumschlaf verfestigt, während gelernte Fakten im Tiefschlaf verarbeitet werden.[9] Schlaf ist sowohl für das Lernen von Informationen als auch für die motorische und sportliche Entwicklung wichtig.

Wir sehen also: Wir messen der Bedeutung des Schlafs zu wenig Wert bei. Das ist auch ein Problem unserer Zeit und Ausrichtung auf Leistung, Wachstum, sichtbaren Erfolg. Wie wir später noch sehen werden, ist unser Mindset für den Schlaf von Bedeutung. Deswegen möchte ich dich dazu anregen, über Prioritäten in deinem Alltag nachzudenken.

Reflexion: **Deine Prioritäten-Achse**

Schreibe auf, was dir in eurem Familienalltag und für dich selbst wichtig ist, und trage die Worte auf einer Achse von wichtig – nicht so wichtig ein.

Beispiele: Entspannung, guter Umgang miteinander, Erfolg, liebevolles Miteinander

---

Wenn du diesen ersten Teil des Buches gelesen hast, kannst du diese Prioritätenliste noch einmal hervorholen und überlegen, welche Dinge davon durch guten Schlaf beeinflusst werden.

Wie unser Schlaf aufgebaut ist

Schlaf ist eine komplexe Abfolge von fünf verschiedenen Schlafphasen, die alle für das Funktionieren unseres Organismus wichtig sind – und sich sogar im Laufe unseres Lebens entsprechend unserer Erfahrungen, Fähigkeiten und Bedürfnisse verändern. Wir unterscheiden zwischen Tiefschlaf, REM-Schlaf (von Rapid Eye Movement), zwei Phasen Leichtschlaf (N1 und N2) und Wachzustand. Ein absolut perfekt ausgeklügeltes System, das uns Menschen durchs Leben begleitet. Blicken wir zunächst auf die einzelnen Phasen.

In der Schlafforschung werden nicht nur alle Phasen, in denen wir tatsächlich schlafen, dem Schlaf zugeschrieben, sondern auch das »Stadium W«: Etwa 5 Prozent der Zeit nachts verbringen gesunde Schlafende im mittleren Alter im Wachzustand. Es wachen nämlich nicht nur Babys und Kleinkinder nachts auf, sondern auch erwachsene Menschen. Oft können wir uns aber an diese Wachzustände nicht erinnern, da die Erinnerung am nächsten Morgen nur dann möglich ist, wenn wir mindestens eine Minute wach waren. Sind wir kürzer wach, wird dies nicht als Erinnerung abgespeichert.[10] Dieses Wachwerden ist wahrscheinlich eine evolutionäre Schutzstrategie, die wir beibehalten haben und mit der sowohl wir Erwachsene uns davon überzeugen, dass wir noch sicher sind, als auch Babys ihre Grundbedürfnisse überprüfen und gegebenenfalls darauf aufmerksam machen, dass sie Zuwendung brauchen. In dieser Phase lagern wir auch unseren Körper um. Auch das ist ein sinnvolles Vorgehen, das uns davor schützt, dass unser Körper irgendwo Schaden nimmt, weil wir ihn zu einseitig belasten.[11]

Im Schlafstadium N1 sind wir dann weder richtig wach noch richtig schlafend: Wir dösen. Unsere Gedanken sind zunehmend nicht mehr richtig logisch, unser Körper entspannt. Manche Menschen zucken dabei manchmal zusammen, gerade wenn sie in diesem Zustand das Gefühl haben, zu fallen. Auch in dieser Schlafphase verbringen wir etwa 5 Prozent.

Die Hälfte unserer Schlafenszeit verbringen wir im mittleren Alter im Schlafstadium N2, den das Gehirn als stabilen Schlaf wahrnimmt. In diesem Schlafstadium zeigen Hirnstrombilder ein besonderes Muster: die sogenannten Schlafspindeln. Diese Hirnstromwellen sind wahrscheinlich von besonderer Bedeutung für das Lernen von Faktenwissen. Das Gehirn versucht jetzt auch, Weckreaktionen zu vermeiden, damit der Schlaf wirklich stattfinden kann: Wir sind schwerer weckbar als im Stadium N1, in dem wir sogar noch manchmal auf Fragen antworten, wenn wir auf dem Sofa neben jemandem eingeschlafen sind und dieser uns anspricht. Wahrscheinlich werden wir auf die Frage, ob wir etwa schon geschlafen haben, sogar überzeugt mit »Nein« antworten, weil wir uns dessen noch gar nicht bewusst waren.

Im Schlafstadium N3, dem Tiefschlaf, schottet sich das Gehirn noch mehr von Weckreizen ab. Der Körper ist entspannt und bewegt sich nur noch wenig, in ihm findet nun die Regeneration statt, Verletzungen werden versorgt. Es wird das Wachstumshormon ausgeschüttet, weshalb Kinder mit einer Schlafstörung, die den Tiefschlaf betrifft, ein geringeres Körperwachstum haben können. Die Schilddrüse regt den Stoffwechsel an, das Immunsystem arbeitet. Das Hormon Leptin sorgt dafür, dass wir erwachsenen Menschen während dieser Phase keinen Hunger verspüren und der Schlaf deswegen weniger störanfällig ist.

Das Schlafstadium REM, benannt nach den »rapid eye movements«, den schnellen Augenbewegungen unter den Lidern, ist dann das aktive Schlafstadium, in dem wir emotional träumen und unser Körper nahezu gelähmt ist, damit wir die wilden Träume nicht körperlich ausleben. Für das Lernen, die Gedächtnisbildung und unser emotionales Gleichgewicht ist diese Schlafphase besonders wichtig. Jetzt wird noch einmal überprüft, welche gelernten Inhalte heute wirklich wichtig waren, und Unnützes aussortiert. Je negativer unsere Erlebnisse des Tages waren, desto negativer sind oft die Träume in dieser Zeit.[12]

Bei erwachsenen Menschen laufen die verschiedenen Stadien auf eine bestimmte Weise nacheinander ab. Ein Zyklus der fünf Schlafphasen dauert etwa 90 bis 120 Minuten.[13] Davon durchleben wir vier bis sieben Stück pro Nacht. Im Verlauf der Nacht verändern sich die Schlafphasen etwas: Je mehr Schlafzyklen wir durchlaufen, desto mehr nimmt der Tiefschlafanteil ab, während der Anteil an REM-Schlaf steigt. Beim Einschlafen findet zunächst die N1-Schlafphase

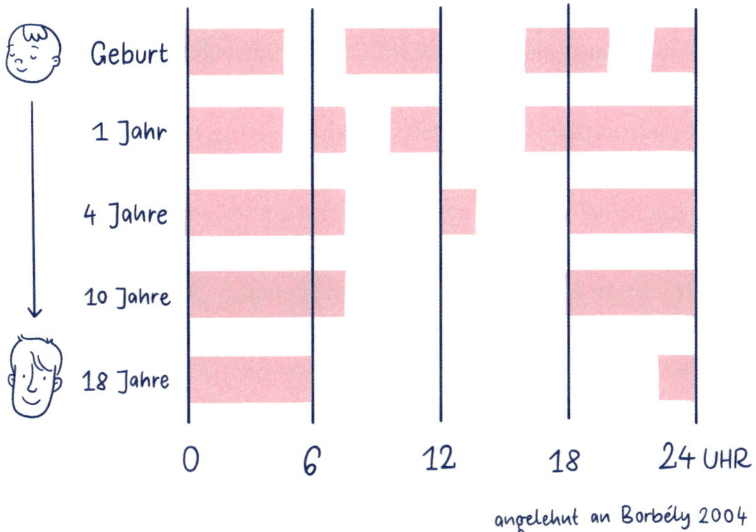

Entwicklung Schlafdauer und Anteil von Schlafphasen (rosa) mit Veränderung der Schlaf- und Wachepisoden über 24 Stunden

statt, dann in schneller Abfolge N2 und Tiefschlaf, zuletzt der REM-Schlaf. Schon im zweiten Schlafzyklus ist der Tiefschlaf nicht mehr ganz so lang, dafür der REM-Schlaf länger. Im dritten Schlafzyklus beginnt der Anstieg des Hormons Kortisol, das das Melatonin zurückgehen lässt und uns auf den Tag vorbereitet. Die Schlafphase N2 nimmt mehr Raum ein, wir schlafen weniger fest, bewegen uns mehr und sind leichter weckbar. Mit dem vierten Schlafzyklus wird der Schlaf noch oberflächlicher, das hungerstillende Leptin lässt nach und überlässt seinen Platz dem Ghrelin, das uns den Frühstückshunger verspüren lässt. Wir haben dann etwa sechs Stunden geschlafen. Viele erwachsene Menschen müssen nun aufstehen.

Vom Uterus in die Welt: Der Schlaf von Föten und Neugeborenen

Die Erfahrungswelt des Babys im Uterus unterscheidet sich in vielerlei Hinsicht von der Erfahrungswelt unseres Lebens außerhalb der Gebärmutter: Das Baby ist zunehmend eng umhüllt in einer Welt voller Rhythmus und Körpergeräusche. Es wird geschaukelt, über die Nabelschnur genährt und verbringt die meiste Zeit in einem schlafähnlichen Zustand. Erst gegen Ende der Schwangerschaft kommt es zu gelegentlichen Wachphasen, die dennoch weiterhin insgesamt nur wenig Zeit in Anspruch nehmen, etwa zwei bis drei Stunden pro Tag. Gleichzeitig steigert sich allerdings der Anteil an REM-Schlaf. Kurz vor der Geburt haben Menschen den größten Anteil an REM-Schlaf ihres ganzen Lebens, denn gerade jetzt ist die Hirnreifung in vollem Gange, und es entstehen unzählige neue Nervenverbindungen, die dafür da sind, dass das Kind in der neuen Umgebung, die überall auf der Welt verschieden ist, gut ankommen kann: Unsere Gene bestimmen das Wachstum der Nervenzellen zu ihren jeweiligen Bestimmungsorten hin, sodass aus der Vielzahl unterschiedlicher Möglichkeiten geordnete, zusammenhängende Schaltkreise für das Sehen, Sprechen, Bewegen etc. entstehen. Wenn diese Verbindungen bestehen und ihre Arbeit aufnehmen, wirken die Erfahrungen des Babys gestaltend und verfeinernd, damit die Anlage jedes Kindes an die jeweilig einzigartige Umwelt angepasst wird.[14] Die zu viel produzierten Nervenverbindungen werden bei Nichtgebrauch beseitigt. Da aber vorher nicht klar ist, was gebraucht wird und was nicht, ist diese Überproduktion sinnvoll. In der frühen Kindheit und Jugend werden dabei etwa 20 Milliarden Nervenverbindungen täglich beseitigt. Durch diese Beseitigung werden gleichzeitig die wichtigen Verbindungen und ihr reibungsloser Ablauf gestärkt.[15] Auch hierfür ist wieder der Schlaf wichtig, in dem, wie wir gesehen haben, »aufgeräumt« wird.

Wird der Schlaf im Uterus massiv gestört, kommt es bei Säugetieren zu lebenslangen Auswirkungen auf das Gehirn. Unter anderem deswegen ist Alkoholkonsum in der Schwangerschaft für die Entwicklung des Kindes fatal: Alkohol unterdrückt den REM-Schlaf und wirkt so auf das Gehirn des Kindes. Die Wirkung von Alkohol auf den Schlaf des Säuglings wurde in einer kleinen – ethisch sehr fragwürdigen – Studie überprüft, in denen Babys alkoholversetzte Milch tranken: Konsumiert ein Baby mit Alkohol versetzte Milch, ändert sich das Schlafverhalten, das Baby wacht häufiger auf und erlebt weniger REM-Schlaf.[16] Deswegen ist es wichtig, wenn man Alkohol konsumieren möchte, dem Baby vorher abgepumpte Milch oder Ersatzmilch zu geben bzw. entsprechend abzuwarten, bis der Alkohol abgebaut wurde.[17]

Ist das Baby geboren, legt sich nicht einfach ein Schalter um, der in dem Baby das Wissen freischaltet, dass es nun in einer anderen Umgebung unter anderen Rahmenbedingungen lebt. Als physiologische Frühgeburt (mehr dazu später) kommt es im Vergleich zu anderen Säugetierarten recht unreif und auf lange Zeit hilfsbedürftig auf die Welt. Der Übergang vom Erfahrungsraum Uterus zum Erfahrungsraum unseres Lebens sollte sanft und an die Bedürfnisse des Babys angepasst verlaufen. Diese Bedürfnisse speisen sich aus der Erfahrungswelt in der Gebärmutter: Nahrung nach Bedarf, Nähe, Sicherheit, Geräusche, Umhüllung. Die Hebammen Anja Gaca und Kareen Dannhauer sprechen in diesem Zusammenhang von »Gebärmutterheimweh«[18]: Das Baby vermisst die gewohnte Umgebung. Es schläft sich im wahrsten Sinne des Wortes ins Leben. Viele Gebärende erleben, dass ihre Neugeborenen in den ersten Tagen sehr viel schlafen. Bei Neugeborenen unterscheiden sich sowohl Schlafdauer als auch Schlafphasen vom erwachsenen Schlafverhalten: Sie schlafen etwa 16 Stunden am Tag mit vier bis fünf Schlafphasen. Wenn wir uns vorstellen, wie sehr sich unsere Welt von allem unterscheidet, was das Baby bisher kannte, ist diese Schlafmenge mit ihren Pausen sehr sinnvoll: Jederzeit erlebt das Baby eine Flut an neuen Informationen über seine verschiedenen Sinneskanäle. Durch die vielen verteilten Schlafeinheiten hat es die Möglichkeit, diese unglaubliche Masse an neuen Informationen zu verarbeiten und das Gehirn im Schlaf auf das einzustellen, was es in dieser Welt braucht. Wir sprechen von einem polyphasischen Schlafrhythmus, bei dem sich Schlaf- und Wachperioden über den Tag verteilen. Bei neugeborenen Babys wird zwischen aktivem Schlaf (eine unreife Form des REM-Schlafes), der etwa 60 Prozent der Schlafdauer beansprucht, und ruhigem Schlaf (dem späteren Tiefschlaf) unterschieden, sowie einer uneindeutigen Mischform, dem indeterminierten Schlaf. Wie wir gesehen haben, ist der REM-Schlaf in dieser Zeit besonders bedeutend für das Gehirn. Kein Wunder also, dass Babys nach dem Einschlafen zuerst in den für ihre Gehirnentwicklung so wichtigen REM-Schlaf verfallen, anders als bei uns Erwachsenen. Wie wir später noch sehen werden, erklärt sich durch den hohen Anteil an REM-Schlaf auch, warum gerade Babys am Anfang so schwer »abzulegen« sind. Der Anteil dieses aktiven Schlafes nimmt in den ersten Monaten ab und liegt im Alter von sechs Monaten nur noch bei etwa 25 Prozent. Er ist wichtig für die Nervenverbindungen und hat eine ganz besonders wichtige Funktion für das Sehvermögen und die visuelle Gedächtnisverarbeitung.[19] Doch nicht nur das: Wenn Eltern manchmal liebevoll-lustig anmerken, dass das Kind scheinbar über Nacht schon wieder gewachsen sei, hat das einen wahren Kern: Tatsächlich wachsen Kinder durch das im Tiefschlaf ausgeschüttete Wachstumshormon.[20]

Die Dauer eines Schlafzyklus ist beim Säugling mit 45 bis 60 Minuten deutlich kürzer als bei Erwachsenen, und die Zeit bis zur nächsten längeren Wachphase beträgt nur zwei bis vier Stunden. Anders als bei uns Erwachsenen wird der Schlaf noch stark von Hunger und Sättigung geregelt. In den ersten Monaten werden die Schlafphasen nach und nach weniger, da sich das Baby langsam an den Rhythmus des Tages anpasst. Auch dafür ist allerdings die Gehirnentwicklung ausschlaggebend, und die entsprechenden Strukturen nehmen erst nach einigen Monaten ihre Arbeit auf. Wiederkehrende äußere Strukturgeber sind hierbei hilfreich, wie der Einfluss von Licht, Temperatur, Spielzeiten und anderen ritualisierten Abläufen. Wichtig ist zu beachten, dass schon in der Säuglingszeit der Schlafbedarf variiert und es Babys gibt, die mehr oder weniger schlafen als der Durchschnitt.

Im Alter von einem Jahr haben Babys in der Regel einen längeren Nachtschlaf, der oft durchaus noch unterbrochen ist durch das Aufwachen zwischendurch (mehr dazu in Teil 2) und daneben zwei Tagesschläfchen.

Aus dem Familienalltag von Anna & Amir

In der 39. Schwangerschaftswoche verbringt Luca etwa zwölf Stunden des Tages im REM-Schlaf. Nie wieder im Leben wird er so viel REM-Schlaf benötigen. Im Fruchtwasser, mittlerweile eng umgeben von Eihäuten und Uterus, bewegt er sich, streckt Arme und

Beine schlafend von sich. Anna weiß nicht, dass diese Bewegungen im Schlaf entstehen. Schließlich strampeln wir Erwachsene nicht mehr so viel im Schlaf, und auch Lucas größere Schwester Mayla bewegt sich mit ihren fünf Jahren nicht mehr so massiv im Schlaf. Jetzt gerade ist Lucas muskellähmendes System des REM-Schlafes noch nicht voll ausgebildet. Anna glaubt manchmal, seine Bewegungen wären eine Kontaktaufnahme: Schmiegt er sich nicht in ihre Hand, wenn sie über die Wölbung streicht, die ihren Bauch ausdellt? Liebevoll streichelt sie drüber und fragt auch Mayla, ob sie nicht mal streicheln möchte. So nehmen Schwester, Mutter und auch Vater Amir Kontakt zum schlafenden Luca auf. Während Luca sich zur Geburt hinträumt, wird Annas Schlaf schlechter: Am Anfang der Schwangerschaft war sie noch oft müde durch die erhöhte Produktion von Progesteron: Wann immer es ging, hat sie einen Mittagsschlaf gehalten. Im Verlauf der Schwangerschaft hat die Schlafmenge allerdings immer mehr abgenommen, und das Schlafen ist nicht mehr so angenehm: Richtig gut schläft sie nur noch mit einem Seitenschläferkissen, obwohl sie eigentlich Bauchschläferin ist. Manchmal wird sie von Lucas Bewegungen geweckt. Ihre Hebamme erklärt, das sei bereits eine Vorbereitung auf die Zeit nach der Geburt. Ein bisschen sorgt Anna sich davor, denn mit Mayla waren die ersten Monate sehr anstrengend, und Anna war sehr erschöpft. Diesmal wollen sie es deswegen anders machen: Amir hat ein halbes Jahr Elternzeit geplant, damit sie sich beide um Luca und Mayla kümmern können und es Anna nicht wieder so schlecht geht wie vor fünf Jahren nach Maylas Geburt. Da Amirs Eltern beide in einer anderen Stadt leben und noch erwerbstätig sind, werden sie nicht viel unterstützen, aber Annas Mutter hat zugesagt, regelmäßig vorbeizukommen, um der Familie zu helfen.

Von der Kleinkindzeit zur Jugend

Der polyphasische Schlaf verändert sich über die Kleinkindzeit zu einem biphasischen Schlaf (Nachtschlaf + Mittagsschlaf). Etwa im Alter von vier Jahren haben die meisten Kinder den circadianen Rhythmus so verinnerlicht, dass sie einen längeren Nachtschlaf und einen Mittagsschlaf machen. Dabei gibt es durchaus auch Kinder, die in diesem Alter schon den Mittagsschlaf auslassen. Hier muss individuell betrachtet werden, was das Kind braucht und wie der Mittagsschlaf sich auf den Nachtschlaf auswirkt (siehe Seite 238 f.).

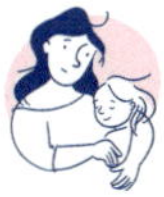

Circadianer Rhythmus

Der Begriff »circadianer Rhythmus« leitet sich ab von den lateinischen Worten circa = ungefähr und dies = Tag. Man versteht darunter, dass ein biologischer Rhythmus ungefähr an die 24 Stunden des Tages angepasst ist. Dieser Rhythmus wird von verschiedenen Faktoren gesteuert, wie beispielsweise dem Tageslicht, das oft als Schrittmacher des circadianen Rhythmus bezeichnet wird. Aber auch Nahrung und Bewegung beeinflussen diesen Rhythmus.

Der Anteil des REM-Schlafs an der Gesamtschlafmenge nimmt in den ersten Jahren ab, während die anderen Schlafphasen an Dauer zunehmen bei insgesamt weniger Schlafenszeit. Diese Veränderung der Schlafphasen ist wichtig und aus Sicht der Entwicklung bedeutend: Wie wir gesehen haben, werden anfangs zu viele Nervenverbindungen hergestellt, damit sich das Kind optimal an die Umgebung anpassen kann. Nun geht es darum, dass das, was benötigt wird, gestärkt und Unnützes aussortiert wird. Das Kind benötigt nicht mehr eine riesige Menge an REM-Schlaf, um neue Verbindungen aufzubauen, sondern im Gehirn wird aufgeräumt, und es werden Nervenverbindungen eliminiert. Dafür sind die anderen Schlafphasen von besonderer Bedeutung.[21] Auch wenn die Kinder nun nachts eine längere Zeit am Stück schlafen und viele Eltern anfangs denken, dass nun wieder die alte Schlafroutine für sie zurückkehren könnte, zeigt die Kleinkind- und Vorschulzeit andere Herausforderungen: Es ist die Hochzeit der Parasomnien. Albträume, Angst vor Monstern und wilden Tieren im Zimmer, nächtliches Aufwachen mit Schreien, Schlafwandeln etc. kommen vor (siehe Seite 220 ff.). Bei Schulkindern vor der Pubertät beträgt die Nachtschlafphase zehn bis elf Stunden, der REM-Schlaf liegt mittlerweile schon bei unter 35 Prozent. So gelangen Kinder über die Kindheit und Jugend zu einem individuell an ihre Lebensumgebung angepassten Gehirn. In der Jugend werden die letzten Optimierungen des Gehirns vorgenommen, die kognitiven Fähigkeiten verbessern sich, das logische Denken wird ausgebaut. Dabei wird das rationale Denken am spätesten mit dem Um- und Ausbau fertig – was auch das Verhalten von Jugendlichen erklären kann. Schlaf ist hierbei von enormer Bedeutung – und zwar nicht nur zur Erholung, sondern um diese Entwicklung zu ermöglichen. Der Schlafforscher Prof. Dr. Matthew Walker erklärt zur Bedeutung des Schlafs: »Der Tiefschlaf ist vermutlich eine Antriebskraft für die Gehirnreife, nicht umgekehrt.«[22] In der Grund- und Oberschulzeit haben die Kinder in der Regel einen monophasischen Schlafrhythmus ausgebaut, das heißt, sie haben nur noch einen Nachtschlaf. Dieser ist, wie wir hier sehen, aber für ihre Gehirnentwicklung äußerst bedeutsam, und sie sollten ihn in guter Qualität und jeweils ihrem individuellen Bedürfnis nach wahrnehmen können, damit sich das Gehirn gut erholen kann und sie den Herausforderungen des Alltags begegnen können. Wie wir später noch betrachten werden, stellt der frühe Schulbeginn gerade für Jugendliche ein großes Problem dar, das eben nicht nur ihre Müdigkeit, sondern ihre Entwicklung und Gesundheit betrifft. Da sich der circadiane Rhythmus von Jugendlichen durch hormonelle Umstellungen, Veränderungen der Körpertemperatur und Änderungen im Immunsystem nach hinten verschiebt, sind sie nicht mehr so früh müde wie Grundschulkinder, oft sogar erst nach den Eltern. Sie werden eher »nachtaktiv«. Auch wenn wir ihnen erklären, dass sie früh schlafen gehen sollen, da sie am Morgen wegen des Schulbeginns früh aufstehen müssen, kann ihr Körper das frühe Einschlafen nicht leisten. Sie brauchen noch immer mehr Schlaf als Erwachsene, unter anderem auch durch die enormen körperlichen Veränderungen, gleichzeitig aber zu einer anderen, späteren Zeit, weshalb sie aus unserem gesellschaftlichen Muster fallen. Die Erklärung für den späten Schlaf der Jugendlichen ist wissenschaftlich noch nicht abschließend erwiesen, aber es wird von einer sozioevolutionären Ursache ausgegangen: Der andere Schlafrhythmus ermöglicht es den Jugendlichen, sich von den Eltern zu trennen und eigene Erfahrungen zu machen, bevorzugt in der Gruppe der Jugendlichen.[23] Wie wir weiter unten betrachten werden, hatte diese nächtliche Wachheit gerade in früheren Zeiten den Vorteil der Aufteilung der Bewachung des Schlaflagers. Erst im Übergang zum Erwachsenwerden verändert sich der circadiane Rhythmus wieder.

Der Familienschlaf bei Anna und Amir

Mayla ist mittlerweile fünf Jahre alt. Der Start ins Familienleben war eine ganz schöne Herausforderung für alle: Mayla hat viel geweint, wenig geschlafen und war auf sehr viel Unterstützung beim Einschlafen angewiesen. Deswegen hat Anna lange mit sich gehadert, ob sie überhaupt ein zweites Kind haben möchte. Mittlerweile schläft Mayla nachts sehr gut und insgesamt etwa zwölf Stunden am Tag. Anders als ihre meisten Freundinnen hält sie gerne noch einen Mittagsschlaf in der Kita. Anna und Amir sind gespannt, wie das wird, wenn sie nächstes Jahr in die Schule kommt: Ob der Nachtschlaf dann reicht? Wenn sie aktuell keinen Mittagsschlaf macht, ist sie am Spätnachmittag oft sehr schlecht gelaunt. Wenn sie den Mittagsschlaf allerdings zu spät macht, ist sie bis spätabends wach, was ihre Eltern eigentlich vermeiden wollen, weil sie morgens früh aufstehen müssen, da die Kita von Mayla recht unflexibel im Hinblick auf die Bringzeiten ist. Den Nachtschreck, den sie im Alter von zwei bis drei Jahren hatte, hat sie mittlerweile überwunden – zur Erleichterung von Anna und Amir. Nur Albträume lassen sie manchmal aufwachen und nach ihren Eltern rufen. Manchmal lässt sie sich in ihrem Bett trösten, manchmal kommt sie aber auch bis zum nächsten Morgen zu Amir und Anna ins Bett. Für Amir und Anna ist das in Ordnung: Anna kann sich gut daran erinnern, dass sie als Kind auch noch oft ins Bett ihrer Eltern ging. Der Sohn ihrer besten Freundin Thea, der in Maylas Alter ist, schläft sogar noch vollständig bei seiner Mutter.

Erwachsenenschlaf

Zwischen dem 25. und dem 50. Lebensjahr verändert sich vergleichsweise wenig am Schlafbedarf, aber durch die Rahmenbedingungen unseres Lebens gibt es viele Einflussfaktoren: Schwangerschaften, Geburten, Begleitung von Kindern, Arbeitszeiten- und Arbeitsbelastung, Stress, Schul- und Kitazeiten der Kinder, gemeinsames Schlafen in einem Bett, andere Anforderungen unseres Lebens und die Umstellungen auf die Menopause nehmen Einfluss auf unseren Schlaf. Dies alles kann die Schlafmenge, die Schlafqualität und das Durchschlafen beeinträchtigen und nachhaltig zu Schlafproblemen führen. Deswegen ist es wichtig, dass auch wir Erwachsenen im Blick behalten, dass guter Schlaf zu jedem Zeitpunkt unseres Lebens wichtig ist und sich auf unseren Organismus und unser

Leben enorm auswirken kann. Wie sehr unsere Lebensgewohnheiten und unsere Gesellschaft Einfluss auf das Schlafverhalten nehmen, untersucht die Schlafforscherin Dr. Christine Blume in Basel. Ein Blick auf das Schlafverhalten von Frauen und Müttern ist aus gesellschaftlicher Perspektive besonders interessant:

»Frauen erkranken zweimal häufiger an einer Insomnie als Männer«

Interview mit Dr. Christine Blume

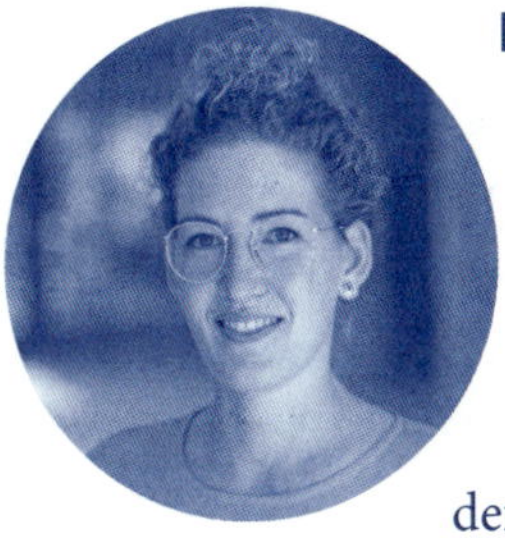

Dr. Christine Blume ist Psychologin und Schlafforscherin. Sie studierte in Würzburg und Cambridge (UK), bevor sie an der Universität Salzburg promovierte. Aktuell forscht sie an der Universität Basel und beschäftigt sich insbesondere mit der Frage, wie Faktoren unseres modernen Lebens den Schlaf beeinflussen. Neben ihrer wissenschaftlichen Arbeit ist sie regelmäßig als Expertin in Printmedien, im Radio und im Fernsehen präsent. Im Deutschlandfunk-Nova-Podcast »Über Schlafen« bespricht sie seit Mai 2023 zusammen mit Wissenschaftsjournalistin Ilka Knigge Themen rund um den Schlaf und klärt über Schlafmythen auf.

Frau Dr. Blume, wir leben in einer Gesellschaft, in der Schlafstörungen ein durchaus häufiges Problem sind. Dabei leiden Frauen häufiger unter Ein- und/oder Durchschlafproblemen, einer sogenannten Insomnie, als Männer. Wie lässt sich das erklären?
Tatsächlich sehen wir, statistisch betrachtet, dass solche Schlafprobleme häufiger bei Frauen vorkommen als bei Männern: Frauen erkranken zweimal häufiger an einer Insomnie als Männer. Dabei

gibt es mehrere Aspekte, die diese Unterschiede hervorrufen können. Ein wichtiger Aspekt sind zunächst hormonelle Einflüsse: Die hormonellen Schwankungen während des Menstruationszyklus beeinflussen auch den Schlaf. Entsprechend beginnt das Gros der klinisch bedeutsamen Ein- und/oder Durchschlafstörungen, einer sogenannten Insomnie, auch erst mit der Pubertät. Insbesondere in den Tagen vor Beginn der Menstruation klagen viele Frauen über Schlafprobleme, und auch Schmerzen während der Menstruation können den Schlaf stören. Im Laufe des Lebens kommt später auch die Menopause als einschneidende hormonelle Veränderung hinzu. Damit einhergehende Hitzewallungen und nächtliches Schwitzen beeinträchtigen oftmals den Schlaf.

Neben diesen eher biologischen Einflussfaktoren gibt es jedoch auch psychische Faktoren, die wohl dazu beitragen, dass Frauen häufiger an einer Insomnie erkranken. Sie haben beispielsweise eine höhere Tendenz zu grübeln. Dieses Grübeln findet sich häufig in Zusammenhang mit Einschlafproblemen zu Beginn der Nacht oder nach nächtlichem Erwachen: Man liegt im Bett, kommt vom hundertsten zum tausendsten Gedanken – und kann nicht einschlafen. Frauen und Mütter tragen im Alltag oftmals mehr Mental Load, also die unsichtbare mentale Last, an die Organisation des Alltags mit all seinen vielen Aufgaben denken zu müssen. Diese kann das abendliche oder nächtliche Grübeln fördern und den Schlaf so behindern. Auch haben Frauen ein höheres Risiko, an einer Depression oder Angststörung zu erkranken, die ihrerseits oftmals mit Beeinträchtigungen des Schlafs einhergehen.

Zudem wollen und können Frauen heutzutage auch beruflich Karriere machen – zum Glück! Der Wunsch, gleichzeitig auch Mutter zu sein, trifft dann jedoch oft auf eine Gesellschaft, in der Mütter und Väter trotz aller Errungenschaften eben oftmals nicht die gleichen Karrierechancen haben. In der Konsequenz müssen Mütter (und auch Frauen ohne Kinder) oftmals mehr leisten, um auf der

Karriereleiter aufzusteigen, als ihre Kollegen. Zudem sind Mütter oftmals in besonderer Weise für die Care-Arbeit, nicht nur in der Nacht, zuständig. Eine solche Mehrfachbelastung wirkt sich auch auf den Schlaf aus: Stress steht einem guten Schlaf entgegen.

Es gibt also viele Aspekte, die daran zusammenwirken, dass Frauen ein zweimal höheres Risiko haben, an einer Insomnie zu erkranken als Männer.

Wann spricht man von einer Insomnie?

Symptome einer Insomnie sind Ein- und/oder Durchschlafstörungen oder auch frühmorgendliches Erwachen. Wenn diese Symptome an mindestens drei Tagen in der Woche über einen Zeitraum von mindestens vier Wochen bestehen, einen bedeutsamen Leidensdruck verursachen und sich die Folgen des schlechten Schlafs auch am Tag zeigen, sprechen wir von einer Insomnie. Für die Diagnose ist es allerdings wichtig, dass die Probleme auftreten, auch wenn theoretisch ausreichend Schlaf möglich wäre. Das ist ein diagnostisches Kriterium, das bei einigen Müttern beispielsweise nicht zutreffen wird, wenn sie sagen: »Ich habe wirklich nicht die Möglichkeit, mehr zu schlafen.« Dann kann streng genommen keine Insomnie diagnostiziert werden. An diesem Punkt ist es dann wichtig, auch den Schlaf der Kinder beziehungsweise der ganzen Familie in den Blick zu nehmen: Wenn die Kinder mehr schlafen, kann auch die Mutter beziehungsweise die sie versorgende Person wieder mehr schlafen. Der Spruch »Schlafe, wenn das Kind schläft« ist oft nur wenig hilfreich, nicht nur, weil diese Zeiten oft für andere Aufgaben genutzt werden müssen. Nächtlicher Schlaf ist nicht einfach durch Schlaf am Tag zu ersetzen. Es muss also systemisch an dem Schlafproblem gearbeitet werden.

Wenn die Kinder »aus dem Gröbsten raus« sind, also die Mutter beziehungsweise die sie versorgende Person eigentlich wieder weitestgehend ungestört schlafen könnte, sich jedoch guter Schlaf nicht wieder einstellt, ist die Situation eine andere. Dann hat sich aus dem Elternsein heraus möglicherweise eine Insomnie entwickelt, die behandelt werden sollte.

Wie kann sich aus dem Elternsein heraus eine Schlafstörung entwickeln?

Während der frühen Jahre des Elternseins können Lernprozesse auftreten, die einem guten Schlaf nicht zuträglich sind und zur Entwicklung und Aufrechterhaltung einer Insomnie beitragen können. Die die Kinder versorgenden Personen werden nachts geweckt und benötigen dann, wenn das Kind wieder schläft, erneut Zeit zum Einschlafen. Je nachdem, wann man aufgeweckt wurde, kann es auch sein, dass man das Gefühl hat, gar nicht mehr »richtig« zu schlafen. Dadurch, dass man wiederholt Zeit zum Einschlafen benötigt, wird relativ viel Zeit wach im Bett verbracht. Zeit, die oftmals nicht als positiv wahrgenommen wird, vielleicht mit negativen Gedanken, Ängsten und Sorgen einhergeht. Dadurch kann es sein, dass die Verknüpfung von Bett und Schlaf verloren geht, das Bett selbst fördert Wachsein. Zudem wird, wenn die Kinder klein sind, aufgrund des mangelnden Nachtschlafs oft am Tag Schlaf nachgeholt. Während das in dieser Phase sicher hilfreich ist, kann Schlaf am Tag wiederum den Schlaf in der Nacht beeinträchtigen und so zur Aufrechterhaltung einer Insomnie beitragen.

Wie kann bei einer Insomnie therapeutisch vorgegangen werden?

Eine kognitiv-verhaltenstherapeutische Schlaftherapie basiert auf drei Säulen: Verhalten und Gedanken sollen so verändert werden, dass guter Schlaf wieder möglich wird. Entspannungsübungen dienen zudem dazu, Stress zu reduzieren und damit Schlaf, einen tiefen Entspannungszustand, zu fördern. Geeignet dazu sind beispielsweise die sogenannte Progressive Muskelentspannung oder auch

Methoden, die Entspannung über eine bewusste und tiefe Bauchatmung fördern. Wichtig ist, dass diese Übungen regelmäßig tagsüber durchgeführt werden, damit der Lerneffekt auftritt und am Tag schon Stress und Belastungen reduziert werden.

Auf der kognitiven Ebene ist es wichtig, falsche Vorstellungen über den Schlaf abzubauen wie »Mein Wohlbefinden am Tag hängt unmittelbar mit der nächtlichen Schlafqualität zusammen« oder »Ich muss acht Stunden schlafen, damit ich tagsüber leistungsfähig bin«. Diese Vorstellungen setzen unter Druck und stehen damit einem guten Schlaf entgegen. Auch eigene Ansprüche an sich selbst geraten dabei manchmal auf den Prüfstand.

Die letzte Säule der Therapie ist gleichzeitig die wirksamste Komponente der Therapie: das Verhalten. Dieses soll so verändert werden, dass es guten Schlaf fördert, und ist durch zwei Strategien gekennzeichnet: Bei der sogenannten Stimuluskontrolle werden Patient*innen angeleitet, wenn sie nicht (wieder) einschlafen können, das Bett nach spätestens gefühlten 20 Minuten wieder zu verlassen und sich stattdessen einer anderen Tätigkeit zu widmen. Erst wenn sie wieder das Gefühl haben, gut einschlafen zu können, versuchen sie es erneut. Die andere Strategie ist die Bettzeitrestriktion: Dabei wird betrachtet, wie lange in der vorherigen Woche (gefühlt) pro Nacht durchschnittlich geschlafen wurde. Wenn die Person beispielsweise sagt, dass das pro Nacht etwa sechs Stunden waren, wird ein Zeitfenster von sechs Stunden definiert, in dem die Patient*innen im Bett liegen dürfen. Da diese Zeit nicht zur Erholung ausreicht und meist auch kürzer ist als die tatsächlich geschlafene Zeit, werden Patient*innen extrem müde. Gleichzeitig wird der vorher über die Nacht hinweg fragmentierte Schlaf komprimiert, und sie können wieder besser durchschlafen. Das Zeitfenster wird dann sukzessive ausgedehnt, sodass man sich nach und nach an eine Schlafdauer heranarbeitet, mit der es den Patient*innen gut geht.

Insbesondere durch die Veränderungen des Verhaltens erlangen die Patient*innen ein Gefühl von Selbstwirksamkeit. Zudem können die Strategien jederzeit wieder selbstständig eingesetzt werden, sollte der Schlaf wieder schlechter werden: Eine kürzlich erschienene Studie hat gezeigt, dass Patient*innen auch zehn Jahre nach Abschluss der Therapie noch davon profitieren. Die Therapie selbst ist dabei zeitlich überschaubar und umfasst in der Regel nur circa acht Sitzungen, in denen die Methoden durch eine*n dafür ausgebildete*n Psychotherapeut*in vermittelt werden. Mittlerweile gibt es auch Apps, die auf der Basis dieser kognitiven Verhaltenstherapie arbeiten und die in Studien ähnlich wirksam sind wie eine Therapie in Präsenz.

Gerade in der zweiten Lebenshälfte wird oft übersehen, welchen Einfluss Schlafprobleme auf die Gesundheit und das Erleben haben. Generell verändert sich im Alter noch einmal der Schlaf: Wir erleben wesentlich weniger Tiefschlaf. Aber auch Medikamente, die gegen bestimmte Beschwerden oder Erkrankungen eingenommen werden, können negativ auf den Schlaf wirken, wie auch der nächtliche Harndrang, durch den man nach dem Toilettengang weniger gut einschlafen kann. Der circadiane Rhythmus verschiebt sich nach vorn durch Veränderungen in der Melatonin-Ausschüttung, wodurch alte Menschen früher müde werden. Zu lange oder späte Nickerchen können sich jedoch negativ auf den nächtlichen Schlafbedarf ausüben und so zu Wachheit in der Nacht führen, was zu einem Problem wird, weil ihr circadianer Rhythmus sie wieder früh aufstehen lassen will.

Wie Schlafmangel auf uns wirkt

»Ich bin so müde, ich muss jetzt schlafen!« – Wer kennt diesen Satz nicht? Müdigkeit lässt sich nicht einfach wegzaubern. Wir können keine langfristige Schlafdiät machen, mit der es uns gut gehen würde. Wäre dem so, würden nicht jeden Tag müde Eltern nach Möglichkeiten suchen, wie ihr Kind und sie selbst mehr Schlaf bekommen. Natürlich gibt es einige (für den Schlaf eher ungesunde) Tricks wie Kaffee, Energydrinks oder Tee, um Müdigkeit zu überwinden, und manchmal schaffen wir es auch, viel länger wach zu bleiben als sonst, wenn wir ein Konzert besuchen oder eine »Nacht durchmachen« (müssen), aber unser Schlafbedürfnis holt uns in der Regel irgendwann ein. Dass wir kurzfristig mit weniger oder keinem Schlaf ohne nennenswerte Schäden davonkommen, ja, einige Menschen sich nach einer einmalig durchgemachten Nacht sogar richtig gut fühlen, ist ein Überbleibsel der Evolution: Es konnte vorkommen, keinen sicheren Schlafplatz zu finden oder eine Nacht über besonders vorsichtig sein zu müssen. Aber unbegrenzt können wir nicht wach bleiben, ohne körperliche oder psychische Konsequenzen zu erleiden: Schlafmangel beeinträchtigt unser Leistungsvermögen, unser Lernvermögen und beeinflusst Entzündungsreaktionen, unseren Stoffwechsel, das Herz-Kreislauf-System, das Fortpflanzungssystem und erhöht das Risiko für die Entwicklung einer psychischen Störung. Die sehr seltene genetische Erkrankung letale familiäre Insomnie, bei der das Schlafzentrum der Erkrankten zerstört wird, führt zu immer weniger Schlaf bis hin zur vollständigen Schlaflosigkeit und schließlich über verschiedene körperliche und psychische Symptome über ein Koma bis zum Tod. Diese stets tödlich verlaufende Krankheit scheint darauf hinzudeuten, dass wir ganz ohne Schlaf über einen längeren Zeitraum nicht überleben können.

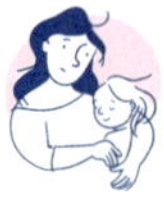

Ethische Fragen der Schlafforschung

Auch wenn die Schlafforschung noch ein recht junger Bereich ist, gibt es mittlerweile viele verschiedene Studien und Untersuchungen rund um den Schlaf, gute Schlafbedingungen und Auswirkungen von Schlafmangel. Wichtig ist bei der Beachtung dieser Studien dennoch, dass sich Schlafforschung in einem Bereich der Ethik befindet, in dem es durchaus Beschränkungen gibt. Nachdem 1964 und 2007 noch Weltrekorde im Nichtschlafen aufgestellt und im Guinness-Buch der Rekorde festgehalten werden durften (1964: 264 Stunden, 2007: 266 Stunden), ist dies heute aufgrund der Auswirkungen dieser Versuche und um mögliche Nachahmungen und persönliche Versuche zu verhindern, nicht mehr möglich. Versuche an Tieren, an die zum Leidwesen der Tiere aktuell noch andere ethische Maßstäbe gelegt werden, sind oft nicht eindeutig auf Menschen übertragbar. Die Stichprobengröße bei Studien mit Menschen in Schlaflaboren und aufwendigen Versuchen ist nicht immer ausreichend umfassend, um wirklich ein sicheres Abbild der Gesellschaft zu geben und Verzerrungen auszuschließen. Gerade der Umstand, dass der Schlaf bei Frauen durch den Zyklus stark beeinträchtigt werden kann, führt dazu, dass häufiger Männer ins Schlaflabor eingeladen werden.[24] Befragungen, gerade rückwärtsgerichtete, sind anfällig für Verzerrungen. Und dass Untersuchungen über Auswirkungen von Schlafmangel auf Babys und Kleinkinder unethisch wären, dürfte auch allen klar sein. Daher gibt es rund um den Schlaf noch viele Fragezeichen.

Doch treten wir noch einmal von den ganz großen Auswirkungen einen Schritt zurück und fangen wir im Kleinen an: Du hast mehr blaue Flecken als früher, stößt dich ständig und hast das Gefühl, viel tollpatschiger geworden zu sein, seit das Kind da ist? Vielleicht liegt das nicht an dir, sondern an zu wenig Schlaf, der sich auf dein Reaktionsvermögen auswirkt. Zu wenig Schlaf macht uns unvorsichtiger und verändert unsere Fähigkeit, Risiken einzuschätzen – ohne dass wir uns dessen bewusst wären. Der englische Schlafforscher und Professor für Psychophysiologie Prof. Dr. Jim Horn hat mit einem Experiment herausgefunden, dass eine Wachzeit von 17 Stunden das kognitive Leistungsvermögen und das Reaktionsvermögen verringert: Wer morgens um sechs Uhr aufsteht, hat um 23 Uhr ein Reaktionsvermögen, das einem Blutalkoholspiegel von 0,5 Promille entspricht. Nach 22 Stunden Wachheit entspricht das Reaktionsvermögen sogar dem einer betrunkenen Person mit 1,0 Promille Blutalkohol. Wer 22 Stunden wach ist, ist nur noch bedingt zurechnungs- und entscheidungsfähig.[25]

Durch Übermüdung können auch einzelne Nervenzellgruppen in den Schlaf fallen, während wir eigentlich noch wach und bei Bewusstsein sind, wodurch wir fahrig und unpräzise werden können.[26] Eines der schlimmsten Beispiele für unser mangelndes Bewusstsein über die Auswirkungen des Schlafmangels sind die Statistiken zu Verkehrsunfällen – da die Todesfälle so leicht zu vermeiden wären, wenn wir bei Müdigkeit nicht zum Fahren ins Auto steigen würden: Allein im Jahr 2021 wurden 1 500 Autounfälle mit Personenschaden aufgrund von Übermüdung verursacht.[27] Die Dunkelziffer ist hier allerdings höher, da die Angaben auf Selbstauskunft der Fahrenden beruhen und das Fahren trotz Müdigkeit gegen § 315c des Strafgesetzbuchs verstößt.[28] Der durch Müdigkeit eintretende Sekundenschlaf ist im wahrsten Sinne des Wortes ein Sekundenvorfall, der über Leben und Tod entscheiden kann und oft unterschätzt wird. Nur für einen kurzen Augenblick schaltet das Gehirn die äußeren Wahrnehmungskanäle ab, die Motorik fällt aus, und das Auto schlingert auf eine andere Spur oder Laterne zu. Müde Eltern und andere Personen gehören daher nicht hinter das Lenkrad. Das Problem dabei ist nämlich auch, dass wir die eigene Beeinträchtigung aufgrund des Schlafmangels oft falsch einschätzen. Wir denken, dass wir noch viel fitter und reaktionsfähiger sind, als es tatsächlich der Fall ist. Je länger Schlafmangel andauert, desto mehr nehmen wir ihn als Normalität wahr und merken gar nicht mehr, dass wir im Vergleich zu früher oder zu ausgeschlafenen Personen im Denken und Handeln beeinträchtigt sind.[29] Vielleicht denken wir auch, wir könnten durch laute Musik wach bleiben, die streitenden Kinder auf der Rückbank würden uns schon wach halten oder der kühle Fahrtwind des heruntergekurbelten Fensters würde uns erfrischen. Aber nein: Das alles schützt nicht vor Sekundenschlaf. Wer unter Schlafmangel leidet, sollte nicht Auto fahren. Um der eigenen Gesundheit willen, aber auch der aller anderen Verkehrsteilnehmer*innen.

Schlafmangel macht uns auch launischer, gereizter und nervöser. Damit einher geht, dass sich unser Blick auf die Welt verändert, da sich Menschen mit Schlafstörungen besser an negative Erlebnisse erinnern als an positive.[30] Gerade in der Elternschaft ist das eine sehr ungünstige Auswirkung von Schlafmangel, wenn sich der Blick auf das Erleben, aber auch auf das Kind, negativ eintrübt und nur noch die schlechten Seiten betrachtet werden und kein ressourcenorientierter, wohlwollender Blick mehr möglich ist. Hinzu kommt vielleicht noch das abendliche oder nächtliche Grübeln, wenn ein Ein- oder Durchschlafproblem vorliegt. Wir liegen im Bett, die Gedanken kreisen, und Probleme dehnen sich in unserem Kopf aus. Was tagsüber vielleicht ein kleiner Gedanke war, wird nachts zu einem großen Problem: Hat das Kind vielleicht eine Entwicklungsverzögerung, weil es immer noch nicht läuft? Dieser Fleck auf dem Rücken, ist das vielleicht Hautkrebs, weil wir zu wenig Sonnencreme verwendet haben? Was, wenn mein Kind die Noten dieses Schuljahr wieder nicht verbessert und keine Lehrstelle bekommt? Solche und ähnliche schwere Gedanken sind besonders nachts anstrengend und besonders düster, da uns der Neurotransmitter Serotonin fehlt, der Glücksgefühle und Wohlbefinden unterstützt. Was uns in der Nacht bekümmert, sieht bei Tageslicht wahrscheinlich schon wieder ganz anders aus, und wir fragen uns, warum wir uns in der Nacht so große Sorgen gemacht haben. Deswegen ist es hilfreich, dem Tipp von Dr. Christine Blume zu folgen (siehe Seite 53) und bei Ein- und Durchschlafproblemen aufzustehen und sich etwas Gutes zu tun, wenn wir ohnehin nicht schlafen können. Langfristig kann der Schlafmangel sich aber auch noch tiefer negativ emotional in uns eingraben: Ein- und Durchschlafstörungen können das Risiko für die Entstehung einer Depression erhöhen, Angststörungen, Drogen- und Alkoholmissbrauch treten häufiger auf. Chronische und unbehandelte Insomnien gehen mit einem doppelt so hohen Risiko für die Entwicklung einer Depression einher im Vergleich zu Personen, die keine Schlafstörungen haben. Und umgekehrt: Wer unter einer Depression leidet, hat oft Schlafstörungen. Auch hier hat die Wissenschaft noch nicht ganz aufgeklärt, wie die Wechselwirkung zwischen Schlaf und Depression verläuft.

Aus dem Familienalltag von Anna & Amir

Nach Maylas Geburt ging es Anna sehr schlecht. Das viele Weinen ihrer Tochter war anstrengend. Es schien, als würde Mayla auf Annas Körper leben, und dennoch war sie selten ganz zufrieden. Die Nächte kamen Anna unglaublich kurz vor und waren von Weinen unterbrochen. Anna hat getragen, gestillt, war stundenlang den Kinderwagen schiebend unterwegs, aber Mayla weinte viel. Anna fühlte sich allein, hilflos, müde und zweifelte daran, dass ihre Tochter sie mochte. Was zunächst ein Stimmungstief war, verstärkte sich mehr und mehr zum Gefühl, keine gute Mutter zu sein. Ihr fehlten Erholungszeiten, da sie weder nachts ausreichend schlafen noch tagsüber ruhen konnte, da Mayla so viel Zuwendung benötigte. Sie versuchte, einige Wochen durchzuhalten, fühlte sich aber zunehmend antriebslos, erschöpft, leer und krank, bis Amir und sie die Hebamme darauf ansprachen, wie schlecht es ihr ging. In der Emotionellen Ersten Hilfe erhielten sie Unterstützung für die Begleitung von Mayla, und Anna und Amir konnten durch Atem- und Wahrnehmungsübungen, Anregungen für Berührungsrituale und Visualisierungen eine sichere Beziehung und positive Gefühle entwickeln. Die Beraterin unterstützte Anna darin, ihr Schlafverhalten zu hinterfragen, und gab Anregungen für Veränderungen. Zwar wurde nicht geklärt, ob der Schlafmangel die Ursache für Annas psychische Probleme war oder ob die postpartale Depression die Schlafstörung hervorgerufen hat. Beides hängt aber öfter zusammen. Über den Verein Schatten und Licht e.V. hat Anna eine Therapeutin und eine Selbsthilfegruppe gefunden, in der sie ihre mittlerweile beste Freundin Thea kennenlernte und sich ein unterstützendes Netz mit anderen Müttern aufbauen konnte.

Wer zu wenig oder schlecht schläft, hat ein höheres Erkältungsrisiko, und das Immunsystem kann weniger gut arbeiten. Großmutters Hinweis, sich bei einer Erkältung gesund zu schlafen, hat also durchaus einen wahren Kern. Doch nicht nur bei Erkältungen leistet Schlaf viel für unsere Gesundheit. Das durch Schlaf beeinflussbare Immunsystem ist auch für den Schutz unseres Körpers vor Tumoren zuständig, und auch hier zeigt sich, dass einige Schlafstörungen das Risiko für Krebserkrankungen erhöhen können. Durch Schlafmangel kann zudem eine erhöhte Entzündungsreaktion im Körper stattfinden, die wiederum andere Erkrankungen wie Herzerkrankungen und Arteriosklerose begünstigen kann.[31] Eine große Meta-Analyse verschiedener Studien aus dem Jahr 2011 deutet darauf hin, dass sowohl zu viel als auch zu wenig Schlaf das Risiko für eine koronare Herzerkrankung beziehungsweise Tod durch selbige oder für einen Schlaganfall erhöhen kann.[32] Außerdem wirkt sich Schlaf auf unser Essverhalten aus: Zu wenig Schlaf führt nachweislich sowohl bei Erwachsenen als auch bei Kindern zu Gewichtszunahme. Wer wenig schläft, isst mehr und ungesünder. Und zwar nicht, weil man länger wach ist und deswegen mehr Nahrung benötigt, sondern weil sich der Schlafmangel auf jene Hormone auswirkt, die für Sättigung, Hunger, Appetit und Heißhunger zuständig sind. Vielleicht kommt es dem ein oder anderen bekannt vor, auch wenn dir der Zusammenhang mit dem Schlaf bislang nicht bewusst war: Der müde Körper verlangt besonders nach Nahrungsmitteln mit vielen Kalorien.[33] Abends übermüdet auf dem Sofa noch Chips oder einige Löffel aus dem Eiscreme-Pint – viele von uns kennen das. Kein Wunder, dass es uns dann zusätzlich schwerfällt, den gesellschaftlich eingeforderten »After Baby Body« zu erlangen, wenn wir zu wenig Schlaf bekommen.

Der Anstieg an Übergewicht bei Kindern und Jugendlichen in unserer Gesellschaft wird bereits mit dem schon erwähnten zunehmenden Schlafmangel in dieser Altersgruppe in Verbindung gebracht.[34] Und nicht nur das: Die zusätzlichen, oft ungesunden Nahrungsmittel wirken sich auch auf unseren Blutzuckerspiegel und das Diabetes-Risiko aus. Wer dann abnehmen will, obwohl zu wenig geschlafen wird, hat es deutlich schwerer als ausreichend schlafende Personen.

Auch auf Erkrankungen des Gehirns nimmt unser Schlaf Einfluss: Im Schlaf werden Proteine, Stressmoleküle und andere Abfallprodukte des Gehirnstoffwechsels über den Raum zwischen den Gehirnzellen entsorgt. Unser Gehirn entgiftet. Ein Teil der Abfallprodukte, die in der Schlafenszeit entsorgt werden, sind sogar besonders wichtig für unser langfristiges Wohlergehen: Die tagsüber gebildeten Beta-Amyloid-Proteine, die sich zu toxischen Plaque-

Klumpen zusammenlagern können, werden in der Alzheimer-Forschung immer wieder als eine mögliche Ursache der Erkrankung diskutiert: Die Proteinansammlungen wirken negativ auf die sie umgebenden Nervenzellen. Schlaf ist wichtig, um diese Proteine abzutransportieren. Werden sie nicht abtransportiert, lagern sie sich ab, greifen das umliegende Gewebe an und führen gleichzeitig dazu, dass der Schlaf noch mehr beeinträchtigt wird – ein Teufelskreis, wie der amerikanische Schlafforscher Walker beschreibt. Er sieht neben dem Umstand, dass wir immer älter werden, den Anstieg der Schlafprobleme als mögliche Ursache des Anstiegs an Alzheimer-Erkrankungen.[35] Gerade auch der Umstand, dass wir unter der Woche wenig schlafen und dann am Wochenende ausschlafen, hilft dem Gehirn unter der Woche nicht, ausreichend Zeit für die so wichtige »Gehirnwäsche« zu haben.[36] Noch ist die Ursachenforschung aber auch hier nicht abgeschlossen. Warum der Schlafmangel in Bezug auf die Entwicklung des kindlichen und jugendlichen Gehirns so fatal ist, haben wir bereits weiter oben betrachtet (siehe Seite 46).

Wir sehen also: Es gibt viele Gründe, warum wir Schlafmangel um unserer Gesundheit und der unserer Kinder willen vermeiden sollten. Natürlich führt der in der Elternschaft erlebte Schlafmangel nicht zwangsweise zu einem der oben aufgeführten Probleme, aber langfristig und in Kombination mit vorher oder nachher bestehenden Schlafstörungen kann er sich in der ein oder anderen Form negativ auf uns auswirken. Schlaf ist eine Gesundheitsmaßnahme, die wir auch mit Kindern eigentlich recht einfach in unseren Alltag integrieren können – wenn wir das passende Mindset dazu aufgebaut haben (siehe Teil 2). Aber bevor wir dazu kommen, blicken wir noch einmal genauer darauf, warum zu wenig Schlaf gerade für Eltern so schwierig ist.

Wie Schlafmangel auf Elternschaft wirkt

Während heute schon viel mehr darüber gesprochen wird, dass und wie sich Schlafmangel negativ auf die Erwerbsarbeit, Verkehrsfähigkeit und allgemeine Gesundheit auswirkt, betrachten wir viel zu wenig die Folgen des Schlafmangels auf die (unbezahlte) Care-Arbeit: Dort, wo wir uns um Menschen sorgen, wo wir mit ihnen interagieren, und gerade auch dort, wo Menschen von anderen abhängig sind, ist es nicht minder wichtig, dass sie ausgeschlafen sind.

Babys kommen zwar schon mit vielen Kompetenzen auf die Welt und können sich durch ihre Signale mitteilen, aber sie sind darauf angewiesen, dass ihre Bezugspersonen diese Signale (möglichst frühzeitig) wahrnehmen, richtig interpretieren und dann passend beantworten. Dieses Vorgehen wird als »Feinfühligkeit« bezeichnet. Die Bindungstheorie, die auf Theorien und Forschungen des britischen Kinderarztes und -psychiaters John Bowlby zurückgeht, erklärt, dass Kinder nicht nur Nahrung und eine sichere Unterkunft benötigen, »sondern auch emotionale Zuwendung, Geborgenheit, Selbstachtung, die Entwicklung von Autonomie und das Gefühl, dass die Menschenwelt grundsätzlich positiv ist«.[37] Als Erwachsene können wir die Welt nicht mehr durch Kinderaugen sehen, aber wir sollten die Bereitschaft mitbringen, uns auf das Kind einzulassen und uns einzufühlen in sein Erleben. Wenn wir unausgeschlafen sind, ist dieses Einfühlen erschwert. Müde fällt es uns nicht nur schwer, auf Aktivitäts- und Spielbedürfnisse von Babys und Kindern einzugehen, wir können auch die Signale eines Babys falsch interpretieren: Die Leiterin des Staatsinstituts für Frühpädagogik Prof. Dr. Fabienne Becker-Stoll erklärt dazu, dass die Gefahr besteht, »dass Eltern, die selbst müde und erschöpft sind, das Quengeln des Kindes um Aufmerksamkeit als Müdigkeit interpretieren«.[38] Eine Verzerrung oder Fehlinterpretation der kindlichen Signale kommt im Alltag durchaus gelegentlich vor und ist in Einzelfällen nicht schlimm. Wenn dies aber regelmäßig passiert, ist das für das Kind nicht gut. Es erfährt dann keine passende Antwort auf die eigenen Signale und kann sich daher nicht als ausreichend mitteilsam und selbstwirksam erleben. Stellen wir uns das bei uns selbst einmal vor: Wir teilen der Person, mit der wir unser Leben teilen, ein Problem mit – ob Hunger, Angst, Nähebedürfnis, Durst, Bedürfnis nach Spiel –, und sie sagt darauf: Komm, ich bring dich ins Bett, damit du dich ausruhen kannst. Das wäre keine angenehme Erfahrung. Während wir aber als erwachsene Person dagegen Einspruch erheben, um etwas Konkretes bitten oder einfach gehen können, ist das für ein Baby oder Kleinkind nicht so möglich. Es muss sich dem Wunsch des Elternteils beugen. Nicht selten führt das zu unangenehmen Einschlafsituationen für beide. Denn ein munteres Kind ins Bett zu bringen, ist auch für Erwachsene nicht schön. So kann sich ein Konflikt hochschaukeln, wenn bewusst oder unbewusst gegen das Schlafbedürfnis – beziehungsweise gegen ein gerade nicht vorhandenes Schlafbedürfnis – des Kindes angegangen wird. Solche Konflikte entstehen nicht nur dann, wenn wir die eigene Müdigkeit auf das Kind übertragen, sondern auch, wenn wir uns endlich nach Freizeitaktivitäten ohne Kind sehnen: Du musst jetzt schlafen, damit ich endlich meine Serie sehen/lesen/mit meiner Freundin telefonieren kann.

Aber nicht nur unser Wunsch, dass das Kind nun endlich schlafen soll, kann zu Konflikten führen. Schlafmangel wirkt sich auch auf unsere Emotionen aus. Viele Eltern wissen aus eigener Erfahrung, wie unterschiedlich sie mit ein und derselben Situation umgehen können, je nachdem, wie es ihnen selbst gerade geht. An einem Tag wirft das Kind am Mittagstisch das volle Glas Wasser um, dessen Inhalt sich auf unseren Kalender ergießt, und wir können es mit einem leicht zerknirschten, aber dennoch verständnisvollen tiefen Durchatmen hinnehmen, während wir an einem anderen Tag nach einer durchwachten Nacht in genau der gleichen Situation wütend losschreien. In kaum einem der vielen Bücher über den richtigen Umgang mit elterlicher Wut und dem Vermeiden von körperlicher und psychischer Gewalt ist der so bedeutende wie einfache Hinweis zu finden, dass wir für unsere eigene emotionale Ausgeglichenheit eben nicht nur beständig uns selbst reflektieren und mehr an uns arbeiten müssen, sondern dass wir nicht minder bedeutend vor allem auch Schlaf und Entspannung brauchen, damit wir gelassen mit all den Herausforderungen des Begleitens von Kindern umgehen können. In einer Studie aus dem Jahr 2006 wurde die emotionale Wirkung bestimmter Reize auf das ausgeschlafene und unausgeschlafene Gehirn untersucht. Es zeigt sich, dass genau dieselben Reize im Mandelkern des Gehirns, dem Zentrum für die Entstehung von Gefühlen, eine ganz unterschiedliche Wirkung hervorrufen, je nach Ausgeschlafenheit der Person: Starke Gefühle wie Zorn, Wut, Kampf-oder-Flucht wurden bei den Personen mit Schlafmangel um über 60 Prozent verstärkt, während die ausgeschlafenen Personen kontrollierter und gemäßigter reagierten.[39] Vielleicht kommt es in Bezug auf das gewaltfreie Begleiten von Kindern also viel mehr darauf an, dass wir ausgeschlafen sein können, als uns bisher bewusst war. Unsere stressige Gesellschaft, die uns zwischen Care- und Erwerbsarbeit wenig Raum für Schlaf und Entspannung lässt, trägt mit dem daraus resultierenden Schlafmangel in weitaus größerem Maß dazu bei, dass wir die negativen Erziehungserfahrungen der vergangenen Jahrzehnte nicht loslassen können und sie aus unserem überreizten emotionalen Gedächtnis in Stresssituationen hervorgeholt werden, als wir bisher beachtet haben.

Aus dem Familienalltag von Anna & Amir

Da Amir schon wenige Tage nach der Geburt wieder im Schichtdienst arbeitete, schaffte er es oft weder nachts noch tagsüber, Mayla selber zu versorgen, um Anna die eigentlich so notwendige Erholungszeit zu ermöglichen. Nicht nur die Erschöpfung, Traurigkeit und körperliche Kraftlosigkeit machten Anna zu schaffen, sie wurde auch zunehmend gereizter. Sie merkte, dass es ihr auch Mayla gegenüber schwerfiel, liebevoll und zugewandt zu bleiben. Manchmal schimpfte sie vor sich hin: »Was zur Hölle willst du nur von mir? Warum bist du nie zufrieden?« Gleichzeitig merkte sie, dass das natürlich nichts brachte und sie auch nie eine solche Mutter sein wollte. Schon im Geburtsvorbereitungskurs hatte sie gehört, dass man Babys auf keinen Fall schütteln darf und lieber das Baby sicher ablegen und den Raum verlassen sollte, um sich Hilfe zu holen. Weil sie fühlte, dass sie zunehmend gereizter wurde und auch schon den Impuls verspürte, grober zu werden, als sie wollte, zog sie erst Amir und dann ihre Hebamme ins Vertrauen, um Hilfe zu bekommen.

Aber nicht nur, wenn wir selbst unter Schlafmangel leiden, ist es schwerer, unsere Kinder achtsam und respektvoll zu begleiten. Ist ein Kind übermüdet, stellt es die Bezugspersonen auch vor eine größere Herausforderung. Nichts ist jetzt gerade richtig, alles wird abgelehnt, vielleicht weint und schreit das Kind. Wenn ein passender Absprung zum Schlaf verpasst wurde, das Kind aber nicht so übermüdet ist, dass es sofort einschläft, sondern sich irgendwo hinter dem Punkt der entspannten Müdigkeit befindet, ist die Co-Regulation dieses Zustandes wesentlich schwieriger als eine entspannte, aber vielleicht etwas langweilige Einschlafbegleitung. Viele Eltern rührt das Weinen und Wüten ihres Kindes in besonderer Weise an, da sie sich angesichts dieser Emotionen, die sie vielleicht selbst als Kind nicht zeigen durften, hilflos fühlen. Das Wissen darum, dass wir Kinder in ihren Gefühlen begleiten sollten und dass alle Gefühle wichtig sind und nicht unterdrückt werden sollen, steht auf einem anderen Blatt als die Anleitung dazu, wie genau wir das denn nun anstellen sollen. Oder anders gesagt: Theoretisches Wissen ist ein Aspekt, praktische Umsetzung ein anderer. Je mehr negative eigene Erfahrungen wir gemacht haben, umso schwieriger ist es, das emotionale Kind zu begleiten und seine Gefühle auszuhalten, aufzufangen und passend zu regulieren. Und unser eigener Schlafmangel kann in Kombination mit einem müden Kind eine echte Herausforderung sein.

Wie wir schon gesehen haben, führt Schlafmangel zu einer Beeinträchtigung unseres Reaktionsvermögens bis hin zum Sekundenschlaf. Das kann nicht nur fatal sein im Auto, sondern auch in Bezug auf das schnelle Eingreifen in Notsituationen mit Kindern. Auch wenn wir vermeiden wollen, unsere Kinder in einer Gefahrensituation harsch festzuhalten oder zurückzuziehen, gibt es immer wieder auch Situationen, in denen genau diese schützende Gewalt wichtig ist: Es schnell zurückziehen, wenn das Kind sonst auf die Fahrbahn laufen würde. Es festhalten, bevor es auf der Mauer danebentritt und in die Tiefe stürzt. Auch dieses schnelle Reagieren kann durch zu wenig Schlaf beeinträchtigt sein.[40]

Wie oben beschrieben, wirkt Schlaf auf unsere Lernfähigkeit. Auch wenn sich noch immer der Mythos des »Muttergefühls« hartnäckig hält, ist das Elternsein vor allem eine Lernaufgabe: Wir lernen jeden Tag neue Fertigkeiten für den Umgang mit unserem Kind und bilden Verständnis für dessen Signale aus. Da Menschen an vielen verschiedenen Orten der Welt mit ganz unterschiedlichen Rahmenbedingungen Kinder beim Aufwachsen begleiten, die auch wieder jeweils mit ganz unterschiedlichen Temperamentsdimensionen und Signalen zu ihnen kommen, ist es eine sehr sinnvolle Idee der Natur, dass wir kein standardisiertes Elternprogramm abspulen, sondern unser Tun an dem auszurichten lernen, was vor Ort individuell möglich ist. Elternschaft ist eine Lernerfahrung. Damit dieses beständige Lernen gut stattfinden kann, wir erworbenes Wissen verinnerlichen und uns nicht immer wieder aufs Neue fragen müssen: »Wie war das noch mal mit dem Stillen?« oder »Wie hab ich das gestern noch mal gemacht, als das Baby so geweint hat?«, brauchen auch Eltern den Schlaf, der Lernerfahrungen vertieft und einprägt.

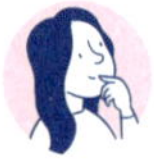

Reflexion: Was gibt dir Kraft?

Schlaf ist etwas, das uns Energie gibt für den Tag, für das soziale Miteinander. Neben dem Schlaf wird es aber auch andere Faktoren geben, die dir Kraft geben. Nutze dieses Fenster, um aufzuschreiben oder aufzumalen, was dir für deinen Alltag Kraft gibt. Und denk daran, das aktiv in deinen Alltag einzubinden, was dir Kraft gibt.

Schlaf

Wie Schlafmangel auf Kinder wirkt

Da wir dem Schlaf generell nicht so viel Bedeutung zuweisen und ihn oft nicht als das Grundbedürfnis wahrnehmen, das er eigentlich ist, gerät er auch bei unseren Kindern zu wenig in den Blick. Wenn andere Menschen unser quengeliges Kind im Supermarkt mit hochgezogener Augenbraue betrachten, erklären wir zwar gern, dass es mal wieder wenig geschlafen hat, aber im Allgemeinen sind wir uns der Auswirkungen des Schlafmangels nicht bewusst. Vielleicht schwingt auch ein wenig adultistisches Denken mit, wenn wir glauben, dass das Kind den ausgefallenen Mittagsschlaf schon wegstecken wird, weil es ja ein Kind ist und Kinder in der Regel ja viel tolerieren können. Dieses Denken verhindert oft, dass wir Schlafprobleme im Kontext anderer Probleme mitdenken. Zweifellos ist es auch schwierig, dass Babys, Kleinkinder und Vorschulkinder in der Regel ihr Verhalten und ihre Probleme selbst nicht auf den Schlafmangel zurückführen können und uns nicht sagen: »Mir geht es echt nicht gut, ich glaub, ich schlaf gerade zu wenig. Was können wir da tun?« Selbst Schulkinder können nicht wirklich einschätzen, dass ihre mangelnde Konzentrationsfähigkeit mit einem Schlafmangel zusammenhängen kann, und auch Jugendliche kennen die wissenschaftliche Erklärung dafür, dass ihre Stimmungsschwankungen durchaus daraus resultieren können, dass unser Alltag und der frühe Schulbeginn ihnen zu wenig Schlaf bescheren, oft nicht. Deswegen ist es so wichtig, dass Eltern die Bedeutung des Schlafs für sich und ihre Kinder verinnerlichen und bei Problemen im Miteinander, im Sozialleben und beim Lernen auch einmal das Schlafverhalten bedenken.

Wie oben schon gesagt, können sich Schlafprobleme bei Kindern auf das Wachstum auswirken. Schlafmangel kann aber auch zu Symptomen führen, die einer Aufmerksamkeitsstörung ähneln – gerade hier sollte bei einer fachlichen Abklärung deswegen immer auch der Schlaf mit betrachtet werden. Schlafmangel kann die Verhaltenskontrolle und Emotionsregulation negativ beeinflussen und das hormonelle Gleichgewicht stören. Durch Veränderungen im Cortisolhaushalt kann sich eine andere Stressreaktion entwickeln.[41] Diese massiven Auswirkungen auf die Entwicklung sind keine Kleinigkeit. Wenn wir sehen, dass etwa 25 Prozent aller Kinder im Laufe der Kindheit oder Jugend an einer Schlafstörung leiden und diese sich eben nicht einfach auswächst, sondern chronifizieren kann, sollte uns das aufhorchen lassen. Schlafprobleme sind in jedem Alter ernst zu nehmen.

Nun könnte man schnell dem Irrglauben unterliegen, dass es bei all diesen guten Wirkungsweisen von Schlaf besonders förderlich sei, wenn wir möglichst viel schlafen. Dieser Schlafmythos wurde aber bereits wissenschaftlich widerlegt: Weder zu wenig noch zu viel Schlaf sind gesund für uns. Deswegen ist es wichtig, individuell herauszufinden, wie viel Schlaf jede Person benötigt (mehr dazu ab Seite 80 f.), und sich schon in der Kindheit auf den individuellen Schlafbedarf einzulassen, denn kaum eine andere Alltagssituation mit Kind ist so zermürbend, wie das Kind gegen dessen Bedarf zum Schlafen bringen zu wollen.

Warum wir wie schlafen

Wir haben nun sehr umfassend darauf geblickt, warum wir schlafen und was Schlafmangel mit uns macht. Das ist die *eine* Seite der schon aufgeführten Begründung des amerikanischen Schlafforschers Matthew Walker für unser Schlafverhalten. Wie er aber auch festhält, ist unser Schlafverhalten an die Erfordernisse unseres Gemeinschaftslebens angepasst. Und hier wird es wieder besonders spannend: Warum schlafen wir so, wie wir schlafen? Und: Schlafen wir überhaupt noch so, wie wir es als Menschen brauchen? Oder gelten andere Kriterien nicht viel mehr für uns?

Der Schlaf von uns Menschen weicht durchaus vom Schlaf anderer Lebewesen ab. Primaten schlafen in der Regel auf Bäumen. Schimpansen, die unsere nächsten Verwandten sind, mit denen wir gemeinsame Vorfahren haben, schlafen noch in Baumnestern, die sie sich jede Nacht neu bauen.[42] Dort sind sie vor der Witterung, aber auch vor vielen Feinden geschützt. Wenn wir Menschen versuchen würden, in einem Baumnest zu schlafen, würde das wahrscheinlich entweder nicht zum Schlaf führen, da wir vor Sorge nicht einschlafen würden, oder wir würden nach dem Einschlafen recht schnell vom Baum fallen. Einer der Unterschiede zwischen uns und den Schimpansen ist nämlich unser Schlaf: Der REM-Schlaf, von dem wir bereits erfahren haben, wie wichtig er für uns und unser Lernen und Verarbeiten ist, lässt unseren Körper vollkommen entspannen – was uns beim Schlafen auf dem Baum einen Sturz bescheren würde.

Der Mensch verfügt über keine besonderen körperlichen Schutzmechanismen, er hat keine besonders beeindruckende Körpergröße oder Panzerung, die ihn als Beute unattraktiv machen würde. Überhaupt ist es ja eine große Überraschung, dass ein Wesen wie der Mensch die ganze Welt besiedeln und sich zur Herrschaft über den Planeten aufschwingen konnte, obwohl er zunächst als Einzelwesen über keine besonderen Kampffähigkeiten verfügte und zudem auch noch ein Drittel des Tages im Zustand des Schlafens verbrachte. Der Grund für diese Entwicklung liegt in der Gehirnentwicklung in Verbindung mit der Kooperationsfähigkeit: Durch den Umstand, dass sich Menschen in großen Gruppen zusammenschlossen, in denen sie sich umeinander kümmerten, füreinander sorgten (beispielsweise auch durch gemeinsame Jagd auf die eigentlich körperlich überlegenen Tiere) und gemeinsame Vorstellungen verfolgten, schafften sie es, zu überleben und sich auszubreiten. Und genau dies spielt auch eine wesentliche Rolle beim Schlafen. In Kombination mit den anderen Veränderungen gab es einen Selektionsdruck, effizienter als unsere baumbewohnenden Vorfahren zu schlafen. So verkürzte sich die Schlafdauer, wurde dafür aber auch intensiver mit einem größeren Anteil des entspannenden REM-Schlafes. Letzterer wirkte sich nicht nur auf unser Lernen allgemein aus, sondern unterstützte gleichzeitig auch noch die sozioemotionale Entwicklung und befeuerte die Kooperation und Vernetzung der Menschen.[43] Es fand also eine gegenseitige Beeinflussung verschiedener Faktoren statt, die den Menschen zum Menschen werden ließen und sich gleichzeitig auf den Schlaf auswirkten, beziehungsweise dieser sich auf die Veränderungen.

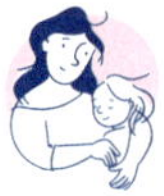

Die innere Uhr

Wenn wir etwas von Schlaftypen und -dauer hören, fällt ziemlich schnell auch der Begriff »innere Uhr«: Sie ist es, die unserem Leben einen Rahmen gibt. Diese innere Uhr, so haben Studien gezeigt, entspricht allerdings nicht unserem 24-Stunden-Rhythmus. In der Regel geht sie etwas nach, und wir justieren sie jeden Tag neu nach – durch den Beginn von Arbeit und Schule, aber auch den Hell-Dunkel-Rhythmus –, damit sie mit der »äußeren Uhr« unseres Lebens im Gleichklang ist. Wenn wir im Urlaub sind oder am Wochenende nach Gefühl schlafen und aufstehen, ist die innere Uhr oft nicht mehr im Gleichklang mit der äußeren, und die Umstellung nach einigen Tagen fällt uns schwer (Montagstief, Post-Holiday-Syndrom). Auch wichtig für diese Synchronisation ist, dass wir tagsüber ausreichend Tageslicht konsumieren und abends nicht zu viel künstliches blaues Licht: Sonst erhält die Zirbeldrüse, die das Melatonin produziert, eine falsche Botschaft. Bei Dunkelheit wird das Hormon Melatonin gebildet, das – neben vielen anderen Funktionen – in unserem Körper gegen Abend die Ruhephase einleitet und tagsüber die Zellen vor den Folgen des UV-Lichts schützt und dabei abgebaut wird.

Aus dem Familienalltag von Anna & Amir

Dass ihre Kinder bei ihnen schlafen würden, solange es notwendig ist, stand für Amir und Anna nie zur Diskussion. Sie sind beide selbst damit aufgewachsen, dass sie nach Bedarf bei ihren Eltern schlafen konnten, und haben das ganz selbstverständlich übernommen. Für Annas beste Freundin Thea war der Weg dahin, das gemeinsame Schlafen als richtig zu verinnerlichen, schwieriger. Sie hat als Kind nicht bei ihren Eltern schlafen dürfen und hat nach der Geburt ihres Sohnes Max mit ihren Eltern darüber diskutieren müssen, warum sie das heute anders macht. Auch ihr ehemaliger Partner, der sich schon vor Max' Geburt von ihr trennte, hat jahrelang mit ihr darüber diskutiert, ob sie ihren Sohn nicht zu sehr von sich abhängig machen würde und dass das ungesund für seine psychische Entwicklung sei. Thea hat sich aber nicht beirren lassen. Mit seinen mittlerweile fünf Jahren ist Max ein aufgeschlossenes, neugieriges Kind, das aber bei Bedarf auch gerne kuschelt. Zwar konnte er als Baby nicht in einem Bett mit Thea schlafen, da sie Medikamente einnahm, die Einfluss auf ihren Schlaf nahmen, aber er schläft seit der Geburt in einem extra Bett neben ihrem. Wenn er irgendwann allein schlafen möchte, wird Thea ihr Bett ins Wohnzimmer ihrer Zweizimmerwohnung stellen und Max das Schlafzimmer als Kinderzimmer überlassen.

Chronotypen & Schlafdauer: Im Schlaf ergänzen wir uns

Wir Menschen verfügen über verschiedene Mechanismen, die unseren Schlaf schützen. Wir haben gelernt, das Feuer als Schutz einzusetzen, in Gruppen zu schlafen, in denen es immer Wachposten gibt, und unser Schlaf ist keine Bewusstlosigkeit, sodass wir aus vielen Schlafphasen aufwachen, wenn Gefahr bestehen könnte. Deswegen wachen wir auch heute noch auf, wenn in der Wohnung unerwartet eine Diele knarzt oder der Wind das Fenster zuschlagen lässt.

Das gemeinschaftliche Sorgen ist für die Entwicklung der Menschheit von großer Bedeutung. Nicht nur der Umstand, dass wir aufgrund des aufrechten Gangs und der damit einhergehenden physiologischen Frühgeburt des Babys darauf angewiesen sind, von anderen bei der Aufzucht und den Dingen des alltäglichen Lebens wie Nahrungsmittelbesorgung unterstützt zu werden[44] oder im Falle von Krankheit überlebenswichtige Unterstützung zu bekommen. Vor allem auch in Bezug auf das Schlafen ist die Gemeinschaft ein Vorteil. Und hier kommen nun auch unsere unterschiedlichen Chronotypen ins Spiel und geben uns noch mehr interessante Hinweise darauf, wie das Schlafen an die Bedürfnisse der Gruppe angepasst wurde.

In der Schlafmedizin werden verschiedene Chronotypen unterschieden: Frühtypen, die sogenannten Lerchen, Normaltypen und Spättypen, die sogenannten Eulen. Seit einiger Zeit wird sogar diskutiert, ob es noch mehr Typen gibt. Der amerikanische Schlafwissenschaftler Michael Breus benennt Wolf, Löwe, Bär und Delfin. In der gängigen Forschung haben sich diese Bezeichnungen aber nicht durchgesetzt. In ihrem Podcast »Über Schlafen« erzählt die Schlafforscherin Dr. Christine Blume, dass weiterhin besonders über Lerchen und Eulen gesprochen wird und der Chronotyp ohnehin ein Kontinuum sei, bei dem es eher weniger Extremformen gäbe:[45] 40 Prozent der Menschen können Lerchen und Eulen zugeordnet werden, die anderen liegen dazwischen.[46] Menschen, die den Lerchen zugeordnet sind, werden abends früh müde und stehen morgens früh auf. Eulen gehen eher spät schlafen und würden morgens lieber länger schlafen, aber unsere Gesellschaft ist eher auf die Lerchen ausgerichtet, was für Menschen, die zu den Eulen gehören, sehr anstrengend ist. Auch wenn sie sich bemühen, sind sie einfach nicht die Art Morgenmensch, wie es Lerchen sind, und werden tatsächlich benachteiligt in unserem Alltag, obwohl sie ihr Schlafbedürfnis nur bedingt verändern können.

Aber es gibt nicht nur verschiedene Chronotypen, sondern innerhalb dieser verschiedenen Schlaftypen haben wir auch ein unterschiedliches Schlafbedürfnis: Einige Menschen schlafen generell weniger, andere mehr. Wenn wir einen körperlich anstrengenden Tag hatten, beispielsweise weil wir das kranke Baby oder Kleinkind viel tragen mussten, kann unser Schlafbedarf zusätzlich schwanken – ebenso, wenn wir einen entspannten Kuschel-Sonntag auf dem Sofa verbracht haben. Auch innerhalb des Verlaufs unseres Lebens verändert sich die benötigte Schlafmenge. Babys und Kleinkinder brauchen wesentlich mehr Schlaf insgesamt, während alte

Menschen weniger Schlaf benötigen. Deswegen gibt es keine Pauschallösungen für Schlaf, und während eine Schlafdauer von fünf Stunden bei einer Person richtig und normal sein kann (was immerhin 10 Prozent der Menschen betrifft), kann dies bei einer anderen Person auf eine Schlafstörung hindeuten. Die meisten fühlen sich mit sieben Stunden Schlaf pro Tag wohl, aber es gibt eine Verteilung drum herum mit Menschen, die mehr oder weniger schlafen und sich genau damit gut fühlen. Auch wenn immer wieder berühmte Persönlichkeiten damit prahlen, dass sie angeblich sehr wenig Schlaf benötigen würden, sollten wir uns davon nicht beeindrucken lassen: Vielleicht gehören sie wirklich zu den Ausnahmen am Rande der Verteilung. Vielleicht unterdrücken sie aber auch aus Effizienzgründen den eigentlich notwendigen Schlaf – was manchmal langfristige persönliche Probleme mit sich bringen oder in bestimmten Arbeitssituationen zu verheerenden Fehlentscheidungen und Unfällen führen kann. Wir können unseren Körper nämlich nicht an weniger Schlaf gewöhnen, als er selbst braucht. Auch wenn wir das Gefühl haben, ganz gut damit zurechtzukommen, sinkt die Leistungsfähigkeit, ohne dass wir es richtig merken.

Der Schlafforscher Hans-Günter Weeß führt zu unseren unterschiedlichen Schlafgewohnheiten aus: »Evolutionsbiologen vermuten, dass Eulen in grauen Vorzeiten für die Nachtwache und Lerchen für das Jagen am Morgen zuständig waren. Dieses unterschiedliche Verhalten habe sich genetisch verankert.«[47] Auch die Altersverteilung in der Gruppe spielte dabei eine Rolle. Da jüngere Menschen abends aufgrund ihres Rhythmus länger wach bleiben, sind sie besonders für die Nachtschicht geeignet gewesen. Wir sind als Menschen darauf angewiesen, uns umeinander zu kümmern, füreinander zu sorgen. All unsere Entwicklung beruht auf diesem Miteinander. Auch unsere nächtliche Sicherheit konnte bis zu der Zeit, in der wir in sicheren Behausungen zu wohnen anfingen, nur durch das Miteinander aufrechterhalten werden. Und selbst in den

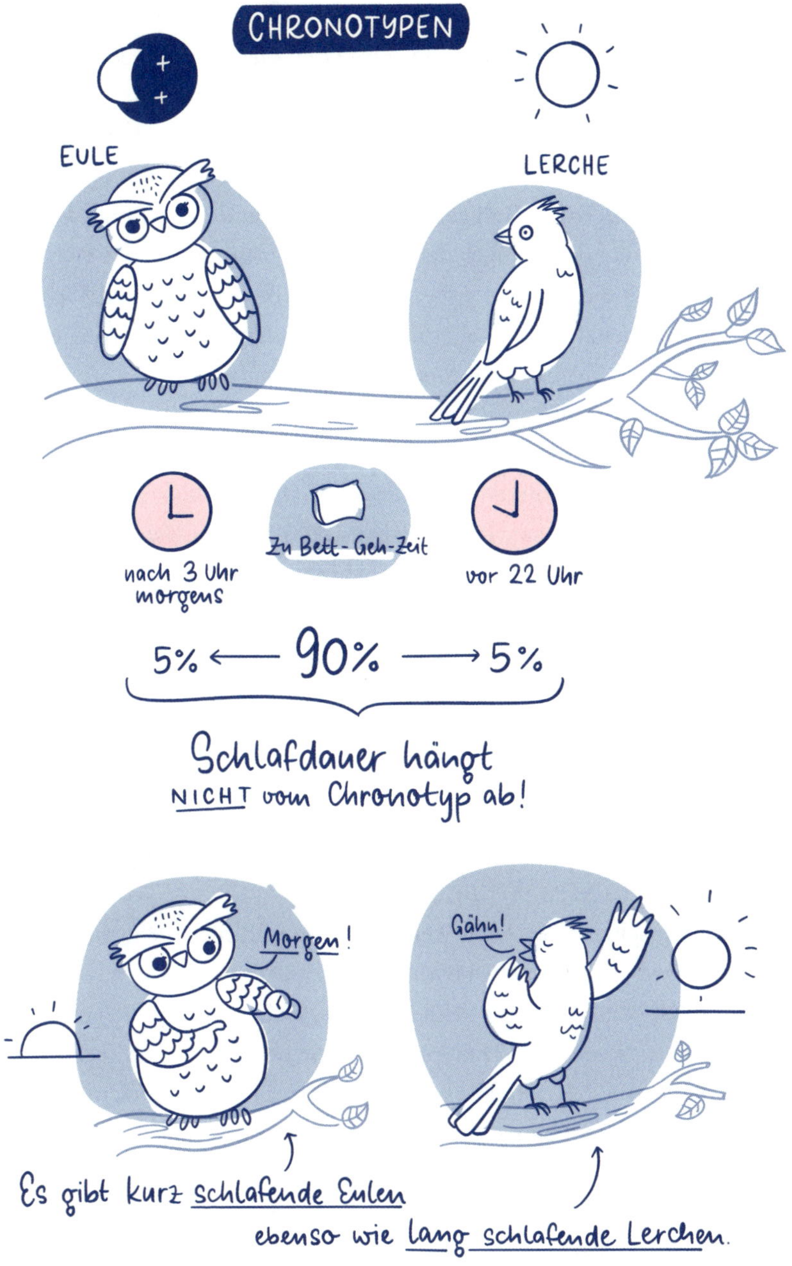
CHRONOTYPEN
EULE
LERCHE
nach 3 Uhr morgens
Zu Bett-Geh-Zeit
vor 22 Uhr
5% ← 90% → 5%
Schlafdauer hängt NICHT vom Chronotyp ab!
Morgen!
Gähn!
Es gibt kurz schlafende Eulen
ebenso wie lang schlafende Lerchen.

Häusern wurde noch ziemlich lange zusammengeschlafen: Dass zwei Großelternpaare wie in *Charlie und die Schokoladenfabrik* in einem Bett schlafen oder eine ganze Familie in einem Bett oder Raum, können wir uns heute kaum vorstellen. Dabei haben noch im 19. Jahrhundert beispielsweise bretonische Bauern mit ihren Bediensteten in einem Bett geschlafen, und sogar durchreisende Besucher wurden dazu eingeladen.[48] Das gemeinsame Bett bot Wärme und damit Sicherheit – außerdem waren Betten teuer und Wohnraum begrenzt. Klima, aber auch soziales Umfeld und Wohlstand nahmen und nehmen Einfluss auf unsere Schlafkultur.

Der Anthropologe John Whiting hielt in den 1960er-Jahren fest, dass in vielen Kulturen Familien zusammen schliefen. In zwei Drittel der von ihm untersuchten Gesellschaften schliefen Mütter mit ihren Kindern zusammen, beispielsweise bei den Nso-Bauern im Westen Kameruns, wo die Kinder hinter dem Rücken der Mutter aufgereiht liegen, das jüngste direkt bei der Mutter, und die Mutter mit dem Gesicht zur Tür schläft, um die Kinder vor bösen Geistern zu schützen. Auch hier findet sich also die Schutzfunktion des gemeinsamen Schlafes wieder. Auch Whitings Entdeckung, dass es einen Zusammenhang zwischen getrennten Betten und Umgebungstemperatur gibt, entspricht dem Schutzaspekt gemeinsamen Schlafens: In wärmeren Gegenden schlafen Menschen mehr getrennt, in kälteren eher zusammen.[49]

Wir sehen also: Auch wenn es heute und hier nicht mehr der Standard ist, dass mehrere Menschen zusammen schlafen, war das über Jahrtausende eine sehr sinnvolle, Sicherheit und Schutz bietende Angewohnheit. Heute schlafen wir, besonders auch durch den Einfluss von Religion und Kirche, hierzulande kaum noch in Gruppen zusammen. Nur innerhalb der Partnerschaft ist es anerkannt, das Bett nachts zu teilen, aber schon wenn Kinder dazukommen, wird der Blick kritischer. Blicken wir einmal ganz konkret darauf, ist das Zeitfenster, von dem wir erwarten, dass ein Mensch allein schläft, nur die Kindheit und Teile der Jugend (obwohl auch hier Ausnahmen gemacht werden, wenn Kinder sich freundschaftlichen Übernachtungsbesuch wünschen), während in Partnerschaften erwartet wird, dass diese beieinander nächtigen und eine Abweichung hiervon auch wieder kritisch beäugt wird.

Interessanterweise hat sich die Ergänzung von Lerche und Eule als Kombination erhalten: Unterschiedliche Schlaftypen scheinen sich anzuziehen, auch wenn das im Alltag manchmal Probleme mit sich bringen kann, wenn eine Person früher schlafen gehen möchte als die andere.[50] Dennoch scheint es eine gelungene Kombination für Partnerschaften zu sein, wenn wir uns auch heute noch ergänzen.

Vielleicht ist es auch nicht nur die gegenseitige Ergänzung in Hinblick auf Sicherheit, Wärme und zur Organisation von Wache und Jagen, die uns die unterschiedlichen Schlaftypen als Selektionsvorteil beschert haben, sondern es ging dabei auch um die Kinderversorgung. Glücklicherweise wissen wir heute, dass der Mythos um den jagenden Steinzeitmann und die das Lager versorgende, sammelnde Steinzeitfrau längst von der Wissenschaft entkräftet wurde. Schon damals gab es eine Aufteilung nach Fähigkeiten, nicht nach Geschlecht, und auch Frauen und Mütter gingen auf die Jagd.[51] Gleichzeitig mussten aber auch Kinder versorgt werden: tags wie nachts und ganz besonders auch morgens, da Babys und Kleinkinder eher Lerchen sind. Unterschiedliche Chronotypen in Kombination mit unterschiedlichen Bedürfnissen in Hinblick auf die Schlafdauer ermöglichen, dass sich »das Dorf«, das Menschen eigentlich für das Umsorgen von Kindern brauchen, ausgeruht um Kinder kümmern kann.[52] Die Anthropologin Sarah Blaffer Hrdy erklärt, dass Jäger-Sammler-Mütter im Unterschied zu nichtmenschlichen Primatenmüttern zulassen, dass andere sich ihrem Baby nähern und es halten.[53] Neben dem Stillen durch die Mutter und andere Stillende der Gruppe wird die Versorgung des Babys in heute lebenden Jäger-Sammler-Gesellschaften dadurch sichergestellt, dass vorgekaute Nahrung als Nahrungsbrei schon wenige Monate alten Babys mit dem Mund zugeführt wird. Die Fürsorglichkeit dieser Allo-Eltern unterstützt die Entwicklung der Kinder, führt gleichzeitig aber auch dazu, dass Mütter umso feinfühliger auf ihre Kinder eingehen können, je mehr alloelterliche Unterstützung sie haben. »Kindern geht es am besten in Gesellschaften, in denen die Kinderaufzucht als so wichtig erachtet wird, dass man sie nicht allein den Eltern überlassen will«, erklärt die Familienhistorikerin Stephanie Coontz.[54]

Unser individueller Schlafbedarf ist vor allem genetisch bedingt und kann sich zwischen einzelnen Menschen durchaus um einige Stunden unterscheiden. Deine individuelle Schlafdauer ist dann erfüllt, wenn du dich ausgeschlafen, leistungsfähig und emotional ausgeglichen fühlst. Der Somnologe Hans-Günter Weeß empfiehlt zur Ermittlung des persönlichen Schlafbedürfnisses einen Urlaub, in dem in der ersten Woche das Schlafdefizit ausgeglichen wird und gegen Ende der zweiten Woche das biologische Schlafbedürfnis zum Vorschein kommt.[55]

Nun mag vielleicht gerade kein Urlaub bei euch anstehen. Dann könnt ihr diese Idee dennoch in den nächsten Urlaub mitnehmen für eine genauere Analyse.

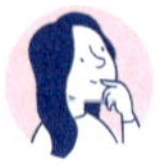

Reflexion: Lerche oder Eule?

Überlegt, wie die Schlafbedürfnisse in eurer Familie verteilt sind: Wer braucht in etwa wie viel Schlaf? Wer ist eher eine Lerche, wer eher eine Eule? Und nach wem richtet ihr eure Aufsteh- und Zubettgehzeiten am ehesten aus? Hält sich vielleicht ein Elternteil trotz Müdigkeit wach, um abends mit dem anderen noch gemütlich auf dem Sofa eine Serie zu schauen und die Paarzeit zu genießen, für die sonst zu wenig Zeit ist?

Ob eine Person zu den Lerchen oder Eulen zu zählen ist, ist in der Regel recht einfach bestimmbar, indem man sich ehrlich selbst fragt.
Alternativ gibt es hier einen Fragebogen zum Chronotyp: https://www.ifado.de/fragebogen-zum-chronotyp-d-meq/

Name	Schlaf-bedarf in h	bevorzugte Schlafzeit	Eule/Lerche/dazwischen

Schlaf in der Kleinfamilie

Wenn wir uns vor Augen führen, was Schlafmangel für Eltern und damit auch für Kinder bedeutet (siehe Seite 55 ff.), bekommt dies noch einmal ein besonderes Gewicht. Der 2018 erschienene Film *Tully* führt uns das Bedürfnis nach geteilter Umsorgung und die Auswirkungen des Schlafmangels deutlich vor Augen: Darin wird die zweifache, von ihrem Mann wenig unterstützte und von den bestehenden Care-Tätigkeiten überforderte Mutter Marlo noch einmal schwanger. Obwohl sie es anfangs nicht wollte, engagiert sie nach kurzer Zeit ein Nacht-Kindermädchen, damit sie sich zumindest nachts ausruhen kann. Dieses kümmert sich jede Nacht hervorragend um Baby und Haushalt. Als Marlo allerdings nachts nach einem Autounfall ins Krankenhaus kommt, da sie beim Fahren eingeschlafen ist, stellt sich heraus, dass es dieses Nacht-Kindermädchen nie gab: Aus der Überlastung heraus hat sich Marlo selbst als junge

Frau zu ihrem Leben dazufantasiert und sich damit noch mehr überlastet bis hin zum fast tragischen Unglück. Auch wenn der Film die Problematik etwas überspitzt, zeigt er den wahren Kern und mögliche Folgen von Schlafmangel und Stress in Familien auf.

Der Mythos der Kleinfamilie als angeblich bester Ort für das Aufwachsen von Kindern und geborgener, schützender Ort für Elternschaft steht aus verschiedenen Gründen seit einigen Jahren auf dem Prüfstand.[56] Eines der Problemfelder ist oft der Schlaf, der durch bestimmte Familienbilder geprägt ist, die uns nicht guttun. Die Psychologin und Schlafforscherin Prof. Dr. Angelika Schlarb betont, dass durch Schlafprobleme des Kindes und damit der Eltern auch die partnerschaftliche Beziehungszufriedenheit sinken kann und dass Beziehungsunzufriedenheit und Paarprobleme wiederum häufig mit einer kindlichen Schlafproblematik assoziiert sind.[57] Die Vorstellung, dass Mütter sich allein besser um ihre Kinder kümmern könnten als andere Personen oder dass der erwerbstätige Elternteil mehr Schlaf brauchen würde als der care-arbeitende Elternteil und deswegen ein Vorrecht auf ungestörten Schlaf hätte (mehr dazu in Teil 2), verstärken die Problemlage noch. Die Forschungsergebnisse der Neurobiologie haben in den vergangenen Jahren eindrücklich gezeigt, dass das Umsorgen des Nachwuchses unabhängig vom Geschlecht und Verwandtschaftsgrad ist und das Sorgeverhalten im Gehirn durch das Sorgen entsteht: »Von besonderer Wichtigkeit ist die Erkenntnis, dass nicht nur werdende Eltern tiefgreifende neurobiologische Veränderungen erleben können, sondern alle anderen, die sich intensiv – unter Einsatz ihrer Zeit und Energie – um Kinder kümmern«, erklärt die Wissenschaftsjournalistin Chelsea Conaboy in ihrem Buch *Mutterhirn*.[58] Wenn wir uns um ein Baby kümmern, verändern sich unser Denken, unsere Aktivitäten, unsere Schlaf- und Essgewohnheiten. Dies ist nicht abhängig davon, dass die umsorgende Person die biologische Mutter ist, sondern davon, dass sich eine Person kümmert. Auch Annika Rösler und Evelyn Höllrigl Tschaikner zeigen in ihrem Buch *Mythos Mutterinstinkt* auf, dass Gebärende durch die Hormonumstellungen in Schwangerschaft und Geburt zwar schon ein »Warm-up« in Bezug auf das Umsorgen haben, es generell aber ein »Training on the Job« sei, das dann stattfindet, wenn sich eine Person bewusst dafür entscheidet, sich zu kümmern.[59] Und das – so führen sie anhand eines Interviews mit Ruth Feldman aus – bezieht sich auch auf das Schlafverhalten: Die israelische Psychologin und Hirnforscherin hat Unterschiede zwischen Vätern und Müttern in der Aktivität des Mandelkerns festgestellt. Der Mandelkern (oder auch Amygdala) ist Teil des limbischen Systems und – wie wir schon gesehen haben – mit für unsere Gefühle verantwortlich, beispielsweise auch für die Analyse von potenziellen Gefahren. Mütter schlafen in der Regel mit einem geöffneten Mandelkern, was bedeutet, dass dieser für die Signale des Babys auch während des Schlafs zugänglich ist. Diese Aktivierung bleibt auch nach der Babyzeit bestehen. Väter hingegen können beruhigt mit einem geschlossenen Mandelkern schlafen, weil sie wissen, dass die Mutter sich kümmern wird. Ist nun aber ein Vater eine Hauptbezugsperson, wird bei diesem der Mandelkern aktiviert.[60] Um also auf die Frage zurückzukommen, ob es normal sei, dass Mütter über so viele Jahre weniger oder schlechter schlafen: Ja, es entspricht aktuell der Norm, aber es muss nicht so sein, da wir nicht biologisch darauf festgelegt sind, dass wir uns allein kümmern müssen oder es besser können.

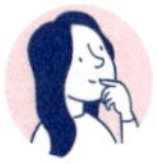

Reflexion: Meine Schlafwünsche

Die Rahmenbedingungen unseres Schlafes sind wichtig für uns und unser Wohlergehen. Viele Eltern und besonders Mütter haben verinnerlicht, dass der Schlaf des Kindes immer vorgehen würde vor dem eigenen Schlaf und beachten ihre eigenen Bedürfnisse in Hinblick auf die Schlafqualität (zu) wenig. Daher halte einen

Moment inne und überlege: Was brauchst du für dich ganz persönlich, um gut schlafen zu können? Wie viel Platz brauchst du? Wie sollte sich deine Schlafunterlage anfühlen? Schläfst du gern bei offenem oder geschlossenem Fenster?

Wenn wir dem Geheimnis des guten Familienschlafs auf den Grund gehen wollen, müssen wir beachten, dass auch hier gilt, dass die Bedürfnisse aller wichtig sind und gesehen werden wollen, damit ein Kompromiss gefunden werden kann. Es ist wichtig, dass wir nachspüren und vielleicht auch erst einmal wieder neu lernen, was wir eigentlich brauchen, damit wir abends sagen können, dass wir es uns so richtig gemütlich machen im Bett und morgens mit einem guten Gefühl aufstehen können.

»Steinzeiteltern«

Wenn wir also genau hinsehen, gibt es viele Hinweise darauf, dass wir Menschen unterschiedlichen Chronotypen angehören, damit wir alle besser und gut schlafen können. Es scheint ziemlich sinnvoll, dass wir nicht alle gleichzeitig aufstehen und schlafen gehen müssen, sondern dass es Varianzen beim Schlafbedürfnis und Schlafverhalten gibt. Dennoch liegt zwischen den Schlafgewohnheiten, die wir als sinnvoll für uns als Menschen ausgebildet haben, und den Rahmenbedingungen unseres aktuellen Lebens für viele ein Mismatch vor. Dies bestätigen auch vergleichende Forschungen mit vorindustriell lebenden Stämmen. Im Jahr 2015 wertete eine Forschergruppe um den Anthropologen Dr. Gandhi Yetish das Schlafverhalten dreier Stämme aus[61]: den Tsimane in Bolivien, den San in Namibia und den Hadza in Tansania. Überraschenderweise zeigten alle drei Stämme nicht nur untereinander ein ähnliches Schlafverhalten, sondern es ähnelte auch unserem eigenen: Sie schliefen durchschnittlich 6,4 Stunden pro Nacht, waren tagsüber aktiv, gingen ein bis drei Stunden nach dem Sonnenuntergang schlafen und wachten etwa eine Stunde vor Sonnenaufgang auf. Kleine Zwischenschläfchen kamen vor. Der Schlaf dieser traditionell lebenden Jäger*innen-Sammler*innen-Gesellschaften ist allerdings beeinflusst durch saisonale Effekte und ist im Winter durchschnittlich etwas länger. Auch genießen diese Kulturen die maximale Lichtintensität am Morgen und nicht am Abend. Auch in weiteren Untersuchungen zeigte sich, dass der Schlaf in vorindustriell lebenden Kulturen keineswegs so viel besser ist als unserer: Die Schlaf*qualität* der oben genannten Hadza ist nach den festgelegten Parametern sogar schlechter als unsere, aber sie bezeichnen ihren Schlaf selbst zu 95 Prozent als angemessen – unabhängig vom Geschlecht. Die großen Unterschiede zwischen unserem und ihrem Schlafverhalten betreffen insbesondere den circadianen Rhythmus, gesteuert von Licht und Temperatur. Das Forscherteam schlussfolgert daraus, dass der große Unterschied daraus entstanden sein kann, dass wir dazu übergegangen sind, in klimatisierten, künstlich verlängerten Lichtperioden zu leben.

Auch wenn wir es geschafft haben, unseren Schlaf flexibel an die jeweils vor Ort herrschenden Anforderungen anzupassen, unterliegt er in seiner eigentlichen Gestalt unseren biologischen Voraussetzungen, und diese Diskrepanz zwischen dem, was wir als Menschen brauchen, und dem, wie wir unsere Umwelt gebaut haben, bereitet uns mit zunehmender Veränderung der Umwelt Probleme.

»Steinzeitbabys«

Die »environmental mismatch theory« findet besonders oft Verwendung in Bezug auf die Bedürfnisse unserer Babys und Kinder. Sie beschreibt, dass unsere seit der Jäger*in-Sammler*in-Gesellschaft kaum veränderte biologische Ausstattung nicht an unsere heutige neokulturelle Ausstattung angepasst ist.[62] Das betrifft aber nicht nur unsere Kinder, sondern auch uns selbst. Die Rahmenbedingungen unseres Zusammenlebens, der Stress unserer Zeit, die vielen parallelen Aufgaben in der Mitte unseres Lebens entsprechen nicht unserer biologischen Ausstattung. Auf Basis dieses Mismatchs können körperliche und psychische Probleme entstehen.

Als Erwachsene verfügen wir über verschiedene Methoden, mit diesem Mismatch umzugehen. Auch wenn wir nicht mehr in Gruppen schlafen, fühlen wir uns sicher, weil wir Türen und Fenster schließen können und in Wohngebieten keine natürlichen Feinde mehr haben. Wir versuchen, unser Bedürfnis nach Miteinander und Verbindung durch Medienkonsum zu überbrücken, der uns das Gefühl von Eingebundenheit gibt – wofür wir manchmal auch unseren Schlaf opfern –, und verfügen als Erwachsene über andere Denkprozesse als Babys und Kleinkinder. Wenn wir Angst haben, überschwemmt uns dieses Gefühl in der Regel nicht so stark wie ein Kind, sondern wir können darüber nachdenken und Problemlösungstechniken anwenden. Da wir körperlich ausgewachsen sind, können wir einen beängstigenden Ort verlassen und Hilfe von anderen in Anspruch nehmen. Wir haben sogar Medikamente entwickelt, mit denen wir die Folgen unseres unpassenden Lebensstils auf unseren Körper und unser Empfinden teilweise auszugleichen versuchen, auch die Probleme des Schlafs.

Unsere Babys und kleinen Kinder verfügen nicht über diese Möglichkeiten und dieses Wissen. Sie sind, wie wir schon gesehen haben, physiologische Frühgeburten. Deswegen sind sie darauf angewiesen, dass wir sie versorgen: Ohne die Fürsorge anderer ist ein Baby nicht überlebensfähig: Es braucht andere, die es nähren, vor Witterungseinflüssen schützen, die empfindsame Babyhaut pflegen, das Baby von den eigenen Ausscheidungen befreien und es vor anderen Gefahren bewahren. Viele Jahre sind Babys und Kinder so auf das Umsorgen durch uns angewiesen, auch nachts. Sie haben nachts Hunger, Verdauung und können nicht abschätzen, ob ihr Schlafort für sie sicher ist. Daher brauchen sie die Nähe anderer Bezugspersonen sowohl am Tag als auch in der Nacht. Nachdem der Mensch sein Fell verloren hatte und sich das Baby nicht mehr aktiv anklammern konnte (wobei der Reflex des Anklammerns geblieben ist), gab es einen Entwicklungsdruck dahingehend, dass Babys etwas tun mussten, damit sie nicht (versehentlich) liegen gelassen wurden. Das Baby verfügt daher über verschiedene Signale und Mechanismen, um andere Personen dazu zu animieren, sich zu kümmern. Prinzipiell lösen bestimmte Signale von Babys bei anderen Menschen ein Sorgeverhalten aus – selbst wenn es nicht unser eigenes Baby ist. Damit aber die eigenen, hilflosen Babys besonders geschützt werden, hat sich das Bindungssystem entwickelt, das eine enge Beziehung herstellt.

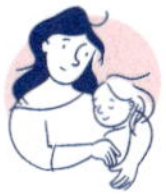

Das Bindungssystem

Das Bindungssystem ist aufseiten des Kindes ein Schutzsystem, das gewährleisten soll, dass sich eine Bezugsperson um das Kind kümmert. Es bildet sich durch ein kompliziertes Zusammenspiel von Verhalten, hormonellen Reaktionen und Veränderungen im Gehirn auf beiden Seiten aus. Bezugsperson und Baby beeinflussen sich gegenseitig: Wenn ein Baby beispielsweise weint, reagieren wir unter anderem durch Hormonausschüttungen darauf. Die Bereitschaft, sich zu kümmern, steigt. Durch das Umsorgen schüttet auch das Baby Hormone aus. Sein Bedürfnis wird erfüllt, es entwickelt Vertrauen in das Umsorgen. Sein Verhalten infolge des gestillten Bedürfnisses gibt der Bezugsperson das Gefühl, selbstwirksam gewesen zu sein und das Kind versorgen zu können. Auch hier werden wieder Hormone ausgeschüttet. Beide speichern in ihren Gehirnen ein positives Empfinden in Verbindung mit der anderen Person ab. Die Art dieser frühen Verbindungen prägt uns und bildet eine Vorlage für spätere Beziehungen. Sie bilden die Grundlage für die Ausbildung von Empathie, Altruismus, Vertrauen und Kooperation.[63]

Wesentlich für den Schutz des Babys ist generell Nähe. Wir Erwachsene profitieren und benötigen Nähe, noch mehr allerdings unsere Babys. Durch die Nähe einer Bezugsperson können alle Bedürfnisse des Babys beachtet werden. Dementsprechend zeigen Babys, bevor sie weinen, in der Regel durch Nahsignale an, was sie gerade jetzt brauchen. Beispielsweise zeigen sie durch Suchbewegungen mit dem Mund, dass sie Hunger haben, das Abwenden und ein starrer Blick zeigen Müdigkeit, unruhiges Zappeln kann auf ein Ausscheidungsbedürfnis hinweisen und ein munterer Blick und Brabbeln auf den Wunsch nach Spiel und Austausch. Sind wir dem Baby nahe, können wir diese kleinen Signale sehen und darauf reagieren. Sind wir weiter weg, nehmen wir das Signal wahrscheinlich nicht wahr und hören erst das Weinen des Kindes. In vielen traditionell lebenden Kulturen befinden sich Babys und Kleinkinder (auch aus Sicherheitsgründen, da am Boden unter anderem gefährliche Insekten und Reptilien leben) nah am Körper. Wenn wir lesen, dass Babys dort weniger schreien, liegt das unter anderem daran, dass auf ihre Nahsignale sehr schnell reagiert werden kann und keine Fernsignale notwendig sind. Gerade nachts ist die Nähe wichtig, weil sie Schutz, Versorgung mit Nahrung und Wärmeregulation bedeutet und weil so schnell auf Signale reagiert werden kann, sodass das Baby nicht erst laut schreien und weinen muss. So wird auch die Co-Regulation nicht unnötig in die Länge gezogen, und auch die erwachsene Person kann schnell wieder einschlafen.

Das Wichtigste in Kürze

Wie wir sehen konnten, ist Schlaf nicht nur eines unserer Grundbedürfnisse, sondern nimmt auf vielfache Weise Einfluss auf die Entwicklung des Menschen, seine Gesundheit, sein Leben und Handeln. Wie wir schlafen, ist individuell unterschiedlich: Manche Menschen werden früher müde, andere später, manche brauchen insgesamt mehr Schlaf, andere weniger. Wie wir schlafen, ist angepasst an die Herausforderungen unseres jeweiligen Alters und Entwicklungsstandes: Dass sich Schlaf im Laufe unseres Lebens verändert, ist eine sinnvolle Entwicklung der Evolution. Nur weil Babys und Kleinkinder so schlafen, wie sie schlafen, schreitet die Gehirnentwicklung sinnvoll voran, und sie lernen, die Welt zu verstehen. Deswegen ist es so wichtig, dass wir den individuellen Schlafbedarf einzelner Familienmitglieder kennen und nicht vom eigenen Bedarf auf den anderer schließen. Unsere gesellschaftlichen Rahmenbedingungen passen allerdings nicht mehr zu unserer biologischen Einstellung: Es liegt ein Mismatch vor zwischen dem, wie wir leben sollten, und dem, wie wir unser Leben gestalten. Das betrifft auch unsere Schlafumgebung und die Schlafmenge, die wir wahrnehmen können, gerade als Eltern und insbesondere im Falle von Mutterschaft. Auch wenn Schlafprobleme in unserer Gesellschaft weitverbreitet sind, sind sie dennoch nicht zwingend notwendig. Gerade für Mütter bedeuten ein oder mehrere Kinder nicht, dass Schlaflosigkeit unumgänglich ist.

Nachdem wir in diesem Kapitel gesehen und verstanden haben, warum Schlaf so wichtig ist und welche Faktoren uns heute Probleme bereiten, wenden wir uns im nächsten Kapitel der Frage zu, warum wir das eigentlich nicht einfach so umsetzen und welche Mythen und welches Mindset uns davon abhalten beziehungsweise was wir tun können, um endlich den Schlaf zu bekommen, den wir brauchen.

TEIL 2

Vom Wissen ins Handeln kommen: dein Schlaf-Mindset aufbauen

Nun könnte es doch eigentlich so einfach sein: Wir wissen jetzt, wie wichtig Schlaf für uns alle ist, warum wir unterschiedlich schlafen und dass das sogar richtig gut so ist. Deshalb könnte das Buch eigentlich an dieser Stelle enden. Leider ist es aber so, dass all dieses theoretische Wissen uns nicht zwangsweise auch die praktische Umsetzung ermöglicht. Denn bei allem Wissen, dass das Baby polyphasisch (also über den Tag verteilt) schläft und wir monophasisch (meist nachts), bleibt dennoch die Frage: Wie vereinen wir das jetzt miteinander? Und auch das Wissen darum, dass Teenager natürlicherweise erst später müde werden und morgens länger brauchen, lässt uns ratlos auf unser Schulsystem blicken, zu dessen Teilnahme die Teenies nun einmal verpflichtet sind. Sogar bei uns selbst ist es ja schließlich so, dass wir zwar wissen, dass wir früher schlafen gehen sollten oder uns zumindest mal einen Powernap gönnen dürfen – und trotzdem schlafen wir abends auf dem Sofa vor laufendem Fernseher ein oder wischen den Boden, statt uns nachmittags mal auszuruhen. Wir müssen also die Lücke schließen zwischen dem »Ich weiß, was ich sollte« und dem »Ich tue auch, was ich sollte«. Aber wie so oft ist das gar nicht so einfach. Schließlich wissen wir auch, dass Zucker ungesund ist oder dass wir täglich mindestens 4000 Schritte gehen sollten.

Um das gute Wissen auch umzusetzen, den Veränderungen im Denken also auch Taten folgen zu lassen, brauchen wir ein passendes Mindset, die konkrete Vorstellung einer Alternative und Beispiele dafür, wie so eine Veränderung überhaupt aussehen kann. Oft haben wir über Jahre bis Jahrzehnte ein ganz falsches Mindset zum Thema Schlaf aufgebaut und ungünstige Gewohnheiten ausgebildet. Viele verinnerlichte Glaubenssätze und Bilder speisen sich aus unserer eigenen Kindheit. Es ist schwer, diese loszulassen, sich vielleicht selbst einzugestehen, dass diese verinnerlichten Denkweisen uns damals keine Hilfe waren und auch heute noch schaden. Diese Vorstellungen loszulassen, neue aufzubauen und zu verinnerlichen – darum geht es in diesem zweiten Teil des Buches.

Dafür wollen wir nun das bestehende Wissen mit euren Möglichkeiten zusammenführen. Wie schon erwähnt, sind die Bedürfnisse von Babys und Kleinkindern das Zahnrad in eurem Schlafsystem, an dem wir am wenigsten manipulieren sollten. Aber auch hier gibt es einige Variablen, die wir verändern können. Denn neben dem feststehenden Schlafbedarf und der Frage danach, ob dein Kind sich noch in der poly-, bi- oder monophasischen Schlafphase befindet, wird das Schlafverhalten auch beeinflusst von Bewegung, Licht, aktuellen Entwicklungsaufgaben, Gesundheit/Krankheit und Ernährung sowie den Bedürfnissen nach Sicherheit und Bindung. Auch die bisherigen Erlebnisse deines Kindes können sich auf den Schlaf auswirken. Wurde es wesentlich vor dem errechneten Geburtstermin geboren und reifte in einem Inkubator nach, waren die Geburtserfahrungen für Baby und/oder Eltern traumatisch, leidet das Baby an einer Krankheit oder hat es eine Behinderung, die sich auf das Schlafverhalten auswirkt? All diese Fragen sind wichtig dafür, damit Eltern ein passgenaues Angebot für dieses Bedürfnis entwickeln können. Zudem gibt es auch noch Umgebungsfaktoren, die teilweise von uns beeinflussbar sind, teilweise aber auch nicht, zum Beispiel die Schlafumgebung und der Wohnort (und wie warm es dort beispielsweise in der Nacht ist). Rahmenbedingungen können wir dann anpassen, wenn wir wirklich davon überzeugt sind, dass das, was wir tun, richtig ist.

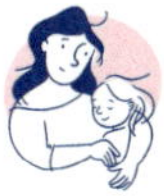

Mindset

Unter Mindset verstehen wir Grundannahmen und Denkweisen, die sich im Laufe des Lebens ausbilden. Es wird geprägt von Erziehungserfahrungen, Kultur und persönlichen Erfahrungen. Diese in uns verankerten Denkweisen beeinflussen unser Empfinden, Denken und Handeln. Dabei ist das Mindset aber nicht statisch, sondern veränderbar. Reflexion und neue Erfahrungen können das Mindset verändern. Dabei fällt es einigen Menschen leichter, Veränderungen anzunehmen, als anderen. Die Psychologin Prof. Carol Dweck unterscheidet zwischen »Fixed Mindset« und »Growth Mindset«. Menschen mit einem Fixed Mindset tun sich schwer mit dem Gedanken, sich zu verändern. Menschen mit einem Growth Mindset gehen Herausforderungen eher an und probieren gern Neues aus. Beide aber können durchaus Neues lernen und Grundannahmen ändern. Für Menschen mit einem Fixed Mindset ist es dabei besonders wichtig, dass sie sich kleine Erfolge bewusst machen. Achte also beim Ändern des Schlafverhaltens darauf, welche positiven Veränderungen es gibt, wann du dich besser fühlst, und führe dir immer wieder vor Augen, dass es vorangeht – auch wenn es nicht von heute auf morgen geschieht.

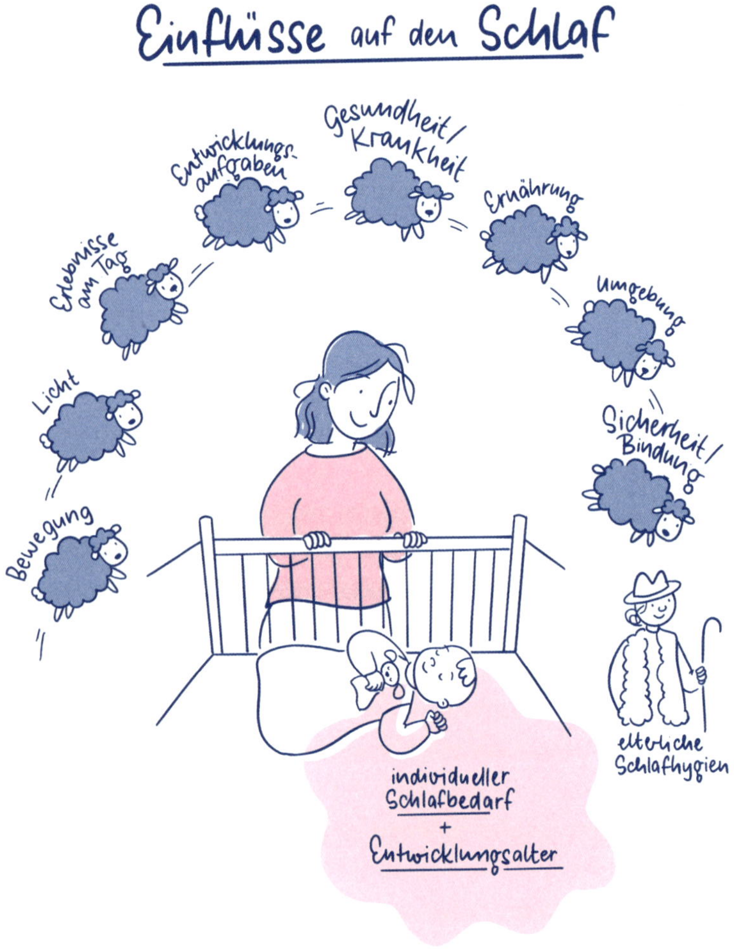
Einflüsse auf den Schlaf
Bewegung
Licht
Erlebnisse am Tag
Entwicklungs-aufgaben
Gesundheit/Krankheit
Ernährung
Umgebung
Sicherheit/Bindung
elterliche Schlafhygiene
individueller Schlafbedarf + Entwicklungsalter

Was dein Kind zum Schlafen braucht

Wenn wir betrachten, wovon ein guter Schlaf alles abhängig ist, wird schnell klar, dass es keine Patentrezepte dafür geben kann. Wenn wir krank sind, brauchen wir oft mehr Schlaf als sonst. Wenn wir einen anstrengenden Urlaubstag hatten, an dem wir wandern waren, schlafen wir vielleicht auch schon um 20 Uhr statt um 22 Uhr ein. Eigentlich ist es oft selbstverständlich, dass wir uns diese Ruhe gönnen, auch wenn uns manchmal das schlechte Gewissen einholt und wir denken, dass wir trotz Krankheit nicht einnicken sollten oder so ein kleiner Fußmarsch uns doch nicht umhauen kann. Schon hier spielt unser Mindset uns manchmal einen Streich: Schlaf ist ein Zeichen von Schwäche! Bei Kindern ist es manchmal noch ausgeprägter: Hier sollte pünktlich zu fester Zeit das Bett aufgesucht und morgens nach Plan aufgewacht werden: Das ist dann gesund! Dabei ist gerade die Baby- und Kleinkindzeit eine Zeit, in der es viele Veränderungen sowohl im Tagesablauf als auch in der Ernährung gibt (gerade auch zu Beginn der Beikostzeit) – mal ganz abgesehen davon, dass diese neue Lebensumgebung völlig anders ist als alles, was das Baby vorher kannte. All das kann sich auf das Schlafverhalten deines Kindes, das sich aus individuellem Schlafbedarf, Schlaftyp und Entwicklungsalter zusammensetzt, auswirken. Nachdem wir die wichtigsten Fakten zum Schlaf im vorangegangenen Kapitel zusammengetragen haben, spüren wir also einmal nach, welche Mythen und Falschannahmen uns den Umgang mit dem Schlafverhalten unserer Kinder so erschweren.

Mindset-Baustein 1
Du verziehst dein Kind nicht durch Einschlafbegleitung und Co-Regulation

Unsere Schlafphasen und ihre Veränderung folgen einem logischen Prinzip, und auch, dass wir in Gemeinschaft schlafen wollen, ist sinnvoll. Trotzdem gibt es in uns die mahnenden Stimmen, die das Eingehen auf dieses für das Baby und Kleinkind normale Schlafbedürfnis infrage stellen. Immer wieder zweifeln wir, ob das, was wir da machen, richtig sei, oder werden von nahen Bezugspersonen verunsichert. Wir hören, dass wir nicht bei jedem Piep aufspringen sollten, dass wir das Kind verwöhnen würden, dass wir uns dadurch kleine Tyrannen erziehen und nie wieder Ruhe und Entspannung genießen würden. Wir bekommen gesagt, dass das Kind lernen müsse, sich selbst zu beruhigen, wenn es nachts aufwacht, weil das so wichtig sei und man damit eben schon früh beginnen müsse. Und wenn wir schon nachgeben, dann nur nach einem festen Zeitplan. Auch in diesem Denken steckt der schon erwähnte prägende Einfluss des Behaviorismus. John B. Watson, einer der Väter des Behaviorismus, erklärte 1928, dass zu viel Sorge die Entwicklung des Kindes verzögern und das Kind auf das Umsorgtwerden konditionieren würde[1] – eine fatale Fehlinformation mit langfristig negativen Auswirkungen.

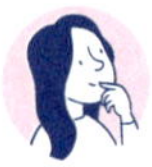

Reflexion: **Angst nachspüren**

Blicken wir einmal etwas tiefer: Welches Gefühl steht hinter den Annahmen von tyrannischen Kindern und dem Verlust von elterlicher Kontrolle? Was spürst du, wenn du über diese Annahmen nachdenkst? Fühl einmal in dich hinein, was genau du empfin-

dest, wenn du solchen Gedanken nachhängst. Wenn du dir vorstellst, dein Kind könnte dich tyrannisieren, du würdest nie wieder in Ruhe schlafen und/oder nie wieder allein/mit Partner*in im Bett: Was empfindest du?

In der Regel finden wir als Gefühl hinter diesem Denken Angst. Angst vor Kontrollverlust ist für uns besonders schwierig, da das Bedürfnis nach Kontrolle und Selbstbestimmung als eines der psychischen Grundbedürfnisse des Menschen betrachtet wird. Wenn wir nicht selbst über unser Leben bestimmen können, verliert es seinen Sinn. Dieses Bedürfnis ist so groß und stark, dass die Gefahr, dass es verletzt werden könnte, sehr an unseren Kräften zehrt. Deswegen bringen uns Menschen, die an dieses Bedürfnis appellieren, auch oft so stark ins Schwanken. Viele Elternratgeber und Warnungen in den Medien appellieren genau an dieses Bedürfnis und spielen mit unserer Angst vor Kontrollverlust. So verleiten sie uns dazu, hart durchzugreifen, nicht nachzugeben. Doch die Angst vor Kontrollverlust ist kein guter Ratgeber in Sachen Kindererziehung. Natürlich ist es wichtig, dass wir sicher und mit einem Plan für uns und unsere Kinder vorangehen. Es ist wichtig, Grenzen zu setzen und Kinder bei Bedarf zu leiten. Dies sollten wir jedoch aus einer gütigen, wohlwollenden inneren Überzeugung tun, die uns einen ressourcenorientierten Blick auf das Kind und sein Handeln ermöglicht. Daraus ergibt sich Aktivität und sichere Führung.

Eine andere Angst, die hier zweifelsfrei oft mit hineinspielt, ist die Angst davor, in den Augen anderer kein guter Elternteil zu sein. Wenn wir in der Gesellschaft in unserer Rolle nicht anerkannt werden, fühlen wir uns ausgeschlossen. Der Ausschluss aus einer Gruppe schmerzt, da er das tief in uns verwurzelte Bindungssystem betrifft. Alles in uns sehnt sich nach Verbundenheit und Zugehörigkeit. Wir schöpfen aus Motivation mehr Anerkennung als aus materieller Belohnung. Haben wir das Gefühl, durch unser Verhalten nicht anerkannt zu werden, macht uns das Angst. Wenn uns Angst leitet, leitet uns Passivität, weil wir uns der Situation unterworfen fühlen. Wir reagieren, statt zu agieren. Gerade in Hinblick auf das Schlafverhalten, aber auch in anderen Bereichen der Co-Regulation und kindlichen Entwicklung, benötigt das Kind unsere sichere Aktivität statt Passivität. Deswegen beschreiten wir hier gemeinsam einen aktiven, positiven Weg, der dein Mindset nach und nach mit positiven Gedanken auffüllt, damit du dein Kind wohlwollend, sicher und positiv beim Schlafen begleiten und notfalls aus einer positiven Haltung heraus lenkend eingreifen kannst.

Von allen Änderungen an unserem Mindset in Bezug auf den Schlaf ist die Abkehr vom Machtkampf und negativen Gedanken der wohl wichtigste Baustein von allen. Er wirkt sich nämlich nicht nur auf das Schlafverhalten aus, sondern auf unser generelles Bild vom Kind und beeinflusst maßgeblich unsere Haltung gegenüber dem Kind über Jahre hinweg. Es lohnt sich also, hier genauer hinzusehen. Blicken wir also auf das, was all diese mahnenden Worte vereint: Es ist der Gedanke, das Kind könne durch zu viel Nähe und Achtung seiner Bedürfnisse verzogen werden. Kann das stimmen? Es ist ja durchaus eine nicht nur in Bezug auf Kinder verbreitete Praxis, dass wir anderen Menschen bloß nicht zu viel Respekt, Achtung und Verständnis entgegenbringen dürfen, weil sich das nachteilig auf ihre Anspruchshaltung und unsere Beziehung auswirken könnte: Immer wieder sind »Argumente« dieser Art beispielsweise als Flirttipps zu lesen. Man dürfe nicht gleich antworten, wenn jemand einem schreiben solle, sondern sollte sich lieber etwas rarmachen. Nur nicht zu viel Aufmerksamkeit! Dahinter steht ein ziemlich verqueres Bild von Beziehung und Bedürfnissen, das sich seit Jahrzehnten in unserer Gesellschaft ausgebreitet hat und sowohl uns Erwachsenen als auch Kindern das Leben schwer macht.

Regulation und Co-Regulation

Betrachten wir noch einmal unser Bedürfnissystem, sehen wir, dass alle Menschen Bedürfnisse haben. Je nach Entwicklungsstand und persönlichen Möglichkeiten können wir diese entweder selbst erfüllen oder brauchen dafür Unterstützung durch andere. Einige Bedürfnisse, wie das Bedürfnis nach Sicherheit, werden als Kollektivbedürfnisse bezeichnet, weil sie ausschließlich durch Gemeinschaft befriedigt werden können.

Reframing
Deine Farbwechselbrille

Affirmation
Ich lasse mich nicht von Angst leiten

Bemerkbar machen sich unsere Bedürfnisse durch Gefühle: Wir erleben einen Mangel und wollen ihn beheben. Das spüren wir zunächst durch ein Gefühl und setzen dieses dann in eine passende Handlung um. Im obigen Beispiel haben wir beispielsweise das Bedürfnis nach Kontrolle unseres Lebens, das wir in Gefahr sehen, wodurch wir Angst verspüren und auf eine bestimmte Weise handeln. Ist der Mangel oder die Gefahr der Bedürfnisbefriedigung behoben, fühlen wir uns gut. Das stärkt entweder unser Vertrauen in uns selbst und unser Gefühl von Selbstwirksamkeit oder das Vertrauen in die Gruppe, die mitgeholfen hat, das Bedürfnis zu befriedigen. Beide Aspekte – Selbstwirksamkeit und Vertrauen in andere – sind wichtige Bereiche unseres Lebens und nehmen enormen Einfluss darauf, wie wir uns selbst und die Welt sehen.

Beide Aspekte sind auch für den Schlaf unserer Kinder wichtig. Es ist durchaus wichtig und richtig, dass das Kind sich auch in Hinblick auf das Einschlafen als selbstwirksam erfahren kann und lernt, sich selbst beruhigen und in den Schlaf finden zu können. Eine der größten Herausforderungen für viele Eltern ist daher der schmale Grat der Entscheidung, ob das Kind die Selbstberuhigung schafft oder ob man schnell eingreifen soll, damit es sich nicht aufregt und aus der Aufregung heraus länger braucht, um einzuschlafen. Es gibt keine pauschale Zeiteinheit für dieses Abwarten. Dies auch deswegen, weil Kinder sich durchaus schon von Anfang an darin unterscheiden, wie schnell sie wie stark reagieren. Während einige Kinder über eine lange Zeit hinweg viele Signale geben, dass sie jetzt wirklich unzufrieden sind, gibt es auch Kinder, die quasi von 0 auf 100 gehen.[2] Es ist daher Teil des individuellen Lernprozesses zwischen Elternteil und Kind, herauszufinden, wie das eigene Kind reagiert. Den Raum für die Option der Selbstberuhigung zu geben, ist durchaus sinnvoll. Rund um den vierten Monat setzen einige Babys Selbstberuhigungsstrategien (self-soothing competence) wie das Saugen an der Hand, Reiben an den Ohren, Brummen oder das Hin- und Herbewegen des Kopfes ein, um sich zu beruhigen. Wenn wir merken, dass unsere Kinder solche Methoden anwenden, sollten wir sie nicht unterbinden, sondern ermöglichen. Zu frühes Eingreifen oder sogar Einschränken dieser Strategien des Kindes entfernt das Baby davon, die Selbstberuhigung anzuwenden und auszubauen. Spüren wir allerdings, dass das Kind zunehmend unruhiger wird, sollten wir schnell eingreifen, damit das Kind Sicherheit durch Zuwendung und Unterstützung in Co-Regulation erhält. Den Raum für Selbstberuhigung zu lassen, meint nicht, dass wir das Baby weinen lassen sollten. Es geht um Beobachtung, das Einlassen und die Unterstützung der Selbstberuhigungskompetenz des Babys.

Aus dem Familienalltag von Anna & Amir

Mayla hat in den ersten Lebensmonaten sehr viel geschrien. Dabei gab es kaum eine Spannbreite zwischen einem Reiz und der Reaktion: Sie war sofort auf 180. Gerade das Einschlafen war eine schwierige Situation. Anna hatte durchaus das Gefühl, dass Mayla müde war, aber der Absprung zum Schlaf gelang einfach nicht. Immer dann, wenn der kleine Körper eigentlich ruhen wollte, wurde er angespann-

ter, und Mayla schrie schließlich laut und durchdringend. Anna trug, wiegte, versuchte zu stillen, aber nichts schien zu helfen, bis Mayla irgendwann vor Erschöpfung einschlief. Das verstärkte allerdings Annas Schuldgefühle, hatte sie doch gelesen, dass es für Babys nicht gut sei, wenn sie sich in den Schlaf schreien. Warum nur konnte sie ihr Kind nicht beruhigen? Glücklicherweise konnte Annas Hebamme ihr schon einmal eine Last von den Schultern nehmen. Sie erklärte ihr, dass Kinder sich nicht allein in den Schlaf schreien sollten, dass aber das Weinen in liebevollen Armen durchaus eine ganz andere Sache wäre, weil das Kind die Nähe der Bezugsperson spüren würde und so sicher sein könnte, dass es nicht allein ist. In der Beratung lernte Anna zusätzlich, wie sie mit der Anspannung des Babys, die sich in den Schreisituationen auf sie übertrug, umgehen konnte – in ihrer Atmung, durch begleitende Töne und Bewegung – und damit auch ihrem Baby Sicherheit und Verständnis vermitteln konnte.

Reflexion: Schnelles und langsames Eingreifen

Weder ein zu schnelles Reagieren noch ein zu langsames (oder gar fehlendes) Reagieren auf das Beruhigungsbedürfnis des Kindes ist hilfreich. Es lohnt sich, einen Blick darauf zu werfen, wo du in Hinblick auf deine Reaktionsfähigkeit stehst und warum das so ist. Springst du schnell auf, wenn dein Kind ein Signal gibt, oder reagierst du eher langsam? Ordne dich auf dem unten stehenden Strahl ein. Überlege zudem, warum du an welcher Stelle stehst. Welche Gefühle entstehen bei dir, wenn dein Kind unruhig wird? Welche Überzeugungen stehen dahinter?

reagiere sehr langsam reagiere schnell

Das Bindungssystem, das in erster Linie ein Schutzsystem für das Kind ist, funktioniert über ein feines, aufeinander abgestimmtes System zwischen Kind und Bezugsperson. Werden Bedürfnisse, die das Kind nicht selbst erfüllen kann, durch die Bindungsperson befriedigt, wird das Vertrauen in diese Person gestärkt. Das Baby lernt: Von dieser Person werde ich sicher umsorgt, wie toll, ich fühle mich sicher und hab sie lieb! Gleichzeitig wird die Bezugsperson durch die Zufriedenheit des Babys belohnt und ihr Gefühl von Selbstwirksamkeit wird gestärkt. Sie lernt: Ich kann mein Baby gut versorgen, es ist glücklich und das durch mich, ich kann dieses Elternsein! Hier ist noch einmal wichtig, darauf zu blicken, ob uns Angst oder Sicherheit leiten: Wenn wir immer nur aus Angst reagieren, statt aus Sicherheit heraus zu begleiten, ist jedes von uns als negativ betrachtete Verhalten des Kindes wieder ein Beweis dafür, dass unsere Kontrolle in Gefahr ist. So fühlen wir uns selbst nie wirklich sicher und dauerhaft selbstwirksam. Deswegen ist es wichtig, dieses negative Denken und Leiten durch Angst dauerhaft zu überwinden.

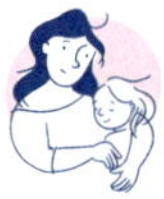

Wenn nachts die Blase drückt

Auch in Bezug auf ihr Ausscheidungsbedürfnis sind Babys auf uns angewiesen. Nicht weil sie nicht selbst ausscheiden könnten, sondern damit sie nicht in ihren Ausscheidungen liegen müssen. Babys senden daher Signale, dass sie ausscheiden müssen. Wenn wir dies wahrnehmen, können wir darauf reagieren und das Baby vor dem Ausscheiden über eine Toilette oder Töpfchen halten. Das wird in vielen Kulturen praktiziert. In Deutschland ist die Methode unter »Elimination Communication« oder »Windelfrei« bekannt (obwohl die meisten Babys hierzulande dennoch

Windeln tragen). Diese Art der Ausscheidungskommunikation unterstützt ebenfalls die Rückkopplung Ich-sende-ein-Signal-du-reagierst-ich-bin-froh-du-bist-froh. Viele Babys wachen auch nachts einmal auf, weil sie ausscheiden müssen, und finden leichter wieder in den Schlaf, wenn dies registriert und unterstützt wird.

Auch wenn das Baby schon viele Kompetenzen zum Schlafen mitbringt, braucht es für den Übergang in den Schlaf oft noch Unterstützung. Schließlich hat es, wie wir im ersten Teil gesehen haben, im Uterus fast durchgehend geschlafen, und dieses Schlafen und Wachen ist ganz neu. Auch dass in den Wachphasen unglaublich viele Eindrücke auf das Baby einströmen, die es vorher noch nicht erlebt hat und die es nun neu aufnimmt und dann im Schlaf verarbeiten muss, ist neu. Das plastische Gehirn nimmt all die neuen Informationen aus der Umgebung auf, um sich nach und nach auf dieses Leben einzustellen. Manche Babys sind dabei reizoffener und können Reize nicht so gut filtern, sind aber sehr lernbegierig und gehen schwerer in den Schlaf über. Damit der Übergang in den Schlaf gelingen kann, braucht es also Hilfe, die sogenannte Co-Regulation: Die Bindungsperson reguliert aktiv die Gefühle des Kindes, wodurch das Bedürfnis nach Schlaf befriedigt werden kann. Die Gefühle, die am Anfang des Lebens auftreten, sind noch nicht so differenziert wie bei uns Erwachsenen. Im Großen und Ganzen unterscheidet das Neugeborene zwischen Behagen und Unbehagen. Dieses Unbehagen tritt ein, weil es müde ist, also ein Bedürfnis nach Schlaf verspürt, aber sich körperlich noch nicht auf den Schlaf einstellen kann. Wir bezeichnen den Umstand der körperlich bedingten Schläfrigkeit, die sich aus dem Regenerationsbedarf des Körpers ergibt, als Schlafdruck.

Aus dem Familienalltag von Anna & Amir

Nach der Geburt reift Luca erst einmal einige Wochen nach, wie die Hebamme es umschreibt. Er schläft sich ins Leben und ist dabei schon jetzt ganz anders als seine große Schwester Mayla. Im Uterus schwamm er im warmen Fruchtwasser, wurde beständig sanft gewiegt, nach Bedarf über die Nabelschnur genährt und hat ständiges Rauschen und Gluckern gehört. Nun ist alles anders. Die Umstellung seines Lebens ist enorm. Anna und Amir versuchen deswegen, die vorgeburtliche Welt, so gut es geht, nachzubilden, um ihm Sicherheit zu geben und die Umstellung zu erleichtern. Je wacher er wird und die Welt um sich entdecken will, desto wichtiger ist es gleichzeitig, dass er auch Sicherheit hat. Nachdem er seine Schwester Mayla, die sich gerne neben ihn ins Bett legt, ihn ansieht und streichelt, genug angesehen hat, wird er müde und dreht sein Gesicht auf die andere Seite. Manchmal gelingt es ihm, von allein einzuschlafen. Manchmal braucht er aber auch Hilfe. Anna erklärt Mayla, dass Luca müde ist, wenn er sich abwendet, und sie ihn dann nicht weiter anspielen soll, damit er einschlafen kann. Schlafsignale zu erkennen, hat sie im ersten Jahr mit Mayla gelernt und wendet dieses Wissen nun auch bei Luca an, der allerdings viel leichter in den Schlaf findet, als Mayla es tat.

Ohne Schlafdruck können wir nicht einschlafen: weder Babys noch Kleinkinder, Schulkinder, Teenies oder wir Erwachsene. Wer jemals neben einem Kleinkind gelegen hat, das einfach nicht müde ist, aber schlafen soll, weiß eigentlich, dass es unmöglich ist, ein nicht müdes Kind dennoch zum Einschlafen zu bringen. Auch hier geht es nicht nur um den psychischen Aspekt, sondern auch um einen körperlichen: Die Schlafbereitschaft entsteht dadurch, dass der wache Körper während der Wachphase immer mehr Adenosin bildet. Dieses Adenosin bindet sich im Gehirn an bestimmte Rezeptoren, die die Aktivität der Nerven hemmen. So kommt es auch, dass unsere Leistungsfähigkeit und unsere kognitiven Fähigkeiten bei Müdigkeit immer mehr abnehmen, bis wir eben einschlafen. Wir werden müde durch das Wachsein, durch Aktivität. Das betrachten wir gleich noch einmal genauer, wenn wir uns ansehen, dass sich der ganze Tag deines Kindes auf seinen Schlaf auswirkt. Jetzt aber ist es schon einmal wichtig, festzuhalten: Ohne Müdigkeit helfen die besten Brücken in den Schlaf, die schönsten Rituale und die achtsamste Co-Regulation nichts.

Die Fähigkeit der Selbstregulation ist nicht nur am Anfang des Lebens schwierig. Auch Kleinkinder und Kinder im Vorschulalter haben manchmal noch ähnliche Probleme der Regulation wie Schreibabys. Die Sozialpädagogin und Leiterin der Schreibabyambulanz Berlin-Mitte Paula Diederichs erklärt hierzu: »Die Kinder in diesem Alter haben eine etwas andere Symptomatik. Sie sind unruhig, nörgelig, können Schlafprobleme haben und sind scheinbar nicht zufriedenzustellen. […] Der Versuch, diese Kinder sich austoben zu lassen, damit sie danach müde sind, wird erfolglos bleiben. Im Gegenteil. Eher toben sie immer wilder und verletzen sich am Ende. Sie werden nörgelig, hören aber nicht auf, sich zu bewegen. Eine selbstregulierte Ruhepause gibt es kaum oder nur äußerst kurz. Dann geht es sofort weiter.«[3] Hier können verschiedene Ursachen zusammenkommen, die dazu führen, dass Kinder auch in diesem Alter noch erhebliche Probleme der Regulation haben. In diesen Familien unterstützt Paula Diederichs Eltern und Kinder gleichermaßen, wobei Körperarbeit und Massagen ein wichtiger Baustein der therapeutischen Arbeit sind. Gerade Massagen können hilfreiche Begleiter auf dem Weg der Beruhigung sein. Bei einigen Kindern ist das Massieren der Ohren ein Teil ihrer Selbstregulation. Bei Babys und Kleinkindern, denen die Entspannung noch schwerfällt, kann die Massage durch einen Elternteil eine hilfreiche Unterstützung zur Beruhigung und Entspannung sein.

Gerade Klein- und Vorschulkinder, die am Abend nicht »einfach« ruhiger werden, brauchen die Unterstützung ihrer Bezugspersonen, um sich langsam zu beruhigen. Dieses »langsam« ist bei einigen Kindern tatsächlich bedeutend: Sie brauchen einen aufeinander aufbauenden Beruhigungsprozess, bei dem nach und nach ab dem Spätnachmittag immer mehr Hektik aus dem Alltag herausgenommen wird und alles ruhiger, entspannter und verbindender wird. Das ist nicht immer einfach mit unserem Alltag zu kombinieren, gerade wenn Kinder erst nachmittags aus der außerfamiliären Betreuung abgeholt werden, man selbst noch bis eben mit Erwerbsarbeit beschäftigt war und eigentlich noch einkaufen und x andere Dinge machen muss. Hier braucht es manchmal pragmatische Lösungen, um das Kind, das nun nach der Betreuung, die oft ein hohes Maß an Kooperation erfordert – also Anspannung bedeutet –, in die Entspannung zu bringen.

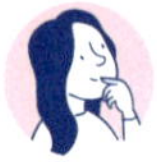

Reflexion: Entspannung und Anspannung

Gehe euren Tagesablauf durch und schreib in eine Tabelle, was ihr macht. Du kannst dabei ins Detail gehen und Tagesordnungspunkte zerlegen: Beispielsweise kann das Zubereiten des Frühstücks Anspannung sein, das Essen dann wieder Entspannung. Eine Tabelle für dich, eine für deine Kinder. Wo findet Entspannung, wo findet Anspannung statt? Habt ihr eine Balance, wechselt sich beides über den Tag hinweg ab, oder überwiegt etwas?

Tätigkeit	Anspannung	Entspannung
Aufstehen		
Frühstück machen		
Frühstück essen		
...		

Wenn wir noch weiterdenken, ist die Selbstberuhigung nicht nur für Babys und Kinder mitunter schwierig, sondern auch für Teenagerkinder. Auch sie haben manchmal Schwierigkeiten, vom Tag abzuschalten, und auch sie brauchen vielleicht Unterstützung, damit dies möglich ist. Ihre Fähigkeit zur Beruhigung am Abend mag vielleicht behindert sein durch Streit in der Peergroup, Liebeskummer, Sorgen um die nächste Klausur. Auch der abendliche Medienkonsum kann für sie emotional aufwühlend sein, wie der Schlafforscher Dr. Weeß auf Seite 146 ff. im Interview erklärt. Auch uns Erwachsene hält das Grübeln vom Einschlafen ab. Was wir an dieser Stelle tun können, ist, auch hier Co-Regulation zu ermöglichen. Natürlich können wir unsere Teenager*innen nicht mehr ins Tragetuch stecken und mit ihnen durch die Nacht laufen, bis sie eingeschlafen sind. Aber wir können ihnen die Möglichkeit geben, dass sie ihre Probleme loslassen können und wir als Bezugspersonen für sie da sind, damit sie ihre Belastungen loslassen können und wir ihnen vielleicht sogar mit Ideen oder Impulsen dabei helfen, Lösungen zu finden, wodurch sie weniger vom Schlaf abgehalten werden. Auch bei einigen Teenies ist die Massage eine schöne Idee, um Entspannung zu ermöglichen. Gerade jene, die schon in der Baby- und Kleinkindzeit mit der beruhigenden und entspannenden Möglichkeit achtsamer Berührungen in Kontakt gekommen sind, lassen sich gern auch später noch auf entspannende Massagen ein – nicht mehr wie in der Babyzeit, aber vielleicht in Form einer entspannenden Fußmassage auf dem Sofa, die helfen kann, sich zu beruhigen, und die manchmal auch das Tor zum gemeinsamen Austausch über das, was gerade belastet, öffnet.

Wir sehen also: Natürlich ist die Selbstregulation von Empfindungen ein wichtiger Baustein. Dieser entsteht aber bei unseren Kindern nicht einfach so, sondern durch unsere Co-Regulation. Zwar reift das Nervensystem über die Zeit aus, und das Kind lernt, wie die Welt um es herum funktioniert, aber es braucht auf diesem Weg Bezugspersonen, die ihm beibringen, wie man sich beispielsweise beruhigen kann, wie man Stress und Aufregung herunterfährt und vor allem auch: wann man andere Bezugspersonen braucht, um sich zu regulieren. Das Erlernen von Regulation meint nämlich nicht, dass wir alles allein können, sondern dass wir wissen, wie wir uns selbst gut regulieren oder ob wir Hilfe von anderen brauchen.

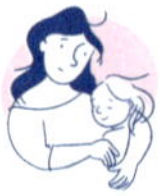

Schlaflerntrainings und Co-Regulation

Ich möchte in diesem Buch den Trainings wie »Jedes Kind kann schlafen lernen« keinen unnötigen Raum geben, weil jede zusätzliche Aufmerksamkeit die Theorien dazu bestehen lässt, die eigentlich aus unserem kollektiven Gedächtnis verbannt gehören. Im Zusammenhang mit der Bedeutung der Co-Regulation ist jedoch wichtig, darauf hinzuweisen, warum diese Trainings nicht empfehlenswert sind – ganz abgesehen davon, dass sie Stress erzeugen, das Stresshormon Cortisol im Körper des alleingelassenen Babys ansteigt und das Baby aus reiner Erschöpfung statt aus Regulation einschläft. Das Baby oder Kleinkind lernt nicht, dass es manchmal von enormer Bedeutung ist, dass wir Dinge nicht allein regulieren, sondern Hilfe und Unterstützung brauchen. Damit nehmen wir dem Kind schon sehr früh eine ganz wichtige Strategie unseres menschlichen Zusammenlebens: das Vertrauen in andere, in die soziale Gruppe. Das Gefühl von Geborgenheit, das wir verinnerlichen, wenn wir wissen: Egal was ist, ich kann mich damit an meine*n Mutter/Vater/Freund*in wenden. Dieses wichtige Gefühl, das uns durch das Leben trägt und uns sagt: Du musst nicht mit allem allein klarkommen, du darfst dir

Hilfe holen, und sie ist in deinen nahen Bezugspersonen immer da. Wir müssen nicht *Un*abhängigkeit lehren, sondern Abhängigkeit verstehen.

Co-Regulation funktioniert nur durch eigene Entspannung

Damit ein Kind entspannen kann, gerade nach einer aufregenden Phase, braucht es also lange Zeit eine andere Person, die dabei hilft. Natürlich kann eine solche Hilfe nur dann funktionieren, wenn die helfende Person selbst entspannt ist. Wir kennen das beispielsweise von der Massage: Wenn wir von einer angespannten Person massiert werden, ist das kein schönes, beruhigendes Ereignis. Wenn uns eine angespannte Person umarmt, fühlen wir nicht wohlige Geborgenheit. Wenn wir abends neben einem Menschen im Bett liegen, der angespannt ist, werden wir uns wahrscheinlich zu ihm drehen und fragen: »Hey, was ist los, du bist ja ganz angespannt!« Unsere Kinder können das noch nicht. Sie haben dafür noch keine Worte, aber sie spüren unsere Anspannung und bringen das mit Gefahr in Verbindung; ihr Sicherheitssystem wird aktiv. So können sich Kinder nicht entspannen. Da die Entspannung jedoch eine wichtige Voraussetzung dafür ist, überhaupt in den Schlaf finden zu können, ist eine Co-Regulation durch einen angespannten Elternteil nahezu unmöglich. Deswegen ist es nicht nur wichtig, die Phasen von Ent- und Anspannung deines Kindes zu betrachten, sondern auch deine eigenen (siehe Reflexion Seite 106). Es ist immer auch wichtig für dich, dass du genügend Entspannungsphasen über den Tag verteilt hast, aber gerade in Bezug auf die Co-Regulation deines Kindes hat dies eine immense Bedeutung. Wahrscheinlich ist es dir auch schon einmal tagsüber aufgefallen, wie schwer es ist, ein weinendes Kind zu beruhigen, dem vielleicht auf der Straße das Eis heruntergefallen ist und das nun aus Enttäuschung und Wut weint. Wenn du nun zusätzlich angespannt bist durch all die Blicke der Passanten, die auf euch ruhen, fällt es dir schwer, dich ganz auf dein Kind einzulassen. Co-Regulation setzt die Ruhe der regulierenden Person voraus. Manchmal hilft es, die anderen Menschen auszublenden, indem man sich vorstellt, eine eigene schützende Blase um sich und das Kind aufzubauen: Nur ihr beide seid hier, lass dich ganz auf dein Kind ein. Ähnlich wichtig ist es nun auch am Abend, dass du deine Regulationsfunktion übernehmen kannst. Dafür musst du Dinge loslassen, die dich körperlich oder mental anspannen.

Tipps zur Einstimmung auf Co-Regulation

- Aus dem Kopf aufs Papier: Trage den Mental Load nicht immer in deinem Kopf mit dir herum, sondern schreibe möglichst viele To-dos tagsüber direkt auf. Nutze einen Kalender oder ein kleines Notizbuch als Zweigstelle deines Gehirns. Nimm dir abends fünf Minuten, um dir Dinge aufzuschreiben, die aus dem Kopf müssen: Was morgen erledigt werden soll, wen du anrufen willst etc.
- Du merkst, dass du körperlich unausgelastet bist? Nimm dir noch einmal fünf Minuten für eine kurze körperliche Übung, um deine Anspannung loszulassen.
- Vermeide vor dem Zubettbringen emotionale Aufregung: Schau nicht den Tratsch in deiner Messenger-Gruppe vor dem Bettgehritual an, führe keine anstrengenden Telefonate mit Familienmitgliedern, nutze nicht Social Media, wenn du weißt, dass du dich wieder aufregen wirst, weil du das öfter tust.
- Überlege, was auch dir Entspannung und Wohlbefinden bei der Einschlafbegleitung schenkt: Vielleicht musst du dich bequemer hinlegen können? Ein beruhigendes Licht? Vielleicht tut es dir auch gut, über In-Ear-Kopfhörer ein schönes Hörbuch zu hören oder eigene Entspannungsübungen zu machen, wenn dein Kind schon eingeschlafen ist, du aber noch einen

Moment liegen bleiben musst, bis es im Tiefschlaf ist? Gerade die Kombination einer notwendigen Tätigkeit (Einschlafbegleitung) mit einer Lieblingsbeschäftigung (schönes Hörbuch hören) kann nach und nach dazu führen, dass wir uns sogar auf die Einschlafbegleitung freuen.[4]

- Es macht wirklich einen großen Unterschied, wie wir selbst Situationen bewerten: Wenn wir ohnehin genervt sind von der Einschlafbegleitung, fällt es uns schwer, ruhig zu bleiben. Versuche deswegen, dir die Situation schön zu machen und auch für dich selbst sprachlich und gedanklich anders zu framen: Das ist jetzt auch eine Entspannungszeit für mich, ich nutze sie für meine eigene Balance, um danach wieder ausgeruht etwas anderes machen zu können.
- An manchen Tagen helfen das beste Framing und die beste Vorbereitung nichts: Vielleicht hattest du einen anstrengenden Erwerbs- und/oder Care-Arbeitstag. Vielleicht hast du etwas richtig Doofes erlebt. Vielleicht hast du Schmerzen und/oder deine Menstruation hat gerade eingesetzt. Heute ist kein Tag, an dem du dich gut beruhigen kann. Deswegen: Vielleicht kann heute jemand anders übernehmen. Oder du kannst dir selbst sagen, dass du nicht zu hohe Erwartungen hast und es heute vielleicht einfach länger braucht.

Komm zur Ruhe

Brücken in den Schlaf

Wir sehen also: Kindern dazu zu verhelfen, in den Schlaf zu finden, ist keinesfalls schädlich, sondern eigentlich ganz normal und notwendig. Es gibt bei der Unterstützung des Übergangs in den Schlaf die nachahmenden Brücken, die dem Baby deswegen Sicherheit geben, weil sie bestimmte Rahmenbedingungen nachahmen, die das Kind aus dem Uterus kennt: Rhythmus, Wiegen/Tragen, Geräusche, Umhüllung, Nähe, Körperkontakt, Saugen. Auch das Stillen, das zwar keine Angewohnheit der intrauterinen Zeit ist, ist diesen Brücken nahe. Sie alle vermitteln eine Sicherheit und sind nahezu ohne Hilfsmittel verfügbar. Wir kennen diese Brücken, diese beruhigenden Rituale und führen sie nahezu reflexhaft aus: Das müde Baby liegt in unseren Armen, wir wiegen es langsam hin und her oder auch sanft auf und ab. Wir kennen das beruhigende Geräusch, das über unsere Lippen kommt, wenn ein Baby oder Kleinkind in unseren Armen weint und dessen lang gezogenes sch-sch-sch ein wenig dem Rauschen des Blutes in unserem Körper ähneln mag. Und während das Baby gewiegt in unserem Arm liegt, begleitet von sanften Sch-Lauten, hat es vielleicht den Kopf an unseren Oberkörper geschmiegt und hört zusätzlich unseren Herzschlag. Wir nehmen dem Baby die Ängste durch Vertrautheit, und zusammen mit dem individuellen Schlafbedürfnis und einem aufgebauten Schlafdruck kann das Baby in den Schlaf hinübergleiten.

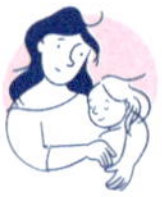

Wiegen, Schaukeln, Schaukelstühle

Das Wiegen ist eine ganz besondere Tätigkeit von uns Menschen – über unser ganzes Leben hinweg. Vielleicht hast du auch schon einmal Jugendliche gesehen, die noch auf dem Spielplatz auf Schaukeln sitzen, obwohl sie doch eigentlich schon viel zu alt sind für diesen Kinderort. Oder du hast dich schon einmal gefragt, warum Schaukelstühle eigentlich so beliebt sind, gerade bei älteren Menschen. Und wie kommt es, dass bei Menschen mit Behinderungen öfter Schaukelbewegungen (Jaktation) zu sehen sind? Das Schaukeln beruhigt, wirkt sogar auf Depressionen und Angststörungen und schenkt uns ein Gefühl des Wohlbefindens. Die Ursache dafür ist unser Gleichgewichtsorgan im Innenohr: Hier werden durch die Bewegungen der Flüssigkeit in unserem Gleichgewichtsorgan die Haarzellen bewegt, was uns ein Gefühl der Sicherheit über unsere Position im Raum ermöglicht. Gleichzeitig wirkt sich diese Information auch auf unsere Hirnströme aus und entspannt unsere Muskulatur.[5]

Neben diesen uns eigenen Brücken in den Schlaf hat die Menschheit auch Brücken erfunden, die uns die »Arbeit« der Beruhigung erleichtern sollen, aber letztlich manchmal zu einem Problem werden, weil ihr Nutzen sich mit der Zeit umkehrt und zu einer Belastung wird, oder weil sie uns in Routinen zwingen, die wir eigentlich nicht mehr wünschen. Das sanft säuselnde sch-sch-sch wird durch einen laufenden Föhn oder das weiße Rauschen einer App ersetzt. Das Wiegen in den Armen durch stundenlanges Wippen auf dem Gymnastikball, die nächtliche Fahrt im Auto, das Wiegen in der Federwiege oder beständiges Tragen im Tuch. Das Saugen an der Brust oder der Babyhand wird durch den Sauger ersetzt. All diese Ersatz-Brücken haben aus Sicht der Eltern durchaus ihre Berechtigung und entstehen oft aus einer Not heraus, aber wir sollten im Blick behalten, dass Brücken in den Schlaf nicht nur für Kinder gut, sondern auch für Eltern machbar sein sollten. (Dabei sollten wir auch Themen wie Stromverbrauch und Abgaserzeugung nicht ganz aus den Augen verlieren.)

Aus dem Familienalltag von Anna & Amir

Luca ist in vielen Dingen ganz anders als Mayla, das sehen und spüren Anna und Amir schon bald nach der Geburt. Er schläft auch anders als Mayla. Abends setzt sich Anna dennoch aus Gewohnheit mit Luca auf den Gymnastikball, auf dem sie viele Stunden des ersten Babyjahrs mit Mayla verbracht hat. Sie wippt ihn in den Schlaf. Wenn er tagsüber nicht gleich nach dem Stillen einschläft, tut sie das ebenfalls. Ein bisschen schwingt die Sorge in ihr, dass sich doch wieder ein problematisches Schlaf- oder Schreiverhalten entwickeln könnte. So verbringt sie wieder viel Zeit auf dem Ball. Nach einigen Monaten hat Anna starke Nackenschmerzen und ist sehr verspannt. Auch ist es schwer, Luca abzulegen, wenn er eingeschlafen ist. Amir massiert ihr den Nacken, kauft Wärmepflaster, aber irgendwann sagt er, er findet, dass sie nicht Annas Rückenschmerzen behandeln sollten, sondern lieber Lucas Einschlafgewohnheiten, weil das so einfach nicht weitergehen würde und er sich Sorgen um Anna macht. Annas Freundin Thea empfiehlt den beiden eine Schlafberatung. Das hat ihr geholfen, einfachere Abläufe am Abend zu finden, um Max ins Bett zu bringen und ein eigenes Ritual auszubilden, das sie lange nicht hatten. Bei der Online-Beratung erfahren Anna und Amir, dass Luca das Wippen auf dem Ball als Brücke in den Schlaf erlernt hat. Für ihn ist diese Brücke angenehm. Wenn sie aber eine Belastung für die Eltern wird, sollte eine andere Brücke gewählt werden, die möglichst wenig Aufwand bedeutet, an möglichst vielen Orten durchführbar ist und für die Eltern angenehm ist.

Eine Brücke in den Schlaf ist so lange hilfreich, wie ihre Vorteile für Kind *und* anwendende Person überwiegen. In den ersten Wochen und Monaten brauchen Babys in der Regel noch keine speziell ausgedachten Brücken oder Routinen. Sie schlafen sich in die Welt, wie wir gesehen haben. Dabei können sie unterstützt werden, indem wir sie langsam ankommen lassen – durch möglichst viele Ähnlichkeiten zu ihrem vorherigen Erfahrungsraum: einen Pucksack, in dem die Beinchen sich berühren können, aber eine Begrenzung für die Beine besteht; Körperkontakt zum Einschlafen; keine Vermeidung von normalen Geräuschen, sondern ein angenehmer Geräuschpegel. Selbst die Muttermilch erinnert das Neugeborene an die Zeit im Uterus, da ihr Geruch dem des Fruchtwassers ähnelt.[6] Je nachdem, welcher Mensch da zu uns gekommen ist, braucht es vielleicht an der ein oder anderen Stelle etwas mehr oder weniger: Vielleicht reicht ein Strampelsack nicht aus, sondern das Baby möchte zum Einschlafen lieber enger von einem leichten Mulltuch umhüllt werden (nach dem Einschlafen sollte ein solcher Puck dann gleich gelöst werden; auf keinen Fall sollten Babys gepuckt schlafen), vielleicht braucht es anfangs auch viel mehr Nähe und lässt sich noch gar nicht ablegen: All das ist okay. Hier kommt gerade ein neuer Mensch im Leben an. Gib ihm Zeit dafür und auch dir und der restlichen Familie, um diesen neuen Menschen kennenzulernen und zu verstehen. Das Wochenbett dauert acht Wochen und ist eine Zeit des körperlichen und psychischen Ankommens im neuen Leben – für alle Beteiligten.

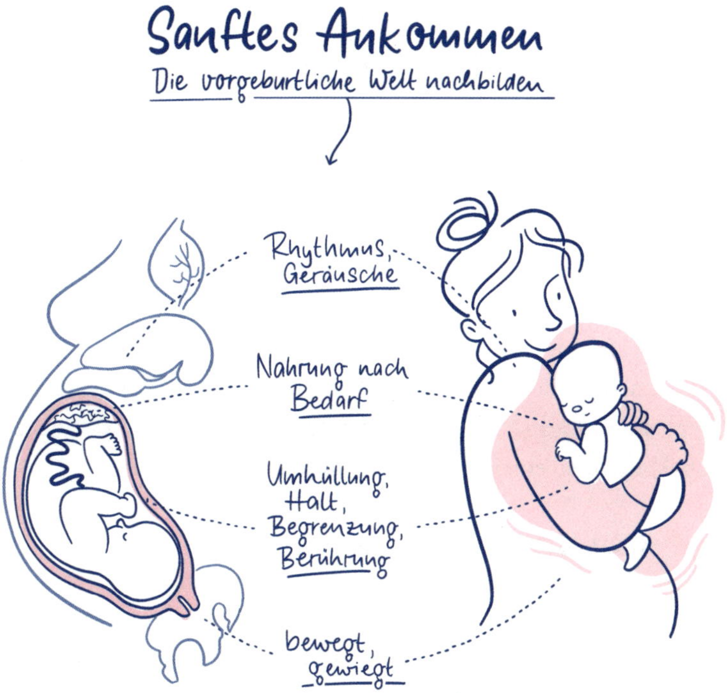

Die Nachahmung der vorgeburtlichen Welt kann Sicherheit geben, beruhigen und co-regulieren.

Wenn eine Brücke in den Schlaf zur Belastung wird oder gar nicht mehr als Brücke funktioniert, sondern man nur ewig darauf hofft, dass nun endlich der Schlaf kommt, kann man sich die Situation noch einmal gut anschauen: Wenn sich der Schlafbedarf durch die Entwicklung verändert, verändert sich auch der Schlafdruck, und das Kind schläft trotz der schönen Brücke nicht mehr so schnell ein, weil es eben noch nicht müde ist. Wenn die Brücke zum Problem wird, muss sie also verändert werden. Das ist häufig der Fall bei unangenehmen Einschlafritualen, wenn das Baby oder Kleinkind zum Einschlafen an den Haaren zieht, an der Brustwarze dreht oder an der Haut zupft (mehr dazu in Teil 3). Aber auch eine körperliche Belastung kann eine Brücke zur Last werden lassen, wie bei Luca und Anna. Eine Änderung der Brücke in den Schlaf ist für das Kind zunächst kein freudiges Ereignis. Es versteht schließlich kognitiv noch nicht, warum es etwas nicht mehr tun soll und dass seine lieb gewordene Gewohnheit für andere vielleicht nicht so angenehm ist. Auch Erklärungen helfen hier nicht weiter, weil das Baby oder Kleinkind sie noch nicht wirklich verstehen kann. Für die Bezugspersonen steht hier eine der großen Herausforderungen des Elternseins an: das Aushalten der Gefühle des Kindes. Für die psychische Entwicklung des Kindes ist die Veränderung einer Schlafbrücke kein schädigendes Ereignis, auch wenn das Kind dabei weint, solange die Bezugspersonen es sicher, respektvoll und unterstützend dabei begleiten, eine neue Einschlafbrücke zu erlernen.

Aus dem Familienalltag von Anna & Amir

Der Wechsel der Einschlafbrücke war für Anna, Amir und Luca eine Herausforderung: denn Luca weinte. Das war für Anna sehr belastend, weil das Weinen seit Maylas Schreibabyzeit für sie schwer zu ertragen war. Sie überlegten kurz, ob sie die Schlafbegleitung ganz wechseln sollten und Amir Luca in den Schlaf begleitet, während sich Anna um Mayla kümmert. Freunde von Anna und Amir haben nach der Geburt des zweiten Kindes genau dies gemacht: Die Mutter hat wie immer das erste Kind ins Bett gebracht, während der Vater sich abends um das Baby gekümmert hat, mit ihm spazieren gegangen ist und es dann schlafend neben sich auf das Sofa gelegt hat, solange er selbst wach war. Das hat dort gut funktioniert. Anna und Amir entscheiden jedoch mit der Schlafberaterin, dass sie versuchen wollen, dass Anna Luca im Bett zum Einschlafen bringt. Sie gehen dabei stufenweise vor: Wenn Luca müde wird und satt ist, nimmt Anna ihn liegend auf den Arm und läuft etwas im Zimmer auf und ab, dabei wiegt sie ihn leicht, sein Kopf liegt auf ihrer Herzhöhe. Sie macht leise Sch-Geräusche. Diese Umstellung gelingt leichter als gedacht. Als nächsten Schritt versucht Anna, sich und Luca ins Bett zu legen, auch wenn Luca noch nicht ganz eingeschlafen ist. Das funktioniert zunächst nicht so gut. Anna steht ab und zu wieder auf, wenn Luca unruhig wird, legt sich dann mit ihm ins Bett, den Arm so um ihn gelegt, dass ihr rechter Arm seine rechte Körperseite berührt und sie ihn auch dort ganz sanft schaukeln kann, während sie Sch-Laute von sich gibt. Etwas mehr als eine Woche muss sie immer mal wieder aufstehen, dann nimmt Luca das Liegen im Bett an. Vielleicht auch, weil Anna zusätzlich einen Beruhigungssauger oder das Stillen anbietet. Sie haben die Umstellung auf eine neue Einschlafsituation geschafft.

Die Begleitung des Einschlafens ist dabei jedoch nur *ein* Punkt, wie viele Eltern wissen. Denn ein anderes Problem der Schlafbrücken tut sich oft auf, wenn das Kind nachts wieder wach wird. Manchmal wird behauptet, dass die Einschlafbrücke nur einfach genug sein müsste, damit Durchschlafbrücken erfolgreich sein können: Natürlich ist es hilfreich, wenn Schlafbrücken so einfach wie nur möglich sind, damit Eltern sie leicht anwenden können und selbst schnell wieder in den Schlaf finden. Ein Garant für das nächtliche Durchschlafen für alle Beteiligten ist eine einfache Einschlafbrücke dennoch nicht. Gerade Babys wachen nämlich nicht nur aufgrund der Wechsel der Schlafphasen auf und finden dann schnell wieder in den Schlaf, weil sie sich sicher fühlen können, sondern sie müssen erst einen Sicherheitscheck machen, brauchen vielleicht Nähe oder haben Hunger. Betrachten wir deswegen Baustein 2 unseres Mindsets: das Sicherheitsempfinden.

Mindset-Baustein 2
Was für dich sicher ist, bedeutet nicht gleich Sicherheit für dein Kind

Neben dem Schlafdruck ist für alle Menschen für das Einschlafen wichtig, dass sie sich auch entspannen können. Wenn wir Erwachsenen grübeln, wenn unsere Jugendlichen angespannt sind wegen der Klassenarbeit am nächsten Tag, dann fällt es schwer, zu entspannen und einzuschlafen. Auch das Sicherheitsempfinden ist für Entspannung wichtig. Das wissen alle Menschen, die schon einmal frei campen waren: Wenn es um uns herum raschelt, bellt oder zischt, dann ist es schwer, sich zu entspannen. Baby, Klein- und Vorschulkinder sind aber nicht nur besorgt wegen wilder Tiere, sondern sie sorgen sich um ihre generelle Sicherheit. Zwar können keine wilden Tiere mehr in unsere sicheren Häuser vordringen – was das Baby und Kleinkind allerdings nicht weiß –, aber Babys haben anfangs noch Schwierigkeiten mit der Wärmeregulation und benötigen auch nachts Nahrung, damit das wachsende Gehirn und der Körper ausreichend versorgt werden. Es ist deswegen durchaus sinnvoll, dass sie in unserer Nähe schlafen wollen, denn diese Nähe verspricht alles, was sie brauchen und aus der vorgeburtlichen Zeit kennen, als sie rund um die Uhr genährt wurden, in stabiler Temperatur im Uterus weich, umhüllt und gewiegt lagen.

Im ersten Teil des Buches haben wir erfahren, dass Babys nach dem Einschlafen zunächst in den REM-Schlaf versinken, der für ihre Gehirnentwicklung wichtig ist und der *gleichzeitig* ein oberflächlicher Schlaf ist, der dafür sorgt, dass das einschlafende Baby eben nicht an einem unsicheren Ort liegen gelassen wird oder in irgendeiner anderen Gefahr wie beispielsweise Wärmeverlust schwebt. Das hat die Evolution wieder einmal sehr schlau entwickelt. Allerdings wird es zum Nachteil für Eltern, die das Baby ablegen wollen: Wer ein frisch eingeschlafenes Baby ablegen möchte, erfährt oft, dass das nicht funktioniert: Es wacht wieder auf, fordert Nähe ein. So kann sich ein für alle Beteiligten anstrengender Kreislauf entwickeln, denn das Baby möchte ja auch nicht aufwachen, sondern jetzt schlafen, um sich zu regenerieren und Lernerfahrungen zu verarbeiten. Ein Baby kann daher meistens frühestens dann abgelegt oder kurz alleingelassen werden, wenn es sich in der Tiefschlafphase befindet, das ist etwa nach 20 Minuten der Fall, am besten ist es aber am Kind selbst abzulesen, ob es schon tief schläft. Wer es nun einfach so auf den Rücken legen möchte, erfährt aber wahrscheinlich auch, dass es wieder aufwacht, weil das abrupte Ablegen auf den Rücken den Anklammer-Reflex (Moro-Reflex) auslösen kann. Besser ist es, das Baby zunächst mit den Füßen die Unterlage berühren zu lassen, es dann sanft seitlich auf eine angewärmte Unterlage gleiten zu lassen und es dann langsam auf den Rücken zu rollen.

Wenn wir das Baby oder Kleinkind nun also an einem wirklich guten Ort schlafend zurücklassen und es ganz normal in Stadium W wieder erwacht, macht es einen Sicherheitscheck: Je jünger und nicht mobil beziehungsweise im Dunklen nicht ausreichend orientiert es ist, um selbst zu den Bezugspersonen zu laufen, wird es nach Sicherheit rufen: nach einer nahen Bindungsperson. Nun beginnt für viele Eltern eine Art Abend-Jogging zwischen dem Kind im Bett und der eigenen abendlichen Beschäftigung. Auf Dauer ist das für den Elternteil, der das Kind beruhigt, ziemlich frustrierend. Erst wenn die Eltern ins Bett gehen und beständig in der Nähe sind, entspannt sich die Situation. Hier sehen wir einen der bedeutsamen gesellschaftlichen Punkte in Zusammenhang mit unserem Mindset, der den Familienschlaf so schwierig macht: Wir legen das Baby oder Kleinkind in ein extra Zimmer, weil es dort wahrscheinlich reizarm und unter guten Bedingungen einschlafen kann, und denken, dass das für das Kind ideal sein müsste. Dann kehren wir zu unserer erwachsenen Beschäftigung in ein anderes Zimmer zurück, weil wir tagsüber kaum Zeit für Erholung/Partnerschaft/Hobbys hatten. Das Bedürfnis des Kindes und das der Eltern kollidiert durch schlechte Rahmenbedingungen für Elternschaft.

Aus dem Familienalltag von Anna & Amir

*Annas Freundin Thea war schon zur Geburt ihres Sohnes Max alleinerziehend. Sie hat Max nicht gestillt und er konnte nicht mit bei ihr im Bett schlafen, dafür in einem Kinderbett direkt neben ihrem. Der Alltag als alleinerziehende Mutter eines Babys war am Anfang sehr anstrengend, als Thea noch nicht genügend Unterstützung hatte und sich sehr unter Druck fühlte, alles richtig machen zu müssen. Sie hat sich abends sehnlichst Zeit gewünscht, um nur etwas für sich zu tun, aber das Einschlafen und nächtliche Beruhigen waren eine große Herausforderung für sie. Irgendwann hat sie begonnen, es pragmatischer anzugehen: Sie hat Max so lange bei sich schlafen lassen, bis sie selbst schlafen gegangen ist. Manchmal lag er auf einer Decke neben dem Sofa, während sie mit Kopfhörern bei ihm liegend einen Film gesehen hat. Oder sie hat im Bett neben Max ein Buch gelesen und ihn später rüber gelegt in sein Bett, bevor sie einschlief. Wenn sie abends manchmal Besuch von Freund*innen bekommen hat, lag Max ebenfalls daneben. Natürlich hatte sie auch Glück, dass Max nicht wie Mayla so viel geschrien hat, sondern recht entspannt war, solange er in der Nähe von Thea sein konnte. Während einige Babys »ein siche-*

res Nest«[7], also einen immer gleichen und sicheren Schlafplatz brauchen, war das bei Max nicht notwendig. Als Max etwa sechs Monate alt war, begann sein Vater, regelmäßig einmal in der Woche abends vorbeizukommen, damit sie ein paar Stunden allein raus oder mal ins Kino gehen konnte. Auch damit hatte sie im Vergleich zu anderen alleinerziehenden Freundinnen Glück, obwohl die Diskussionen bis zu diesem Punkt sehr anstrengend waren und sie mehr Engagement von Max' Vater stark einfordern musste. Mittlerweile haben Max und sie abends ein festes Ritual zum Einschlafen.

Reflexion: **Ist da jemand?**

Als Erwachsene wissen wir, dass das Baby an einem wunderbar sicheren Ort zu Bett gebracht wird, wir auf die Raumtemperatur und Kleidung achten, vielleicht sogar ein Babyphone haben, damit wir schnell wieder beim Kind sind, wenn es unruhig wird. Dein Kind aber weiß das nicht. Damit du sein Empfinden beim Aufwachen ein wenig verstehst, stell dir folgendes Szenario vor: Du bist mit einer vertrauten Person zum Campen in den Urlaub gefahren. Ihr habt ein tolles Zelt, das gegen Moskitos und Ameisen schützt. Du liegst gemütlich in einem Schlafsack auf einer Isomatte und schläfst ein. Auf einmal wirst du wach. Hast du gerade ein Geräusch gehört? Du bist dir nicht sicher. Es ist dunkel. Du streckst deinen Arm aus zum anderen Schlafsack, aber da liegt niemand mehr. Wirst du dich umdrehen und beruhigt einschlafen? Oder wirst du dich aufsetzen und den Namen der anderen Person flüstern?

Wenn wir dem Abend-Jogging entgehen wollen, können wir noch einmal den Schlafdruck des Kindes betrachten (vielleicht braucht das Kind weniger Schlaf oder die Schlafzeiten haben sich verschoben), die Brücken in den Schlaf und eben unsere Rahmenbedingungen. Das Bedürfnis nach Nähe ist durchaus unterschiedlich: Während einige Kinder schon früher selbstständig einschlafen und es ihnen als Sicherheit reicht, wenn sie die Familiengeräusche nebenan hören, ein Schnuffeltuch haben und am Beruhigungssauger nuckeln, brauchen andere viel länger die aktive Nähe der Bezugspersonen. Manchmal reicht es, wenn sich die Bezugsperson einige Wochen lang immer abends dazulegt und dann wieder damit beginnt, abends in ein anderes Zimmer zu gehen. Manchmal braucht das Kind aber auch über Monate die Nähe, damit es nicht ständig wieder ruft. In letzterem Fall hilft oft nur, es sich gemütlich zu machen beim Kind: Gute Bücher oder Hörbücher auszuwählen, sich das Hobby wie Häkeln, Fotobearbeitung oder Zeichnen mit ins Bett zu holen.

Ein Schutzumhang für dein Kind

Die Frage nach Sicherheit stellt sich allerdings nicht nur in der frühen Kindheit, sondern bleibt in gewisser Weise ein Leben lang bestehen. In der Regel geht es dann nicht mehr um tatsächliche Gefahren (wie die Gefahr vor Überwärmung/Unterkühlung beim Säugling) oder erdachte Gefahren (wie Angst vor Monstern und wilden Tieren unter dem Bett bei Kleinkindern, siehe Teil 3), sondern es geht um emotionale Sicherheit. Diesen Aspekt haben wir oft weniger im Blick, aber er ist für unsere größeren Kinder und Teenager*innen in Hinblick auf den Schlaf von großer Bedeutung. Wenn wir uns emotional unsicher fühlen, kann das zu Problemen mit dem Einschlafen führen. Emotionale Unsicherheit kommt in unserem Leben immer mal wieder vor, weil das Leben auch Herausforderungen und beängstigende oder traurige Lebensereignisse mit sich bringt.

Aus dem Familienalltag von Anna & Amir

Kurz nach Maylas viertem Geburtstag ist ihr sehr geliebter Großvater verstorben. Das war eine schwierige Zeit für die ganze Familie, weil auch Maylas Eltern und ihre Großmutter unter dem Abschied litten. Anfangs war Anna und Amir gar nicht so bewusst, dass Mayla trauert, weil sie die Trauer nicht direkt angesprochen hat und nicht wirklich traurig wirkte. Dann aber fing Mayla an, wieder schlecht einzuschlafen. Sie lag im Bett und wollte noch eine und noch eine Geschichte hören. Sie war müde, aber schlief nicht ein. Sie begann, nach dem Tod zu fragen, was dann passiert und was mit Opa jetzt genau sei? Wie sich das anfühlen würde mit dem Sterben? Für Anna und Amir, die selber gerade im Trauerprozess steckten, war es eine Herausforderung, die Fragen ihrer Tochter zu beantworten. Es gelang ihnen aber, Raum für die eigene Trauer zu finden und auch Maylas Fragen zu beantworten, Kinderbücher dazu anzusehen. Im Kindergarten wurde das Thema aufgegriffen und einfühlsam darüber gesprochen. Maylas Einschlafprobleme legten sich nach und nach wieder.

Tod von Familienangehörigen oder Haustieren, die Eingewöhnung in den Kindergarten, die Einschulung, Streit mit Freund*innen, Mobbing, Schulstress – es gibt viele Ursachen, die zu emotionaler Unsicherheit führen können, die es Kindern und Jugendlichen schwerer macht, abends in den Schlaf zu finden. Es ist wichtig, dass sie ihre Bezugspersonen als Ansprechpartner*innen haben und dass Eltern bei Schlafproblemen auch den emotionalen Erfahrungsraum des Kindes mit in den Blick nehmen.

Co-Sleeping, Bed-Sharing und anderes

Es gibt viele Möglichkeiten, dem Sicherheitsbedürfnis, das gerade am Anfang mit dem Nähebedürfnis zusammenhängt, nachzukommen. Im ersten Teil dieses Buches haben wir ja bereits einen Blick darauf geworfen, dass das Schlafen in der Nähe anderer Menschen eine sinnvolle evolutionäre Entwicklung war, die auch heute noch an vielen Orten praktiziert wird, auch unter Erwachsenen. Laut Nadia Durrani und Brian Fagan, die als Archäologen gemeinsam das Buch *Was im Bett geschah* geschrieben haben, wird das gemeinsame Schlafen in Japan als *soine* bezeichnet, was besonders in Familien mit kleinen Kindern verbreitet ist, wobei es auch um das Gefühl von Sicherheit (*anshinkan*) geht. »Soine liegt eine Vorstellung von gegenseitiger Abhängigkeit zugrunde, die über Bett und Futon hinausreicht«, erklären sie.[8] Ein Miteinander-Einswerden, das auch dann nachklingt, wenn alle wach sind.

Unsere modernen Bezeichnungen für das Schlafen der Kinder in der Nähe der Eltern sind Co-Sleeping und Bed-Sharing. Wie es der englische Name Bed-Sharing schon zeigt, geht es bei dieser Variante darum, dass das Kind im gleichen Bett schläft wie die Eltern oder – bei einer anderen Variante – mit einem oder mehreren Geschwisterkindern. Dieses Schlafen bei den Eltern hat den Vorteil, dass das Kind beim Wachwerden sofort das Sicherheitsbedürfnis abhaken kann, da es die Nähe spürt. Durch die Nähe kann schnell auf das Bedürfnis des Babys eingegangen werden mit der entsprechenden Brücke in den Schlaf, mit Füttern oder der Unterstützung beim Ausscheiden. Eltern und Kind können dann schneller wieder in den Schlaf finden. Auch wenn Eltern das Bed-Sharing zunächst nicht geplant haben, entwickelt es sich dennoch oft aus den Situationen heraus: Das Baby hat zwar eigentlich ein eigenes Bett, wird dann aber doch nach dem x-ten Aufstehen mit ins Bett genommen, weil es so einfacher erscheint. Oder das Klein-, Vorschul- oder Schulkind kommt eben doch nachts einfach rüber ins Elternbett, wenn es schlecht geschlafen hat. Eine Untersuchung aus dem Jahr 2006, an dem der bekannte Kinderarzt Dr. Remo Largo beteiligt war, konnte zeigen, dass nur 10 Prozent der untersuchten Eltern ihren Kindern von Geburt an erlaubten, im Elternbett zu schlafen, und dennoch fast die Hälfte der Kinder im Alter von zwei bis sieben

Jahren mindestens einmal pro Woche ins Elternbett kamen.[9] Dieses aus der Situation eingeführte Bed-Sharing hat allerdings den Nachteil, dass die Betten oft nicht für die Anzahl an Personen ausgelegt sind, die dann tatsächlich darin schlafen. Das kann zu einem Sicherheitsrisiko für das Baby werden (siehe SIDS, Seite 135 f.) und zu einem Schlafqualitätsverlust bei den Erwachsenen führen, die durch den Platzmangel mal eine Hand im Gesicht haben und mal einen Fuß in die Seite gestoßen bekommen oder frierend erwachen, weil wieder jemand die Bettdecke weggezogen hat. Kein Wunder, dass einige Schlafforscher*innen dem Familienbett gegenüber kritisch eingestellt sind, wenn die schlechten Rahmenbedingungen zu weniger Schlaf oder geringerer Schlafqualität führen. Für das japanische soine wird daher auch der Futon empfohlen: Er bietet ausreichend Platz, wenn das Kind größer wird, und kann bei weiterem Familienzuwachs unkompliziert vergrößert werden.[10]

Wer dem Kleinkind dann genervt nachts das Bett überlässt und sich zu einem anderen Schlafort zurückzieht, stellt vielleicht irgendwann fest, dass das Kind auch dorthin hinterhergekommen ist, weil es eben nicht allein sein möchte. Es ist durchaus sinnvoll, wenn das Schlafthema möglichst früh aufgegriffen wird, damit die passenden räumlichen Rahmenbedingungen dafür geschaffen werden können. Natürlich leidet deine Schlafqualität unter einem zu engen Bett. Ist deswegen Bed-Sharing schlecht? Nein. Eltern sollten möglichst früh ein ausreichend breites Bett für Bed-Sharing oder nächtliche Schlafbesuche kaufen oder selbst bauen oder zumindest ein Beistellbett ranstellen, da, wie die oben genannte Studie zeigt, viele Kinder auf jeden Fall ins elterliche Bett kommen werden.

Auch das Bed-Sharing von Geschwisterkindern im Kleinkind- oder Vorschulalter entwickelt sich oft über die Zeit, manchmal auch nur für einen begrenzten Zeitraum. Babys sollten nicht neben älteren Geschwisterkindern liegen, um die Gefahr des Überdeckens des Babys zu verhindern. Neugeborene Zwillinge hingegen werden auch in Krankenhäusern oft beieinander liegen gelassen, damit sie sich aneinanderkuscheln können, wie sie es schon im Uterus getan haben. Die meisten Erwachsenen kennen für Geschwister Doppelstockbetten, wenn ein Zimmer geteilt wird. Natürlich können Kinder aber auch nebeneinander oder in einem gemeinsamen Bett schlafen, wenn das für alle in Ordnung ist. Auch hier ist ausreichend Platz notwendig. Zwar können Geschwister sich gegenseitig Nähe schenken, aber dies bedeutet nicht, dass nachts nicht ein oder auch mehrere Kinder dennoch Schutz und Geborgenheit bei den Eltern suchen. Auch wenn Geschwister füreinander Bindungspersonen sind, rangieren Eltern hierzulande dennoch oft höher in der Bindungshierarchie und werden bei Angst, Albträumen oder nächtlichen Schmerzen aufgesucht.[11]

Beim Co-Sleeping schlafen die beteiligten Personen nicht zwangsweise in einem Bett, sondern in räumlicher Nähe zueinander. Statt direkt im Elternbett mit zu schlafen, schläft das Baby in einem Babybay am Bett der Eltern, das Kleinkind in einem Kinderbett neben dem Elternbett. Auch hier wirkt der Vorteil der Nähe auf das Kind, das sich durch die Nähe sicher fühlen kann, als auch auf die Eltern, die beim Erwachen des Kindes schneller reagieren und das Kind wieder in den Schlaf begleiten können, wodurch sie selbst auch schneller in den Schlaf zurückfinden. Es gibt durchaus Daten, die zeigen, dass Kinder, die mit Co-Sleeping aufwachsen, erst später allein einschlafen als getrennt schlafende Kinder und auch später als andere Kinder durchschlafen. Gleichzeitig stellte eine Studie fest, dass früh mit Co-Sleeping beginnende Kinder selbstständiger waren (z. B. in Bezug auf das selbstständige Anziehen), eine größere soziale Unabhängigkeit aufwiesen (beispielsweise in Bezug darauf, allein Freundschaften zu schließen) und dass die Mütter dieser Kinder die Autonomie ihrer Kinder sehr unterstützten.[12] Der Anthropologe und Gründer des »Mother-Baby Behavioral Sleep Laboratory« der University of Notre Dame Dr. James McKenna hat sich umfassend mit dem Thema des Co-Sleepings beschäftigt und hält in einem seiner Artikel passend dazu fest: »Bei sicherer und freiwilliger Anwendung ist das Nebeneinanderschlafen von Müttern und Säuglingen (Co-Schlafen) möglicherweise ideal für die Förderung des Stillens und gesunder sozialer Beziehungen zwischen Familienmitgliedern. Wo gemeinsames Schlafen und Stillen zusammen in einer Nichtraucherumgebung stattfinden, können sowohl Mutter als auch Kind physiologische Vorteile aus der Regelung ziehen.«[13] Es ist eine höchst individuelle Entscheidung, für welches Schlafarrangement sich Eltern schließlich entscheiden. Wichtig ist nur: Wenn Co-Sleeping und/oder Bed-Sharing, dann sicher (SIDS-Prävention) und mit ausreichend Platz für alle, um eine möglichst gute Schafqualität zu ermöglichen.

Das erste eigene Bett

Doch ab wann ziehen Kinder aus dem gemeinsamen Bett wieder aus? Wie die Untersuchung von Dr. Remo Largo zeigt, ist es völlig normal, dass Kinder noch lange zu ihren Eltern ins Bett kommen. Dennoch ist es auch so, dass Kinder irgendwann ihrem Bedürfnis nach Autonomie nachkommen und – sofern vorhanden – ein eigenes Bett nutzen wollen. Wann genau das stattfindet, ist höchst verschieden und hängt vom Kind ab, den Schlafmöglichkeiten und auch der Unterstützung durch die Bezugspersonen. Eltern können ihr Kind durchaus dazu ermutigen, den eigenen Schlafort auszuprobieren. Wichtig ist es, diesen als schönen Ort der Ruhe und Entspannung in den Gedanken des Kindes zu etablieren und niemals als Ort der Strafe. Auch sollte der Auszug aus dem Familienbett nicht als Verlust thematisiert werden (»Es ist jetzt leider Zeit, dass du langsam aus unserem Bett ausziehst«). Wie wir etwas formulieren und anbieten, ist gerade in der Erziehung immer wieder bedeutsam. So auch beim Auszug aus dem Familienbett: Das Kind sollte bestärkt werden, wie schön es ist, im eigenen Bett zu schlafen und es sich dort richtig gemütlich machen zu können, genau so, wie es das haben will. Ein ganz eigener Ort zum Entspannen. Natürlich ist es dabei wichtig, dass die Eltern auch selbst davon überzeugt sind. Unsere Kinder spüren, wenn wir etwas anpreisen und dennoch nicht daran glauben. Wenn Eltern merken, dass sie Schwierigkeiten damit haben, das Kind selbst loszulassen und an einem anderen Ort schlafen zu lassen, lohnt sich ein Blick auf die eigenen Beweggründe.

Reflexion: Auszug aus dem Familienbett

Kinder reagieren sehr empfindsam auf unsere eigenen Einstellungen und Haltungen. Auch hier ist wieder das Bindungssystem der Antrieb: Unsere Kinder wollen uns gefallen, wollen, dass wir sie lieben und umsorgen, und passen sich deswegen auf vielfache Weise unseren Bedürfnissen und Erwartungen an. Wenn Kinder auch im späten Grundschulalter im Familienbett bleiben und keine Anzeichen zeigen, ausziehen zu wollen, kann sich auch ein Blick auf die eigene Einstellung lohnen. Nicht immer, aber manchmal sind es Ängste und Lösungsprobleme der Eltern, die einen Auszug behindern können. Frag dich deswegen: Wie geht es mir mit der Vorstellung, dass mein Kind aus dem Familienbett auszieht? Habe ich Angst? Brauche ich selbst die Nähe meines Kindes, um mich sicher und gebraucht zu fühlen? Überlege, woher eigene Trennungsängste kommen können und wie du ihnen begegnen kannst.

Generell gibt es kein Alter, bis wann Kinder aus dem Familienbett ausgezogen sein müssen. Selbst bei Teenager*innen kann es vorkommen, dass sie mal wieder Nähe auftanken wollen, wenn sie vielleicht gerade in einer Krise wie dem ersten großen Liebeskummer stecken. Wir alle wissen, wie gut es sich anfühlt, in schweren Zeiten gehalten zu werden und sich anlehnen zu können. Wenn unsere großen Kinder den dringenden Wunsch nach Nähe haben, sollten wir uns bemühen, die Gefühle dazu zu verstehen und gemeinsam nach Lösungen zu suchen.

Damit das eigene Bett zu einem Ort des Wohlbefindens, der Ruhe und Entspannung wird, lohnt es sich, auch das Kind dazu zu befragen, was genau es denn braucht, damit es sich sicher und geborgen fühlt. Das kann von Kind zu Kind verschieden sein. Der Fragebogen für dein Kind auf Seite 130 f. kann auch heruntergeladen und ausgedruckt werden (siehe »Hinweise zum Online-Material«, Seite 275).

Vielleicht ist es am Anfang noch eine Herausforderung für das Kind, weil es sich eben dort – trotz aller schönen Vorbereitung – noch nicht sicher genug fühlt oder weniger sicher als im Familienbett. Hier kann zunächst eine Einschlafbegleitung stattfinden mit einem Ritual der Wahl. Wenn der neue Schlafort als sicherer Schlafort akzeptiert wird, kann die Einschlafbegleitung langsam verringert werden. Dabei bietet es sich an, das Sicherheitsgefühl immer wieder zu bestätigen. Nach dem abendlichen Vorlesen kann beispielsweise erklärt werden, dass man nun die Waschmaschine ausräumen würde und danach wieder hereinschaut. Schläft das Kind dann noch nicht, wird es in seinem Sicherheitsgefühl dadurch bestätigt, dass der Elternteil wie versprochen vorbeikommt. Nach dieser Bestätigung kann, wenn das möglich ist, noch einmal einer Tätigkeit nachgegangen werden mit der Ankündigung, danach wieder beim Kind vorbeizusehen. Außerdem kann man dem Kind versichern, vor dem eigenen Schlafengehen auf jeden Fall noch einmal vorbeizukommen.

Was brauchst du?

1 Was machst du gerne vor dem Schlafengehen?

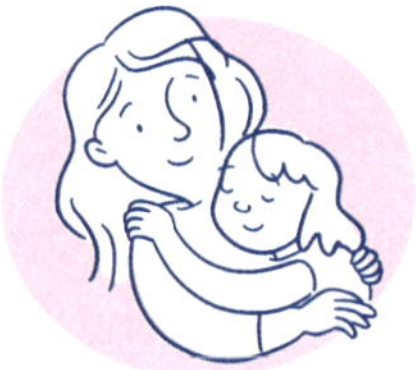

☐ kuscheln

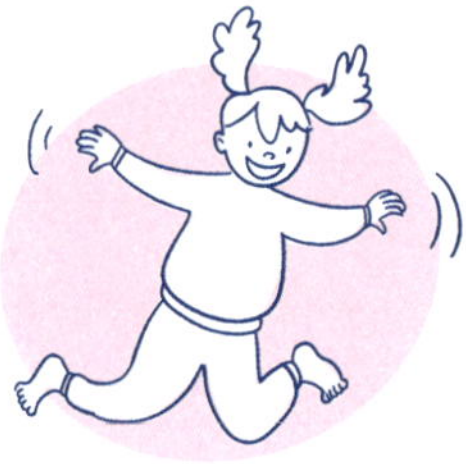

☐ toben

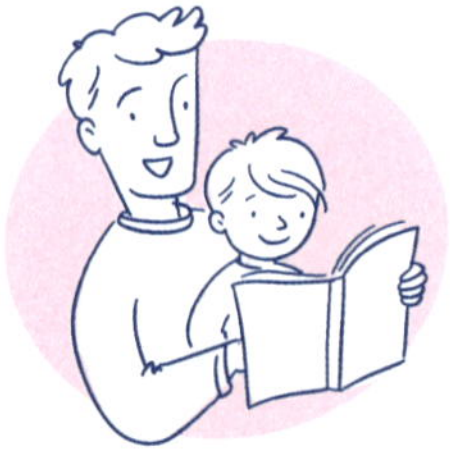

☐ lesen / vorlesen

☐ Was anderes

2 Wo schläfst du gerne ein?

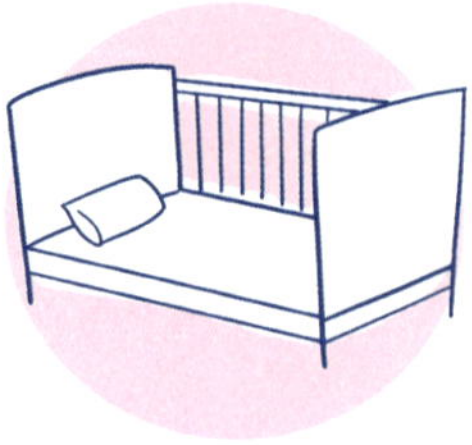

☐ im eigenen Bett

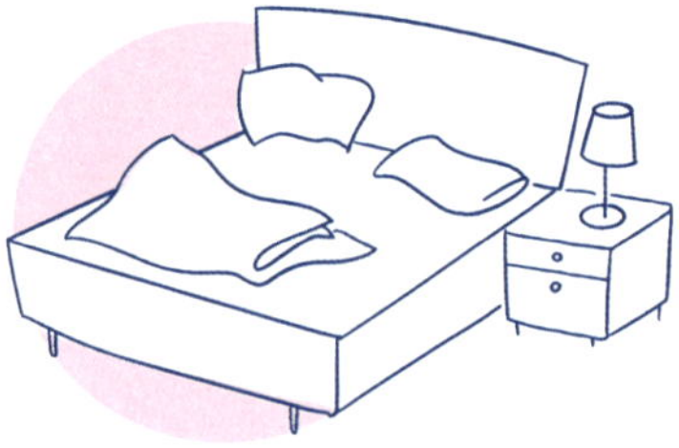

☐ im Elternbett

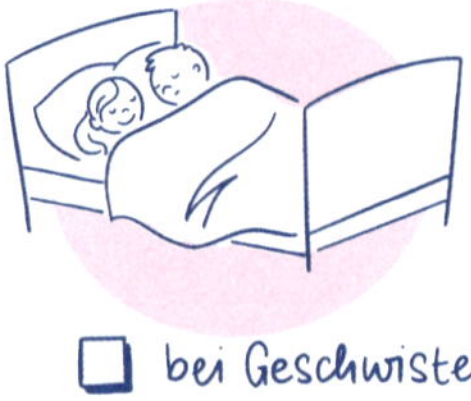

☐ bei Geschwistern

☐ Woanders

3 Was gibt dir abends & nachts ein gutes Gefühl?

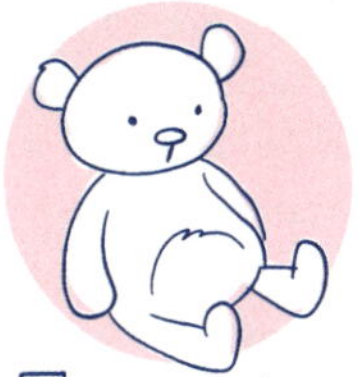

☐ Kuscheltiere

☐ Nachtlicht

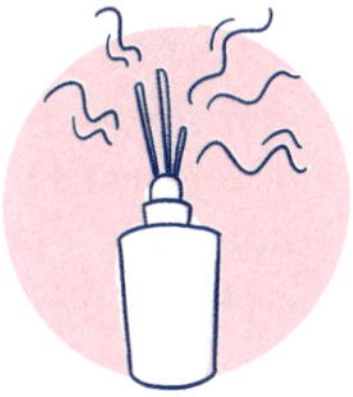

☐ Guter Duft

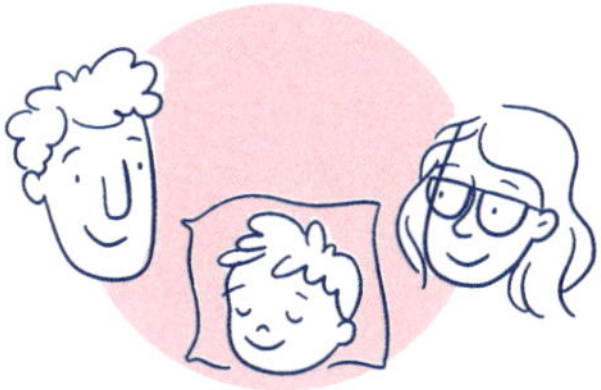

☐ Mama/Papa in Nähe

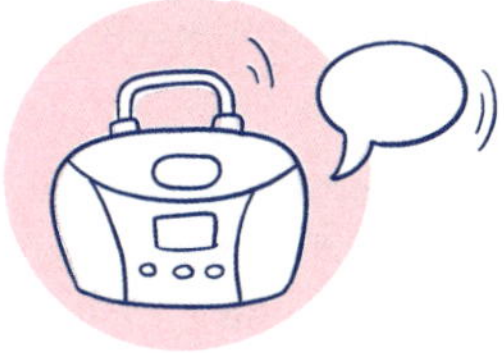

☐ Hörspiel

☐ Was anderes

4 Was brauchst du zum Aufwachen?

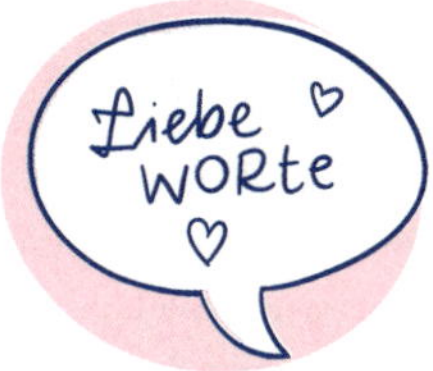

☐ Liebe Worte

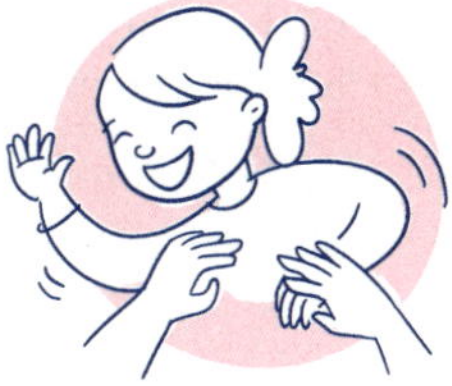

☐ kitzeln

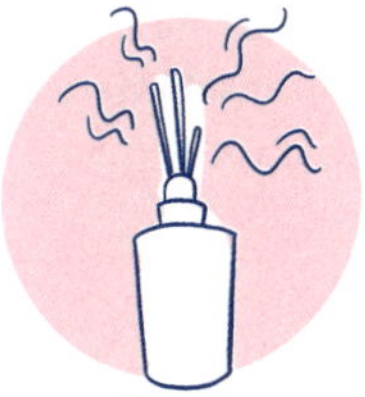

☐ Guter Duft

☐ Was anderes

Ritual	
Routinen	Vielen Eltern ist nicht bewusst, dass die immer wieder ablaufenden Routinen am Abend auch schon ein Ritual sind. Das Kind merkt sich Abläufe und weiß »Nach diesem kommt jenes«, »nach x werde ich ins Bett getragen«. Routinen geben gerade Babys und Kleinkindern ein Gefühl von Sicherheit.
Massage	Eine Massage kann in jedem Alter ein schönes Abendritual sein, da sie beruhigt und entspannt. Dabei geht es gar nicht darum, dass ganz bestimmte Handgriffe ausgeführt werden müssen, sondern um liebevolle, respektvolle körperliche Zuwendung. Bei Babys oft abends in Kombination mit Pflegetätigkeiten, bei Kleinkindern als kleine Streichelgeschichte, bei der der Rücken beispielsweise eine zu belegende Pizza ist, bei größeren Kindern als Fußmassage, vielleicht auch mit einem ätherischen Öl als duftender, entspannender Zusatz.
Fantasiereise/ Kindermeditation	Fantasiereisen und Mediationen sind schöne Anregungen zur Entspannung, da sie auf kindgerechte Weise zu einer entspannenden Atmung und zur Entspannung der Muskulatur anregen.
Vorlesen	Schon Kleinkinder genießen es, abends ein Bilderbuch anzusehen. Dieses Ritual kann sich bis in die Grundschulzeit hineinziehen. Dabei lohnt es sich, spezielle Bücher zum Einschlafen auszuwählen, die das Kind nicht mehr aufregen, sondern entspannen.
Vorsingen	Auch Kinderlieder sind ein schönes Abendritual. Dies auch, weil Musik Ängste lindern kann und Entspannung schafft. Achte hierbei aber auf die Liederauswahl: Viele ältere Kinderlieder können Kinder auch ängstigen.
Hörspiele	Wenn Kinder der Vorlesezeit entwachsen sind, hören viele Kinder gern Hörspiele zum Einschlafen. Auch hier sollte darauf geachtet werden, dass es ruhige Themen sind, die nicht weiter aufregen.

Aus dem Familienalltag von Anna & Amir

Thea bringt den fünfjährigen Max weiterhin jeden Abend ins Bett. Sie haben ein eigenes kleines Ritual entwickelt: Max sagt jeden Abend, wo er sich die Zähne putzen lassen will. Das war eine Zeitlang nämlich ein schwieriges Thema, bis Thea bei einer Schlafberatung erfahren hat, dass mehr Beteiligung und Auswahl vielleicht helfen könnten. Deswegen wird manchmal auf dem Küchentisch geputzt und manchmal auf dem Sofa. Aus dem Bad trägt Thea Max ins gemeinsame Schlafzimmer, wo sie ihm eine Geschichte vorliest. Dann darf Max noch ein Hörspiel hören. Thea bringt Max gern ins Bett, aber sie braucht abends auch einfach Zeit, um das zu erledigen, was den ganzen Tag hinter allem anderen ansteht: der Haushalt. Deswegen hat sie einen festen Ablaufplan von Dingen, die sie jeden Abend erledigt und bei denen sie zwischendurch immer mal wieder am Schlafzimmer vorbeikommt.

Übernachtungen bei anderen

Auch beim Thema Übernachtungen bei anderen, ob nun Oma/Opa, Tante/Onkel oder bei Freund*innen müssen Eltern berücksichtigen, dass Kinder einen anderen Erfahrungsraum und andere Gefühle haben als sie selbst: Wir als Erwachsene wissen, dass unsere Kinder bei diesen anderen Menschen gut aufgehoben sind, dass sie dort auch liebevoll ins Bett gebracht werden, dass sie vielleicht sogar mehr Süßigkeiten bekommen und mehr Freiheiten haben als zu Hause. Dennoch kann sich ein Kind unsicher fühlen, wenn es woanders schläft. Die Kinderbuchautorin Pija Lindenbaum zeigt in ihrem mit dem Deutschen Jugendliteraturpreis ausgezeichneten Bilderbuch *Mia schläft woanders,* wie es sich für ein Kind anfühlen kann, in einer ungewohnten Umgebung zu schlafen: Da gibt es anderes Essen, der Hund sieht irgendwie komisch aus, und die Geräusche sind auch ganz anders. Wichtig ist deswegen, Kinder auch hier von einer sicheren Basis ausgehen zu lassen, das heißt, sie sollten erst einmal in Ruhe den neuen Ort und die Personen dort kennenlernen und selbst entscheiden können, ob sie dort übernachten. Kinder, die schon sehr früh lernen, bei anderen zu übernachten, beispielsweise weil sie durch ein Wechselmodell abwechselnd bei beiden Elternteilen schlafen oder auch schon in der frühen Kindheit bei Familienangehörigen übernachten, damit die Eltern mal einen freien Abend haben, fällt es in der Regel leichter, auch bei Freund*innen zu schlafen. Auch hier sollten wir aber das Temperament des Kindes beachten: Manche Kinder sind neuen Erfahrungen gegenüber aufgeschlossener, andere weniger. Manche Kinder brauchen Bestärkung, um den Schritt zum Übernachten zu wagen, wenn sie es sich eigentlich wünschen, sich aber nicht so recht trauen. Diese beiden Gefühle können durchaus nebeneinander bestehen. Die Aufgabe des Elternteils ist es bei einem zurückhaltenden Kind, sein Temperament ernst zu nehmen und dennoch zu ermutigen und zu bestärken, ohne zu großen Druck auszuüben. Das ist manchmal ein Balanceakt. Gleichzeitig kann es auch für Eltern jener Kinder, die sofort bei neuen Freund*innen übernachten wollen, eine Herausforderung sein, wenn sich das Kind doch selbstständiger eingeschätzt hat, als es ist, und dann nachts wieder abgeholt werden muss.

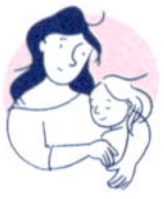

Kinder nicht zu Übernachtungen drängen

Übernachtungen sind eine tolle Gelegenheit für Kinder, um ihren Explorationsraum zu erweitern und ein kleines Abenteuer zu erleben. Das sollten wir ihnen ermöglichen. Gleichzeitig ist es aber auch wichtig, dass wir immer auf die Signale des Kindes achten und seine Bedürfnisse und Ängste ernst nehmen. Wenn ein Kind nicht oder nicht mehr bei einer anderen Person übernachten möchte, sollten wir das akzeptieren und das Kind nicht bedrängen. Nicht zuletzt deswegen, weil sexuelle Gewalt an Kindern besonders im nahen sozialen Umfeld stattfindet.[14] Es wird aktuell davon ausgegangen, dass pro Schulklasse rund ein bis zwei Kinder von Missbrauch betroffen sind.[15] Wenn ein Kind nicht mehr bei anderen übernachten möchte, muss das keineswegs ein Anzeichen für Übergriffe sein. Aber wir sollten das Kind immer ernst nehmen und nicht aus der Erwachsenenperspektive drängen (»Das sind doch unsere Freunde!«, »Ach, da ist es doch immer so nett!«, »Jetzt stell dich mal nicht so an!«, »Für mich waren Kirchenfahrten aber immer ganz toll!«), sondern ein »Nein« annehmen. Vielleicht erfahren wir den genauen Grund und können daran arbeiten, vielleicht aber auch nicht. Ein Nein zur Übernachtung ist ein Nein, und wir wollen unsere Kinder darin stärken, ein Bewusstsein für die eigenen Grenzen zu haben und für das Wahren dieser Grenzen einzustehen.

SIDS

Neben den Sicherheitsfaktoren für die emotionale Sicherheit gibt es natürlich auch handfeste Faktoren für die körperliche Sicherheit und Gesundheit. Die Angst vor dem Tod des Kindes in der Nacht bewegt schon viele Elterngenerationen. Schon in der Bibel finden wir die Mahnung »Und der Sohn dieser Frau starb in der Nacht; denn sie hatte ihn im Schlaf erdrückt« (1 Könige 3,19). Wie wir schlafen, kann für unsere Kinder eine lebenswichtige Entscheidung sein. Der schon erwähnte Platzmangel kann nämlich nicht nur unbequem werden, sondern auch gefährlich, weshalb ein Familienbett für mehrere mehr Platz umfassen sollte als ein Elternbett für ein bis zwei Personen. Besonders gefährlich wird es auch dann, wenn Babys nicht auf der Matratze liegen, sondern auf dem Körper eines schlafenden Elternteils einschlafen und zur Seite rutschen, wodurch ihre Atmung behindert werden kann. Oder wenn jemand mit dem Baby auf dem Sofa oder Sessel einschläft und dabei die Atmung behindert wird. Dieses Ersticken ist allerdings nicht das, was unter dem Begriff des plötzlichen Kindstods (Sudden Infant Death Syndrome) eigentlich verstanden wird. SIDS bedeutet vielmehr, dass ein Baby oder Kleinkind unerwartet verstirbt ohne eindeutige Todesursache, zu 80 Prozent geschieht dies vor dem sechsten Lebensmonat. In Deutschland waren das im Jahr 2021 82 von 795 492 geborenen Kindern.[16] Glücklicherweise ist diese Art des Säuglingstods stark rückläufig, auch wenn die genaue Ursache des Versterbens der Babys noch immer nicht entdeckt wurde. Vermutet wird eine angeborene Beeinträchtigung, die unter schlechten Rahmenbedingungen Atmung und Kreislauf lebensbedrohlich einschränken kann. Die fünf wichtigsten Schlafempfehlungen lauten dementsprechend:

1. Immer in Rückenlage und ohne Kopfkissen zum Schlafen legen.
2. Möglichst ins eigene Bettchen im elterlichen Schlafzimmer legen. Im Elternbett sollte das Baby insbesondere dann nicht schlafen, wenn ein Elternteil Raucher/-in ist.
3. Das Schlafzimmer unbedingt rauchfrei halten – besser noch die ganze Wohnung, weil im Laufe des Tages auch aus anderen Räumen Inhaltsstoffe des Rauchs ins Schlafzimmer gelangen.
4. Am besten Schlafsack statt Decke verwenden.
5. Schlafzimmer nicht heizen, solange die Raumtemperatur nicht unter 18° C abfällt.[17]

Kinderarzt Prof. Dr. Jorch der Universitätskinderklinik Magdeburg erklärt in Bezug auf die immer wieder zu hörenden Warnhinweise zum Elternbett: »Wenn man aber bedenkt, dass beispielsweise das Elternbettrisiko bei gleichzeitiger Rückenlage, Rauchverzicht und Stillen marginal ist, kann man m. E. Stillförderer verstehen, die diesen Faktor sehr differenziert diskutieren.«[18]

Mindset-Baustein 3
Nachts findet Entwicklung statt, die Nahrung braucht

Vielleicht kennst du selbst noch Strafen wie »Heute geht's ohne Abendessen ins Bett«. Bestrafungen schmerzen generell und schaden der Beziehung,[19] Hunger ist zudem unangenehm bis schmerzhaft und kann das Sicherheitsempfinden beeinträchtigen. Wer Hunger hat, kann zudem schlechter einschlafen. Für kleine Kinder kann eine aufgezwungene Esspause ganz besonders schlimm sein: Wir haben bereits gesehen, dass das Gehirn im Schlaf riesige Arbeit vollbringt. Das verbraucht Energie. Glukose ist der wichtigste Energieträger für unser Gehirn. Spezielle Transportproteine transportieren die Glukose aus dem Blut durch die Blut-Hirn-Schranke.[20] Muttermilch besteht zu 55–70 g/l aus Laktose, dem wesentlichen – aber nicht einzigen – Zucker der Muttermilch.[21] Dieser wird im Dünndarm zu Glukose und Galaktase gespalten und gelangt über den Blutkreislauf dann zum Gehirn. Auch Pre-Nahrungen enthalten in entsprechender Menge Laktose als Kohlehydrat, damit auch die damit gefütterten Babys ausreichend versorgt werden. Dass Babys und Kleinkinder regelmäßig aufwachen, liegt teilweise also auch daran, dass sie Energienachschub brauchen. Wie lange Babys nachts tatsächlich Nahrungszufuhr brauchen und wann das Saugen an Brust oder Flasche primär eine Brücke in den Schlaf geworden ist, ist unklar. Es gibt keine wissenschaftlichen Studien dazu, wann und warum Babys oder Kleinkinder nachts keine Nahrung mehr brauchen. In älterer Literatur findet sich häufig die Angabe, dass nach dem ersten halben Jahr nachts keine Nahrung mehr benötigt wird, doch wissenschaftlich abgesichert ist dies nicht. Abgesichert ist hingegen, dass die sich tageszeitabhängig ändernde menschliche Milch nachts auch das schlaffördernde Hormon Melatonin enthält, das dem Baby beim Ein- und Weiterschlafen helfen kann[22], während die morgendliche Milch Babys eher munter macht. Es ist eher davon auszugehen, dass Babys auch nach dem sechsten Monat in der Regel weiterhin nächtliche Mahlzeiten brauchen – und sie auf jeden Fall nicht schaden. In der Regel bedeutet das: Es gibt durchaus Babys, die in dieser Zeit schon längere Zeitspannen am Stück schlafen und nicht nach Nahrung verlangen – das ist aber eher die Ausnahme. Wenn du ein solches Kind haben solltest, das schon früh lange Strecken ohne zusätzlichen Bedarf schläft, kannst du es einfach genießen. Wer ein häufig aufwachendes Kind hat, kann auch weiterhin füttern, weil man davon ausgehen darf, dass das Kind einen Bedarf hat. Im Alter von fünf Jahren hat das Gehirn übrigens den höchsten Energiebedarf überhaupt – 43 Prozent der Energie des gesamten Körpers wird für das Gehirn verwendet.[23] In diesem Alter haben Kinder in der Regel nachts keinen Hunger mehr, erklären aber manchmal morgens, dass sie wirklich großen Appetit auf ein Frühstück haben.

Für uns Erwachsene ist das manchmal ein ganz schön großes Umdenken, schließlich hören wir beständig, dass wir selbst doch nach x Uhr nichts mehr essen sollten und ein Fasten von mehreren Stunden über Nacht gesund sein soll. Und haben wir nicht im ersten Buchteil sogar gelesen, dass es ein Hormon gibt (Leptin), das den nächtlichen Appetit zügelt? Bei Babys und Kleinkindern ist es aber ganz anders, also müssen wir auch hier wieder unsere Gedanken verändern und verstehen, warum bei Kindern andere Regeln gelten.

Aufeinander abgestimmtes Stillen und Schlafen

Nächtliches Stillen ist einfacher, wenn der stillende Elternteil und das Baby in der Nähe zueinander schlafen, insbesondere beim Bed-Sharing (sogenanntes Breastsleeping). In einer kleinen Studie des schon genannten Dr. James McKenna stellte sich heraus, dass Stillende in einer schützenden, seitlichen Position schlafen, während ihre Babys face-to-face in einem geringen Abstand von 20 bis 30 Zentimeter liegen.[24] Es wird angenommen, dass diese Nähe auch dafür sorgt, dass sich die Schlafstadien der Stillenden und des Babys synchronisieren, sodass das Baby in einem Leichtschlafstadium der Stillenden aufwacht und gestillt werden möchte, wodurch Eltern nicht durch Hungersignale aus dem Tiefschlaf gerissen werden und der erwachsene Schlaf erholsamer sein kann. Die schon erwähnte schlaffördernde Funktion der nächtlichen Milch sorgt dafür, dass auch das Baby schneller wieder einschläft. Das nächtliche Stillen kann sich zudem positiv auf die gesamte Stilldauer auswirken, da die Milchproduktion aufrechterhalten wird, was sich auch auf das Stillen am Tag auswirkt. Wie lange nachts gestillt wird, ist individuell. Es gibt auch hier keine Regeln, ab wann auf keinen Fall mehr gestillt werden sollte. Oft entscheiden die Stillenden den Zeitpunkt, an dem das nächtliche Stillen beendet wird. Das bedeutet nicht zwangsweise, dass nun generell abgestillt werden muss. Es ist durchaus möglich, das nächtliche Stillen vom Stillen tagsüber zu entkoppeln und dem Baby nachts eine andere Brücke in den Schlaf beziehungsweise Pre-Nahrung anzubieten.

Aus dem Familienalltag von Anna & Amir

Anna hat sich entschieden, Mayla nachts abzustillen, als diese etwa 18 Monate alt war. Für Anna war eines Morgens klar, dass sie nachts nicht mehr stillen wollte. Sie hatte das Gefühl, dass ihre Brust nachts eher ein Nuckelersatz war als ein Nahrungsspender. Amir hat sie in ihrem Wunsch unterstützt: Das Stillen sei ihre Entscheidung, und er stehe hinter jeder Entscheidung, die sie treffen würde. Sie hat hierzu noch einmal die Hilfe ihrer Hebamme in Anspruch genommen, die ihr geraten hat, mit dem nächtlichen Abstillen zu beginnen, wenn sie ausreichend Kraft dafür hat, da Mayla wahrscheinlich protestieren wird, weil sie nicht verstehen kann, warum die gewohnte Situation verändert wird. Anna hat Mayla vorab gesagt, dass es nun abends und nachts mehr keine »Mimi« mehr geben würde, weil sie das nicht mehr nachts machen könne. Ihre Hebamme behielt recht, und es war eine anstrengende Woche, in der Mayla nachts wieder hochgenommen, getröstet und beruhigt wurde. Begonnen haben sie an einem Freitagabend, damit Anna in den ersten besonders anstrengenden Nächten Schlaf nachholen konnte und Amir sich tagsüber mehr um Mayla kümmerte, wenn Anna sich ausruhte. Nach etwa einer Woche verlangte Mayla nur noch ab und zu nachts nach der Brust, ließ sich aber gut anders beruhigen. Anna stillte tagsüber noch einige Monate weiter, bis sie schließlich ganz abstillte.

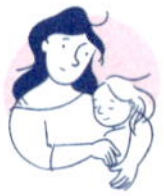

Nächtliche Nahrung und Karies

Viele Eltern haben Angst davor, dass das nächtliche Stillen zu Karies führen könnte. Keine Sorge: Stillen beziehungsweise das Füttern von Muttermilch führen nicht zu Karies, Muttermilch hat sogar eine schützende Funktion. Dennoch kann es vorkommen, dass Kinder in der Kleinkindzeit Karies bekommen, da Karies aufgrund mehrerer Faktoren entsteht. Hauptursache ist das Bakterium Streptococcus mutans. Die Pflege der Zähne ist deswegen wichtig, und schon bei den ersten durchbrechenden Milchzähnen kann mit der sanften, kindorientierten Zahlpflege beispielsweise mit Putzaufsätzen für die Fingerkuppe begonnen werden.

Fläschchen und Schlaf

Wie wir gesehen haben, ist die nächtliche Nahrungszufuhr für Babys von großer Bedeutung für ihre Entwicklung. Wird nicht gestillt, erhalten Babys die notwendige Laktose über die Flaschenmilch. Künstliche Säuglingsnahrung ist eine bestmögliche Nachbildung menschlicher Milch, die Nationale Stillkommission am Bundesinstitut für Risikobewertung (BfR) erklärt jedoch, »dass Muttermilch eine exklusive Zusammensetzung aufweist, die nicht durch industriell hergestellte Säuglingsnahrung imitiert werden kann«[25]. Hormonell wirksame Substanzen wie das oben erwähnte Melatonin mit seiner Wirkung auf die circadiane Rhythmik sind daher nicht enthalten. In Bezug auf den Nährstoffbedarf ist Pre-Milch jedoch auf die Bedürfnisse von Babys ausgerichtet und kann ebenso wie menschliche Milch nach Bedarf gefüttert werden. Da das nächtliche Füttern mit der Flasche allerdings mit mehr Aufwand verbunden ist, ist es hilfreich, möglichst viel vorzubereiten, damit das nächtliche Füttern möglichst unaufwendig ist, die Eltern wieder gut in den Schlaf finden und das Nahrungsbedürfnis des Babys schnell befriedigt werden kann. Säuglingsnahrung sollte immer frisch zubereitet werden, weshalb auch nachts das Anrühren notwendig ist. Zur Vorbereitung kann abgekochtes Wasser in einer Thermoskanne bereitgestellt werden, ebenso kaltes Wasser, damit die ideale Temperatur erreicht werden kann, und auch das Milchpulver wird portioniert bereitgestellt. So kann alles möglichst schnell vermengt und noch einmal auf die passende Temperatur überprüft werden, bevor das Baby die Nahrung erhält.

Je satter, desto besserer Schlaf?

Wir kennen das Mittagstief von uns selbst: Wer mittags eine dicke Käsepizza isst, ist danach erst mal müde und weniger bereit, nach der Mittagspause sofort berufliche Höchstleistungen zu erbringen. Und wer abends viel und schwer isst, kann oft auch nicht gleich problemlos einschlafen. Bei Babys und Kleinkindern hält sich noch ziemlich hartnäckig der Irrglaube, dass sich der Schlaf dann verbessert, wenn Kinder »endlich was Richtiges essen«. Mit »etwas Richtigem« ist dabei das Einsetzen der Beikost gemeint, die in Menge und Inhalt zu Beginn jedoch weniger nährend ist als die flüssige

Milchnahrung, da die meisten Babys anfangs nur wenige Löffel zu sich nehmen und ein Gemüsebrei zudem weniger sättigt als die vorherige Milchmahlzeit. Bei vielen Kindern verläuft der Beikostbeginn nicht wie eine steile Aufwärtsgerade, sondern eher wie eine leicht nach oben gerichtete Schlängellinie, und es gibt immer wieder Einbrüche, in denen das Kind doch wieder die altbewährte Lösung bevorzugt. Das ist vollkommen normal. Solange das Baby sich weiterhin gut entwickelt, wächst und zunimmt, ist hier kein Anlass zur Sorge. Durchaus kann sich dieser Beikostbeginn auch auf den Schlaf auswirken – allerdings nicht, wie oft behauptet, dass ab Beikoststart nun das Kind durchschlafen würde. Beikost ist wieder ein neuer Erfahrungsraum, ein Lernen, Ausprobieren, eine Exploration. Dies verarbeitet das Kind körperlich, aber auch kognitiv. Es ist also eine aufregende Zeit, in der die Verarbeitung manchmal auch nachts Herausforderungen mit sich bringt. Auch wenn Babybreie in den Regalen der Drogerien es anders behaupten: Ein Schlaf-gut-Brei ist keine Garantie für tatsächlich guten Schlaf, aber ein leckerer Getreidebrei mit Obst oder Gemüse und vielleicht etwas Nussmus ist dennoch vollkommen okay. Aufgepasst werden sollte aber bei Breizubereitungen mit zugesetztem Zucker, die als extra sättigend angepriesen werden und oft nicht besonders gesund sind und zudem die Verdauung nachts belasten.

Einige Eltern – aber nicht alle – haben mit dem sogenannten »Dreamfeeding« gute Erfahrungen gemacht: Hier wird dem schlafenden Baby dann noch einmal Nahrung angeboten, wenn man selbst ins Bett geht, damit die Zeit bis zum nächsten nächtlichen Füttern etwas länger ist. Bei einigen Babys scheint dies zu funktionieren, bei anderen hingegen nicht.

Mindset-Baustein 4
Der ganze Tag bereitet den Übergang zum Schlaf

Wenn wir ans Schlafen denken, denken wir ganz besonders an die Nacht. Klar, schlafen findet insbesondere nachts statt. Doch unser Schlaf ist ein so komplexes Konstrukt, dass er eigentlich nicht nur nachts stattfindet, sondern der ganze Tag uns schon auf das nächtliche Schlafen vorbereitet. Und zwar nicht nur uns, sondern auch unsere Kinder. Bei vielen Problemen rund um den Schlaf lohnt es sich nicht nur, auf die konkrete Schlafsituation zu blicken, sondern das Gesamtpaket des Tages in den Blick zu nehmen: Wie geht es dem Kind? Was macht es gerade für Entwicklungsschritte durch? Ist es krank, zahnt es? Hat es Probleme mit Freund*innen, ist die Lieblingserzieherin im Kindergarten krank, werden in der Schule gerade viele Tests geschrieben? All das nimmt Einfluss auf den Schlaf. Darüber hinaus ist aber auch der generelle Tagesablauf bedeutsam: Wann tut ein Kind was? Wir haben schon ausführlich über das Bindungssystem gesprochen, in dem Kinder (und wir Erwachsene) jeden Tag viele Kreisläufe von Nähe und Freiheit durchlaufen: Wir erkunden etwas, distanzieren uns von unseren Bezugspersonen, um dann wieder zurückzukehren, uns auszuruhen, um wieder loszugehen. Auch das Schlafen können wir als einen Teil eines solchen Kreislaufes betrachten: Es ist ein Loslösen, eine Trennung, aus der Sicherheit der Bezugspersonen heraus. Das bedeutet, das Kind bricht aus der emotionalen Sicherheit heraus auf in den Schlaf. Vor dieser emotionalen Sicherheitsphase gab es wahrscheinlich ein aufregendes Spiel, eine Erkundung. Aufregung und Entspannung, Freiheit und Nähe müssen sich jeden Tag in einem ausgeglichenen System befinden. Wenn einmal ein Ungleichgewicht besteht, merken viele Eltern das am Abend, wenn das Kind auf einmal sehr viel und sehr lange Nähe einfordert: noch ein

Buch, noch mal Bauchmassage, lieber doch noch eine Geschichte … Es lohnt sich an solchen Tagen, nicht sofort (innerlich) die Augen zu rollen, warum das Kind heute so anstrengend und schwer ins Bett zu bringen ist, sondern etwas tiefer zu gehen, was die Ursache dafür sein könnte.

Durch diesen Kreislauf von Freiheit und Nähe lernen Kinder automatisch das Prinzip von Anspannung und Entspannung. Um dies noch etwas zu vertiefen, kann der Fokus von älteren Kindern ganz bewusst auch auf dieses Entspannen gelegt werden, indem wir nach einem wilden Spiel, nach einem Spaziergang sagen, dass wir uns nun entspannen. So werden sich Kinder der Bedeutung der Entspannung bewusst. Auch das ist nicht so einfach für uns Erwachsene, da viele von uns nicht gelernt haben, ausreichend auf Entspannungszeiten zu achten, sich selbst Entspannung zu gönnen. Wir sind vielmehr sehr stark auf beständige Leistung ausgerichtet. Auch hier gibt es also wieder eine Option, unser eigenes Mindset zu verändern, indem wir unseren Kindern einen gesunden Umgang mit Entspannung beibringen, der ihre körperliche und psychische Gesundheit ihr ganzes Leben lang unterstützen kann. Nach einer abendlichen Anspannung/Aufregung kann dann die gemeinsame Entspannung/Nähe/Sicherheit folgen. Auch wenn wir das nicht als direkten Ablauf thematisieren, können wir durch Leben dieses Kreislaufes die abendliche Entspannung ganz selbstverständlich implementieren.

Seifenblasen pusten

Während bei Kleinkindern und Vorschulkindern oft ein recht gutes Verhältnis von Freiheit und Nähe, Anspannung und Entspannung besteht, da ihr Tagesablauf ausreichend Zeit für Bewegung und Ruhepause, das Toben draußen und ruhigen Beschäftigungen drinnen vorsieht, wird diese Balance mit steigendem Alter und Schulbesuch schwieriger. Lange Schultage mit wenig Bewegung und

Zeit in der Natur beziehungsweise unter freiem Himmel bringen die Balance ins Schwanken. Gerade im Teenageralter wird es besonders herausfordernd, wenn die Jugendlichen ohnehin zu früh für ihren aktuellen Biorhythmus aufstehen müssen, dann sehr viele Schulstunden in der Schule verbringen, vielleicht zusätzlich Hausaufgaben danach erledigen müssen und wenig Zeit für körperliche Betätigung und echte Entspannung haben. Gerade die Zeit an frischer Luft unter Sonnenschein ist für Menschen jeden Alters wichtig, da sie ganz wesentlich unseren Schlaf mitbestimmt. Bestimmte Nervenzellen, die unten am Auge liegen, erkennen das schräg von oben eintreffende Sonnenlicht und melden dies an das Gehirn. Dieses wiederum informiert verschiedene Gehirn- und Körperregionen über die wahrgenommene Tageszeit. Die nachts aufgebaute Melatoninmenge sinkt durch die Sonneneinstrahlung und steigt abends wieder. Wir Menschen werden davon müde. Auch hier also findet sich ein Kreislauf, der nicht gestört werden will. Alle Menschen und eben auch Kinder brauchen deswegen Zeit unter freiem Himmel mit Sonnenlicht[26] und zusätzlich ausreichend Bewegung entsprechend ihres Alters und individuellen Bewegungsbedürfnisses.

Statt der Bewegung draußen im Sonnenlicht verbringen wir viel Zeit drinnen. Und dort benutzen wir selbst, aber auch unsere Kinder oft Medien als Beschäftigung. Sosehr diese auch zu unserer Zeit gehören und nicht verteufelt werden sollten, müssen wir in Bezug auf das Schlafverhalten aber noch einmal genauer hinsehen, woran wir uns orientieren sollten.

»Eltern sollten die Mediennutzung am Abend in den Blick nehmen«
Interview mit Dr. Hans Günter Weeß

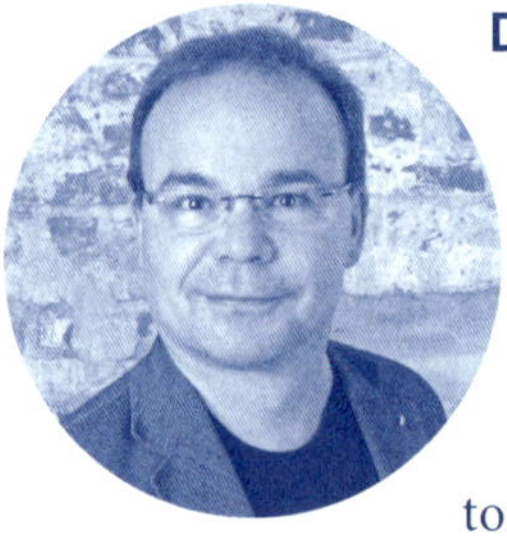

Dr. Hans-Günter Weeß ist Psychotherapeut und Somnologe. Seit vielen Jahren bildet er Schlafmediziner und -therapeuten aus, war 14 Jahre Vorstandsmitglied der Deutschen Gesellschaft für Schlafforschung und Schlafmedizin und ist Autor schlafmedizinischer Fachbücher und des Sachbuchs *Schlaf wirkt Wunder.*

Herr Dr. Weeß, ich bin in den 1980er-Jahren mit dem Sandmännchen als Abendritual ins Bett gegangen. Medien und Medienkonsum haben sich seither verändert. Wie wirkt das auf Kinder?
Wahrscheinlich sind Sie auch noch mit einem Kuscheltier ins Bett gegangen – und zwar einige Zeit nach der Mediennutzung am Abend –, während einige Kinder heute eher direkt mit dem Smartphone ins Bett gehen, was durchaus negative Auswirkungen haben kann. Die Studienlage der Auswirkungen der Mediennutzung zeigt uns besonders bei Jugendlichen ein deutliches Bild, aber eine Studie aus Kalifornien an 2048 Kindern der 4. bis 7. Klasse zeigt auch schon, dass die Nutzung von Smartphones am Abend die nächtliche Schlafdauer um 20,6 Minuten verkürzt, die Nutzung von Fernsehgeräten um 18,0 Minuten. Kinder mit weniger Medienkonsum haben insgesamt eine längere Schlafenszeit, sind ausgeglichener in der Schule und neigen seltener zu Übergewicht. Wir dürfen nicht vergessen: Schlaf ist unser wichtigstes Regenerationsprogramm und auch für die Gedächtnisbildung sehr wichtig: Nachts verarbeitet das Gehirn das tagsüber Gelernte. Gerade für Schulkinder ist der Schlaf deswegen besonders bedeutsam.

Es ist schon angeklungen: Nicht nur Kinder nutzen heute andere Medien als früher, es sind besonders Jugendliche, die mit verschiedenen Medienangeboten interagieren, und das nicht selten in den Abend hinein. Welche Auswirkungen zeigen sich auf das Schlafverhalten Jugendlicher, und welche Folgen hat das?
Vor einigen Jahren habe ich eine Studie an 13- bis 19-Jährigen durchgeführt, in der sich zeigte, dass diejenigen, die mit dem Smartphone ins Bett gehen und auch nachts Mitteilungen empfangen, weniger Schlaf haben, weniger ausgeschlafen sind und tendenziell schlechtere Schulleistungen zeigen im Vergleich zu jenen Jugendlichen der Studie, die eine Stunde vor dem Zubettgehen das Smartphone beiseitelegen und nicht mehr benutzen.

Das spätere Einschlafen durch die Mediennutzung ist auch deswegen problematisch, da Jugendliche oft wegen des Schulbeginns früh aufstehen müssen. Unabhängig davon, ob wir »Lerche« oder »Eule« sind, sind Jugendliche um die Pubertät herum am spätesten getaktet: Der Schlafbotenstoff Melatonin wird sehr verzögert ausgeschüttet, und die Jugendlichen können nicht so früh einschlafen wie im früheren oder späteren Leben. In Zusammenhang mit den Veränderungen des Stoffwechsels benötigen sie manchmal auch generell wieder etwas mehr Schlaf. Die Schule beginnt für diese Altersgruppe dann zu früh. Studien zeigen, dass eine Verlagerung des Schulbeginns nach hinten dazu führt, dass Jugendliche ausgeschlafener sind, ihre Stimmung besser ist, sie weniger aggressiv in der Schule sind und eine höhere Leistungsfähigkeit zeigen. Es wird viel daran gearbeitet, die Leistungsfähigkeit Jugendlicher zu verbessern durch Didaktik und Unterrichtsgestaltung, aber eigentlich müsste die Schlafdauer in diese Konzepte dringend aufgenommen werden.

Die in der Schule tagsüber genutzten Medien und die Digitalisierung des Unterrichts wirken sich allerdings nach bisheriger Studienlage nicht nachteilig auf Schlafqualität und Nachtschlaf aus. Die Nutzung am Abend sollte aber in den Blick genommen werden, da die Inhalte aus den Medien aufwühlen und uns kognitiv-emotional aktivieren können. Dadurch ist das normale Abschalten und Entpflichten, das wir für den Schlaf brauchen, behindert – das kann nicht nur durch passiven Medienkonsum passieren, sondern beispielsweise auch durch Chats mit Freund*innen.

Viele Eltern treibt die Frage nach der Medienmenge um. Das ist aber nur ein Teilaspekt. In Bezug auf den Schlaf sollte besonders der Zeitpunkt des Medienkonsums in den Blick genommen werden. Was würden Sie daher Eltern raten?
Medien in Bezug auf das Schlafverhalten in den Blick zu nehmen, ist durchaus nicht zu vernachlässigen in der Erziehung. Ein Zubettgehritual mit einem bewussten Abschied von der Mediennutzung ist nicht nur für Kinder und Jugendliche, sondern auch für Erwachsene hilfreich: Etwa eine Stunde vor dem Schlafengehen sollten die Medien wirklich abschließend zur Seite gelegt werden. Erwachsene wie Kinder sollten sich nicht mehr aufwühlenden Gedanken und Inhalten hingeben, sondern entspannenden und schönen. Das Bett sollte eine Art Schlafoase sein, ein Urlaubsort, an dem man sich entpflichtet. Die großen und kleinen Sorgen werden vor der Schlafzimmertür gelassen – so wie die Medien, die diese nicht selten transportieren.

Was du zum Schlafen brauchst

Nun haben wir das Mindset in Bezug auf den Schlaf unserer Kinder umfassend betrachtet und gehen dazu über, das Mindset von uns Erwachsenen in Bezug auf unseren eigenen Schlaf unter die Lupe zu nehmen. Sehr wahrscheinlich bist du von Behavioristen großgezogen worden. Wahrscheinlich würden deine Eltern es nicht so bezeichnen und vielleicht war es dir selbst bislang nicht klar. Aber gerade in Bezug auf das Schlafverhalten wird besonders deutlich, wie wir erzogen wurden, wie die Grundmelodie der Erziehung klang: Meist klang sie nach einer Ausrichtung auf das Verhalten des Kindes. Es ging nicht um die feinen Töne der Bedürfnisse oder Gefühle und auch nicht um das Zusammenspiel von Bedürfnis, Gefühl und Verhalten, sondern allein um das, was das Kind zeigte. Und wenn dieses gezeigte Verhalten nicht mit den Wünschen der Erwachsenen übereinstimmte, wurde es (auf verschiedenste Weise psychisch oder physisch) bestraft. Und zwar so lange, bis das Kind dieses Verhalten nicht mehr zeigte. Der schon erwähnte Vater des Behaviorismus John Watson erklärte 1930: »Wenn Sie versucht sind, Ihr Kind zu streicheln, denken Sie daran, dass Mutterliebe ein gefährliches Instrument ist.«[27] Kinder sollten hungrig nach Liebe bleiben, um leichter zu beeinflussen zu sein. Watson stand dabei mit seiner Meinung nicht allein da: Auch in Deutschland galt es, Kinder nur nicht zu verzärteln und auf ihr Weinen einzugehen. Die Schriften der ehemaligen Lungenärztin und späteren Kolumnistin für Säuglingspflege Johanna Haarer, zeitlebens überzeugte Nationalsozialistin, prägten (neben anderen ähnlichen Schriften) die Erziehungsgedanken bis zum Ende der 1980er-Jahre und wurden für die Ausbildung von Hebammen, in Berufs- und Fachschulen genutzt. Nicht zuletzt finden wir das einfache Ursache-Wirkungs-Prinzip-Denken bis heute in uns wieder: Wenn mein Kind lieb ist/gut schläft/ordentlich isst, bin ich ein guter Elternteil. Viele von uns haben nie lernen dürfen, ihre Bedürfnisse wirklich zu verstehen und passende Antworten auf sie zu finden. Viele haben nicht gelernt, welche Vielfalt an Gefühlen es gibt, dass alle sein dürfen und wie man richtig gut mit ihnen umgeht. Genauso geht es uns auch mit dem Schlaf: Schlaf war vielleicht ein notwendiges Übel, die Unterbrechung des Tages, vielleicht sogar manchmal eine Strafe. Obendrauf auf diese ohnehin problematische Schlafeinstellung hat sich dann noch das Leistungsdenken unserer Zeit gesetzt: Du musst tun, nicht ruhen. Du darfst nicht schwach sein, Stärke zeigt sich in Aktivität und Ausdauer. Wer ruht, arbeitet nicht. Gerade Frauen und Mütter, deren Care-Arbeit ohnehin nicht als Arbeit anerkannt wird, haben oft Probleme damit, sich das Ausruhen zu erlauben und wirklich gut für die eigene Entspannung zu sorgen. Schließlich haben sie erlernt, dass die Bedürfnisse anderer wichtiger sind als die eigenen. Das Bild von Schlaf als Erholungszeit, als Wohltat, als gemütliche Zeit, haben wenige von uns verinnerlicht. Und auch nicht das Es-sich-gemütlich-Machen, bevor man ins Bett geht. Dabei sollte es ganz anders sein: Dein Schlaf ist von einer solch enormen Bedeutung für dein Sein und Handeln, dass du für diese Tageszeit ein kleines Schlafparadies gestalten kannst. Dein Schlafort sollte mit der schönste und gemütlichste Ort deines Lebens sein, an dem du die Kraft schöpfst für all das, was du jeden Tag leistest. Ist dein Schlafort ein solcher Ort und blickst du positiv auf das Ausruhen und Schlafen? Oder hast du doch immer mal wieder hier und da Zweifel daran, ob du dich jetzt ausruhen darfst, nicht zu zimperlich bist und ob es wirklich okay ist, eine Pause zu machen?

Aus dem Familienalltag von Anna & Amir

Annas Freundin Thea hatte anfangs große Probleme damit, sich Ruhe zu erlauben. Als alleinerziehende Mutter hatte sie ohnehin das Gefühl, besonders kritisch betrachtet zu werden und ganz besonders zeigen zu müssen, dass sie es schafft, vom Haushalt bis zur Versorgung ihres Babys alles super zu organisieren. Sie hat sich selbst kaum Zeit und Ruhe gegönnt und schon im Wochenbett angefangen, alles zu putzen und Besuch gut vorbereitet zu empfangen. Daran waren auch die mahnenden Stimmen ihrer Eltern nicht unwesentlich beteiligt, die Theas fehlende Partnerschaft als Makel sahen und ihr deswegen immer wieder ein schlechtes Gewissen gemacht haben. Die Überlastung und hohen Ideale haben sie körperlich und psychisch sehr erschöpft. Nach und nach musste sie lernen, aktiv Ruhepausen in den Alltag einzubinden und darüber zu lernen, wie gut ihr das tut und dass solche Pausen ihr zustehen. Tagsüber hat sie deswegen feste Ruhezeiten etabliert. Wenn sie Max beispielsweise aus der Kita abholt und vorher einen stressigen Erwerbsarbeitstag hatte, gönnt sie sich eine 15-minütige Pause vor dem Abholen. Bei gutem Wetter setzt sie sich mit einem Chai auf eine Parkbank in der Nähe der Kita, ruht sich kurz aus oder schreibt sich in ihren Kalender, was sie noch erledigen muss, um die Gedanken aus dem Kopf zu haben. Wenn sie mit Max zu Hause angekommen ist, gönnen sie sich eine gemeinsame Auszeit und sprechen über ihren bisherigen Tag. Die meisten Haushaltsaufgaben hat Thea auf den Abend oder das Wochenende verschoben. Von Anna bekam sie ein Poster geschenkt, das im Flur hängt: »Hier ist es sauber genug, um gesund zu sein. Und schmutzig genug, um entspannt zu bleiben.«

Mindset-Baustein 1
Auch du brauchst einen guten Rhythmus aus Anspannung und Entspannung

Wie der Psychologe und Bestsellerautor Bas Kast so treffend formuliert: »Die wichtigste Regel für einen guten Schlaf lautet mit einem Wort: Rhythmus.«[28] Es ist schon weiter oben angeklungen: Nicht nur für dein Kind ist eine Balance von Anspannung und Entspannung wichtig, sondern auch für dich selbst. Dabei regt sich vielleicht erst einmal Widerstand in dir, schließlich bist du doch kein Kind mehr, und außerdem ist das ja auch nicht möglich in so einem vollen Tag. Genau: Unser Leben und Alltag sind mittlerweile wenig auf die eigentlichen menschlichen Bedürfnisse ausgerichtet. Er ist zu voll, zu stressig, zu laut. Die Vereinbarkeit von Care- und Erwerbsarbeit ist kaum möglich, und selbst wer »nur« Care-Arbeit zu erbringen hat, ist dabei oft vor riesige Herausforderungen gestellt, weil wir ja gar nicht darauf ausgerichtet sind, das alles allein bewältigen zu müssen, sondern auch hier eigentlich das menschliche Gruppenprinzip wichtig ist.

Leider können wir – auch wenn es durchaus nötig wäre – die Welt nicht von heute auf morgen ändern und umstrukturieren. Aber wir sollten wenigstens kleine Fenster in unserem Alltag finden, in denen Entspannung möglich ist. Nicht nur, um dein Kind besser co-regulieren zu können, brauchst du selbst eine Balance von Entspannung und Anspannung, sondern auch für dein ganz persönliches Wohlergehen. Der Weg zur Selbstwahrnehmung ist gar nicht so einfach. Du kannst aber zunächst nach kleinen, einfachen Lösungen für Balance und Rhythmus Ausschau halten und wahrnehmen, was diese kleinen Veränderungen mit dir machen.

Anregungen für Balance und Rhythmus

- Nicht nur für Kinder ist es wichtig, Zeit unter freiem Himmel zu verbringen, sondern auch für Erwachsene. Überlege, wann am Tag du diese Zeit einfügen kann. Besonders gut ist es, gleich morgens rauszugehen. Vielleicht hast du einen Balkon, auf dem du im Sommer frühstücken kannst? Oder du gehst jeden Morgen mit dem Baby im Tragetuch oder Kinderwagen eine Runde zum Bäcker, statt die Wochenration Brot im Supermarkt zu kaufen. Oder du steigst auf dem Weg zur Arbeit jeden Tag eine Station früher aus und läufst ein Stück. Überlege, wo deine Möglichkeiten sind, dir mehr Bewegung und vor allem auch Lichtzufuhr zu gönnen. Wenn du deine Nischen gefunden hast: Plane sie fest ein.
- Auch im Alltag haben wir mehr Spielraum für einen gesunden Wechsel aus Anspannung und Spannung, als wir manchmal denken: Wenn du einen Bürojob hast, achte darauf, welche Tätigkeiten du auch mal im Stehen oder Laufen ausführen kannst, zum Beispiel telefonieren. Nimm die Treppe statt den Aufzug – auch wenn es am Anfang anstrengend ist. Wenn du zu viel in Bewegung bist, beispielsweise durch viel Care-Arbeit, achte darauf, dass du auch feste Zeiten zum Hinsetzen und Ausruhen hast. Sag dir (und anderen) das auch ganz bewusst: »Ich setze mich jetzt hin und ruhe mich aus.«
- Wir tragen uns U-Untersuchungstermine in unsere Kalender ein, Spielverabredungen der Kinder, Zahnarzttermine, Geburtstage. Aber feste Zeiten für uns selbst tragen wir selten ein. In der Folge verschieben wir das wieder, weil es ja »nichts Richtiges« ist. Probier es einmal anders aus: Trage dir ganz feste Zeiten ein, entweder für Anregung wie Sport oder für Entspannung in der Badewanne oder auch durch soziales Miteinander. Versuche, diese Termine so ernst zu nehmen, wie du auch andere Termine bewertest.

Vermeintliche Helfer, die uns eigentlich schaden

Wir kennen sie, die vermeintlichen Helfer der Erwachsenen, die uns beim Entspannen helfen oder Kraft für den Tag geben sollen. Die kleinen Unterstützer von Anspannung oder Entspannung. Sie haben sich in unseren Alltag hineingemogelt, weil ihr Versprechen so süß und einfach erscheint: der Kaffee am Morgen, der Wein am Abend. Tatsächlich aber sind sie eigentlich gar keine wirklichen Helfer, sondern überdecken nur punktuell unsere Probleme mit dem Ruhen und können sie sogar noch verstärken.

Der Kaffee am Morgen macht uns munter, aber auch nachmittags wird gern mal ein Kaffee, schwarzer oder grüner Tee, eine Cola oder Mate getrunken, um den Tag durchzuhalten oder um am Spätnachmittag oder Abend noch leistungsfähig zu sein, weil wir die Steuererklärung machen müssen oder anderes. Tatsächlich wirkt der Kaffee, weil er gegen unseren Schlafdruck arbeitet. Wie wir schon gesehen haben, steigt unser Schlafdruck über die Zeit des Wachseins an, weil durch die Verbrennung von Zucker und die Energieversorgung der Nervenzellen immer mehr Adenosin in unserem Körper gebildet wird. Dieses Adenosin bindet sich an eigene Rezeptoren, die dann dafür sorgen, dass die Nervenzellen weniger erregt werden. Unser Gehirn registriert so, dass es gearbeitet hat und eine Pause braucht. Wir werden müde, unsere Leistungsfähigkeit sinkt. Diese Rezeptoren, die eigentlich für das Adenosin zuständig sind, können aber auch vom Koffein besetzt werden. Dann werden wir nicht müde, obwohl unser Körper eigentlich eine Pause braucht. In den letzten Jahren konnte gezeigt werden, dass Kaffee nicht die allein schädigende Wirkung hat, die ihm lange zugeschrieben wurde. Im Gegenteil: Er hat sogar positive gesundheitliche Wirkungen. Vor einem Powernap getrunken, kann er uns sogar einen extra Energieschub in Kombination mit der kurzen Schlafpause schenken. Um uns beständig über die Müdigkeit hinwegzuhelfen, ist er dennoch nicht die geeignete Wahl. Der Körper braucht nun einmal aus guten Gründen eine Pause. Gerade auch bei unseren Kindern sollten wir den Koffeinkonsum im Auge haben. Teenagern lässt sich schwer verbieten, Cola oder Energydrinks zu trinken, wenn der Druck der Peergroup da ist. Deswegen ist es wichtig, mit ihnen über die Wirkung zu sprechen und ihnen zu erklären, dass gerade in ihrem Alter, in dem schon die Schulzeiten besonders schlafunfreundlich sind, solche anregenden Getränke am Spätnachmittag oder Abend zusätzlich stören und sie negativ beeinflussen können.

Und auch das gegenteilige Ritual zum Kaffeetrinken ist vielen Eltern bekannt. Das Ritual von Wine-o'Clock hat sich besonders in der Pandemie in vielen Familien eingeschlichen, durchaus auch durch Social Media transportiert. Die Hashtags #winemoms und #mamabrauchtwein sind vielen Nutzer*innen von Instagram bekannt.[29] Was auf den ersten Blick wie Selbstermächtigung, moderne Elternschaft und Entspannungsbedürfnis wirkt, kann langfristig fatale Folgen haben. Deutschland ist ein Hochkonsumland des Alkohols.[30] Gerade die Krisen der vergangenen Jahre scheinen den Konsum noch befördert zu haben.[31] Alkoholkonsum führt dabei zu volkswirtschaftlichen, sozialen und gesundheitlichen Problemen – und die durch ihn hervorgerufenen Schlafprobleme spielen in all diese Faktoren hinein. Dabei wirkt es erst einmal so verlockend, das Versprechen der Entspannung am Abend mit einem Glas Wein in der Hand. Wer stillt oder Muttermilch abpumpt, sollte hierbei generell eine Stillberatung in Anspruch nehmen, denn Stillen ist zwar mit gelegentlichem Alkoholkonsum vereinbar, aber es muss dringend auf eine ausreichend große Zeitspanne zwischen Konsum und Stillzeit/Abpumpen geachtet werden. Aber auch darüber hinaus ist Alkoholkonsum durchaus etwas, das Eltern in Hinblick auf ihre Vorbildfunktion, aber auch auf den Schlaf, nicht außer Acht lassen sollten. Alkohol macht uns zwar erst einmal müde, aber insgesamt verkürzt er den Schlaf und beeinträchtigt die Schlafqualität. Wir wachen häufiger auf, die einzelnen Schlafphasen werden verkürzt. Durch die körperliche Entspannung kann es auch vorkommen, dass wir mehr schnarchen, was sich wiederum nachteilig auswirkt. Am nächsten Tag sind wir dann unausgeschlafen, vielleicht übellauniger, weniger stressresistent, der Alltag mit Kind wird noch anstrengender wahrgenommen, um sich abends wieder ein Glas Wein oder Bier zu gönnen, um jetzt wirklich mal zu entspannen – ein negativer Kreislauf entsteht. Wer Alkohol getrunken hat, sollte zudem nicht mit Baby oder Kleinkind in einem Bett schlafen, da die Gefahr zu groß ist, das Kind zu überdecken und die Atmung des Kindes zu behindern.

Schlafen, wenn das Baby schläft? Powernaps als Entspannungszeiten

Einer der wohl häufigsten Ratschläge, den frisch gewordene Eltern hören, ist der Rat: Schlafe, wenn das Baby schläft. Natürlich ist es ein wichtiger Hinweis an Eltern, sich der Prioritäten im Leben mit Kindern bewusst zu werden und bestimmte Tätigkeiten hintanzustellen. Was ist wichtiger: eine gute Portion Schlaf oder eine aufgeräumte Wohnung? Dennoch fällt es vielen Eltern schwer, genau dann zu schlafen, wenn das Baby schläft. In Hinblick auf unseren Nachtschlaf ist das auch nicht immer sinnvoll, wie wir im Interview mit Dr. Christine Blume erfahren haben: Schlafen wir zu spät und/oder zu lang, kann sich das nachteilig auf den Nachtschlaf auswirken. In ihrem Podcast berichtet die Schlafforscherin, wie allerdings Powernaps genutzt werden können, um einen Energiekick für den restlichen Tag zu erhalten.[32] Anders als beim nächtlichen Schlaf werden beim Powernap nicht alle Schlafstadien durchlaufen, aber der maximal 30-minütige Schlaf gibt uns dennoch einen Energieschub. Wir müssen nicht einmal tief einschlafen, es reicht schon ein Dösen für etwas Erholung. Das lässt sich manchmal sogar mit anwesenden Kindern realisieren, wenn sie am Nachmittag eine kurze Kinderserie sehen dürfen und man selbst daneben kurz ausruht, wenn schon ein gemeinsamer kurzer Mittagsschlaf nicht mehr möglich ist. Dieser kurze Schlaf sollte allerdings vor 16 Uhr stattfinden. Wer generell unter Schlafstörungen leidet, sollte aber eher darauf verzichten, damit man am Abend ausreichend müde ist, um einschlafen zu können.

Mindset-Baustein 2
Ich bin es wert, guten Schlaf zu bekommen

Das wesentliche Problem, das sich uns Erwachsenen stellt, ist nicht das Wissen um den Schlaf und auch nicht das Einbinden der kleinen Entspannungspausen in den Alltag, sondern vielmehr das Denken, dass wir uns wirklich ausruhen dürfen, dass wir selbst eine Pause wert sind. Hier kommt dein Mindset ins Spiel: Du hast verinnerlicht, dass die vielen anderen Dinge wichtiger sind als deine Erholung – und das meint ja letztlich: wichtiger als du selbst. Aber ohne Erholung brennen wir aus.

Dass wir unsere eigenen Bedürfnisse nicht ausreichend beachten, ist oft die Folge einer Erziehung, bei der die Bedürfnisse des Kindes übergangen wurden. »Doch, du frierst, zieh jetzt die Jacke an!«, »Du musst aber bestimmt auf Toilette, jetzt geh!«, »Was, so ein kleiner Happen passt nicht mehr in den Bauch? Jetzt iss mal den Teller schön leer, damit morgen die Sonne scheint« oder im Gegenteil »Jetzt ist aber Schluss, du bist bestimmt satt!« – Erziehung kann, wenn sie Bedürfnisse von Kindern nicht berücksichtigt, diese von ihrer Eigenwahrnehmung entfremden. Dann haben diese Kinder es im späteren Leben schwer, zu verstehen, was sie eigentlich selbst brauchen, wie sie sich fühlen, was sie jetzt tun müssen, damit es ihnen besser geht. Gerade in der Sozialisation von Mädchen wurde die Selbstbestimmung über den Körper und das Empfinden oft unterdrückt, während gleichzeitig eine Ausrichtung darauf stattfand, es anderen recht zu machen, lieb zu sein, Leistung zu erbringen.[33] Selbst das, was wir unter Selbstfürsorge verstehen, ist oft eine verdeckte Anpassung an die Wünsche anderer: Wenn wir uns Gesichtsmasken auftragen, Beauty-Routinen durchführen und unseren Körper formen, können wir uns ab und zu die etwas unangenehme Frage erlauben: Mache ich das wirklich für mich und mein Wohlergehen, oder um anderen zu gefallen und meine gesellschaftliche Rolle richtig auszufüllen?

Selfcare

Selfcare meint also nicht, dass wir etwas für unseren Körper oder Geist tun, um noch mehr den gesellschaftlichen Anforderungen zu entsprechen. Es meint auch nicht, dass wir uns die Möglichkeit einräumen, allein auf Toilette zu gehen oder allein zu duschen. Selfcare meint, dass wir »über die Beschäftigung mit unseren Bedürfnissen verstehen, welchen Wert wir als Mensch und welchen Wert wir für diese Gesellschaft haben – weil wir sehen, wodurch uns Kraft entzogen wird und was wir täglich an Kraft aufbringen«.[34] Schlaf ist eines unserer Grundbedürfnisse, und dennoch stellen wir ihn hinter viele andere Dinge. Selbst da, wo unsere Sicherheit durch Schlafmangel in Gefahr ist, im Straßenverkehr, geben wir anderen Bedürfnissen Vorrang. Wenn du dir einmal die Frage stellst, wer der wichtigste Mensch in deinem Leben ist: Was würdest du darauf antworten? Dein(e) Kind(er)? Dein*e Partner*in? Warum eigentlich nicht du selbst? Wir stellen uns selbst und unsere Bedürfnisse zumeist hinter alle anderen, damit würde nichts von dem, was wir leben, funktionieren, wenn wir selbst nicht wir selbst wären. Ohne dich gäbe es nicht diese Familie, dieses Leben, diese(s) Kind(er). Genau deswegen ist es wichtig, dass du gut versorgt bist, dass du bekommst, was du brauchst, damit überhaupt alles weiterhin so existiert, wie es ist. Du bist Teil eines Systems, in das du dich einbringst. Der wichtigste Mensch in deinem Leben bist du, so wie dein*e Partner*in der wichtigste Mensch in seinem*ihrem Leben ist. Dadurch, dass ihr euch beide grundlegend um eure eigenen Bedürfnisse kümmert, sie wahrnehmt und gegenüber der anderen Person benennt, was ihr vielleicht braucht, schafft ihr die Basis, euch beide gut um euer Kind/eure Kinder kümmern zu können. Selbst benennen zu können, was man braucht, ist dabei ein wichtiger Punkt der Selbstfürsorge, denn wir sind sehr schnell verleitet zu denken, dass die andere erwachsene Bezugsperson von sich aus weiß, was wir wollen. Auch wenn wir als Kinder erfahren haben, dass andere Menschen für uns entscheiden und bestimmen, was wir brauchen, trifft das nicht zu: Weder in der Kindheit haben Eltern immer das Wissen und die richtige Einschätzung darüber, was wir brauchen, noch in der Erwachsenenzeit. Du bist verantwortlich für deine Gefühle und Bedürfnisse. In Bezug auf das Schlafverhalten bedeutet das, dass du innerhalb einer Partnerschaft der anderen Person klar sagen musst: Mein Bedürfnis nach Schlaf ist nicht erfüllt, wir müssen uns etwas überlegen, anstatt darauf zu warten, dass die andere Person dein Problem erkennt.

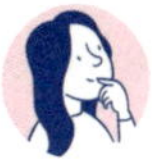

Reflexion: Ist mein Schlaf erholsam?

Wie du gesehen hast, ist Schlafmangel kurzfristig, aber auch langfristig ein Problem: für dich und deine Gesundheit, aber auch für die Beziehungen in deinem Umfeld. Um dein Gefühl dafür auszubauen, wie bedeutsam Schlaf ist und was Schlafmangel mit dir macht, nutze über eine Woche diese Tabelle, um deinen Schlaf kennenzulernen. Wenn ihr mehrere Elternteile seid, die zusammenleben, kann jeder Elternteil die Tabelle ausfüllen, und ihr könnt über die Unterschiede sprechen. Welche Konsequenzen wollt ihr daraus ziehen? Diese Tabelle kannst du auch dazu nutzen, mit deinem*r Partner*in ins Gespräch darüber zu kommen, dass dein Schlafbedürfnis nicht erfüllt ist und was das mit dir macht. Du kannst sie auch herunterladen und ausdrucken, siehe hierzu Hinweise zum Online-Material, Seite 275.

	So ging es mir heute
Montag	☐ fühlte mich ausgeschlafen morgens ☐ fühlte mich unausgeschlafen morgens ☐ hatte gute Laune ☐ hatte schlechte Laune ☐ war gereizt ☐ habe oft gelacht ☐ fühlte mich als guter Elternteil ☐ konnte über schwierige Situationen hinwegsehen ☐ war tagsüber müde ☐ habe viel geschimpft
Dienstag	
Mittwoch	
...	

People Pleasing

Die Fähigkeit, schlecht für uns selbst zu sorgen, hängt oft auch damit zusammen, dass wir es den anderen Menschen in unserer Umgebung unbedingt recht machen wollen. Die Psychologin Dr. Ulrike Bossmann schreibt dazu: »People Pleaser zeigen zwei Tendenzen: Sie investieren viel Zeit und Energie in Bindung und in das Bedürfnis nach Selbstwerterhöhung bzw. Selbstwertschutz. Sie sind freundlich zu anderen, helfen ihnen und fühlen sich empathisch ein. Sie fühlen sich wertvoll, wenn sie etwas gut und es anderen recht gemacht haben. Zugleich versorgen sie diese beiden Bedürfnisse defensiv: Um ihr Bedürfnis nach Zugehörigkeit und Selbstwertschutz zu sichern, wollen sie andere Menschen keinesfalls enttäuschen, vor den Kopf stoßen oder sich unbeliebt machen.«[35] Unser Grundbedürfnis nach Schlaf kann (wie andere Bedürfnisse) unter der Tendenz, es anderen recht machen zu wollen, leiden. Gerade die Angst vor dem Versagen (als Elternteil) und die Angst vor Ablehnung (durch Partner, Kind(er)) sind wesentliche Antreiber dafür, die Bedürfnisse anderer Menschen immer an die obere Position zu stellen. Auch hier liegen oft Erfahrungen der eigenen Kindheit, gern auch in Kombination mit einer weiblichen Sozialisation, zugrunde. Tief verankert ist oft ein Schwarz-Weiß-Bild, dass man sich entweder um sich selbst *oder* um andere kümmern kann und dass man nur gemocht wird, wenn man sich um die anderen Menschen besonders aufopferungsvoll kümmert. Dementsprechend haben People Pleaser eine Tendenz zum Burn-out, und es ist wichtig, dem entgegenzuwirken. Das bedeutet nicht, dass man nun egoistisch werden und die Bedürfnisse der anderen Familienmitglieder ignorieren sollte. Es geht vielmehr um ein gesundes Bewusstsein für sich selbst und die anderen, um eine Balance herstellen und auch die eigenen Bedürfnisse benennen und ausdrücken zu können.

Traumreise
Du bist bedeutsam im System

Reflexion: Mein Traumabend

Erlaube dir einmal, ganz auf dich und deine Bedürfnisse zu achten. Frage dich, wie ein Abend laufen sollte, damit du damit zufrieden bist. Stell dir realistisch vor, wie ein solcher Abend gestaltet sein kann, damit du dich optimal wohlfühlst. Ist diese Art des Ablaufs realisierbar? Stell dir vor, mit welchen Schritten in diese

Richtung gegangen werden kann. Womit würdest du dich schon etwas wohler fühlen? Was würde dir ein etwas besseres Gefühl geben als das, was du jetzt gerade hast?

Mental Load reduzieren

Wir haben es schon gehört: Das Grübeln raubt uns oft den Schlaf. Gerade in Familien gibt es viele Aufgaben, die beständig in unserem Kopf umherschwirren, und jeder Tag bringt neue mit sich. Manche Familien sind durch mehr Aufgaben belastet als andere, beispielsweise wenn in einer Familie Menschen mit Behinderung oder chronischen Erkrankungen leben und deswegen jeden Tag mehr Aufgaben anstehen oder diese Personen eine besondere Berücksichtigung brauchen. Manchmal gibt es auch Lebensabschnitte, in denen der Mental Load besonders hoch ist, weil gerade besonders viele Aufgaben anstehen wie bei Trennungen, aber auch beim Übergang in die Schule. Zu der Care-Arbeit, die wir ohnehin jeden Tag erledigen, sammeln sich Gedanken und To-dos in unserem Kopf an. Dabei sind Frauen und Mütter oft mehr mit dieser mentalen Last beschäftigt als Männer und Väter. Auch hier spielt die weibliche Sozialisation wieder eine wichtige Rolle, die uns die Zuständigkeit für diese Aufgaben quasi in die Wiege legt. Das ständige Dran-Denken kann aber gerade abends zu einer Belastung werden. Wir schrecken hoch, weil wir vergessen haben, die Erlaubnis für den Schulausflug auszufüllen, oder im Klassenchat vergessen haben zu schreiben, welchen Kuchen wir für den Kuchenbasar backen. Wir denken auf einmal abends daran, dass wir ja noch eine neue Matschhose für die Kita bestellen müssen, und machen es lieber jetzt noch, bevor wir es morgen wieder vergessen.

Um diesem Grübeln und den ständig nachrückenden Aufgaben, die uns vom Schlaf abhalten, nicht nachzugeben, ist es wichtig, innerhalb der Familie gute Absprachen zu treffen: Wer ist wofür zuständig? Einmal in der Woche kann sich die Familie zusammensetzen, um über die Familienaufgaben zu sprechen. Dabei gibt es allgemeine Haushaltsaufgaben, die immer anstehen und auf alle Schultern verteilt sein sollten, wie Geschirrspüler ausräumen, Müll hinausbringen, Socken zusammenlegen etc., und es gibt die Aufgaben von Eltern in Bezug auf die Familienorganisation wie Geburtstage, Feiertage, Besorgungen von Kleidung etc. An den Haushaltsaufgaben können auch schon kleine Kinder beteiligt werden. Sie erleben sich so als Teil der Familie und wichtiges Mitglied mit eigenen Aufgaben, dadurch wird auch ihr Gefühl gestärkt, etwas bewegen zu können, was sich positiv auf die psychische Widerstandsfähigkeit auswirkt.

Mantren zur Stärkung

Ein Mantra kann dein Leben allein nicht ändern, und es ist bei positiven Affirmationen wichtig, dass wir uns selbst (oder unseren Kindern) nicht positive Sätze vorsagen, die mit unseren Alltagserlebnissen überhaupt nicht übereinstimmen. Das kann zu einer kognitiven Dissonanz führen, die unser Empfinden noch weiter verschlechtert. Aber wir können Sätze nutzen, um uns daran zu erinnern, auf welchem Weg wir sind und was wir anstreben. Manchmal hilft es, sich solche Sätze als kleine Erinnerung auf einem Zettel aufzuhängen. In Bezug auf eine Veränderung deines Entspannungs- und Schlafverhaltens können solche Sätze sein:

- Ich darf Pausen machen.
- Ich darf entspannen.
- Ich habe Erholung verdient.
- Meine Kraft ist wichtig und muss aufgefüllt werden.
- Ich darf mir Zeit für mich nehmen.

Auch Väter haben es schwer

Sich nicht ausruhen zu dürfen, betrifft nicht nur Mütter. Auch Väter haben es schwer, den toxischen Rollenbildern entgegenzutreten. Die Last des Rollenbildes »Ernährer« drückt auch auf die Entspannungsmöglichkeiten und -fähigkeiten von Vätern. Die aktuellen Krisen können den Druck, die Familie sicher versorgen zu wollen, noch befeuern. Gleichzeitig drängt das Bild der »aktiven Väter« – völlig zu Recht – Väter mehr dazu, sich in die Care-Arbeit einzubringen. Doch auch hier kann die Doppelerwartungshaltung von beruflichem/finanziellem Erfolg in Kombination mit der Erwartung der Care-Verantwortung dazu führen, dass Zeiten für Entspannung zu wenig mitgedacht werden. Deswegen ist es so wichtig, dass Väter nicht »nur« mehr Care-Verantwortung übernehmen, sondern Rollenbilder endlich aufgeweicht werden und wir zum Kern des Problems der Rollenerwartungen vordringen, die alle Elternteile belasten können. Erst die Überwindung der klassischen Bilder von Männlichkeit und Weiblichkeit ermöglicht uns echte Freiheit in der Art, wie wir Elternschaft leben und damit auch die nächste Generation prägen. »Ich glaube, ein zentrales Problem beim Thema Gleichberechtigung ist, dass uns die positiven Rollenvorbilder fehlen«, schreibt der Erzieher und Autor Felix Schenk in seinem Buch *Hat die Mutti heute frei?*. »Wir dürfen nicht den Fehler begehen und diesen Teufelskreis fortsetzen. Wenn wir unseren Kindern vorleben, dass wir diesen alten Rollenbildern verhaftet sind, wird es auch für sie schwierig, sich davon frei zu machen.«[36] Auch an ihren Vätern sollten Kinder sehen und erleben können, wie gesunde (!) Entspannung in den Alltag integriert wird, wie Entspannungsrituale geschaffen werden und dass es eine gesunde Balance zwischen Care-Arbeit, Erwerbsarbeit und Entspannung geben muss.

Aus dem Familienalltag von Anna & Amir

Als Mayla geboren wurde, haben sich Anna und Amir gefreut. Ein paar Tage lang haben Freunde und Arbeitskollegen Amir eingeladen, um auf die Vaterschaft anzustoßen, während Anna von Freundinnen Suppe und Geschenke bekommen hat. Dann ist Amir nach einer Woche wieder voll arbeiten gegangen und nahm an, Anna würde das zu Hause schon wuppen. Schließlich wollte er seine Familie gut versorgen. Als sich dann aber zeigte, dass das eine Fehlannahme war und Anna mit der viel weinenden Mayla überfordert war, versuchte Amir, sie, so gut es geht, mit Haushaltsdingen zu entlasten: Nach der Arbeit ging er einkaufen, zu Hause nahm er ihr Mayla ab, damit Anna sich entspannen konnte, dann kümmerte er sich abends um Haushaltsaufgaben, wenn Anna zu erschöpft war. Anders als sie anfangs gedacht hatten, hatten sie zu wenige helfende Hände und waren bald beide erschöpft von der Situation und stritten sich öfter, als sie es früher getan hatten. Beim zweiten Kind haben sie es deswegen anders gemacht: Amir hat Elternzeit eingereicht, um sich kümmern zu können und Zeit mit seiner Familie zu haben – und auch, um einer weiteren Erschöpfung vorzubeugen. Durch die bessere Aufteilung hatten sie genug Zeit für ihre Kinder und auch den Raum, für sich als Paar Entspannungszeiten zu finden.

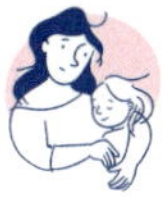

Revenge Bedtime Procrastination

Hast du schon einmal etwas von »Revenge Bedtime Procrastination« gehört? Auch wenn dir der Name nichts sagt, ist dir wahrscheinlich das Phänomen bekannt: die abendliche Zeitverschwendung bis tief in die Nacht, bei der wir, anstatt uns zu erholen und zu entspannen, durchs Netz surfen, wahllos Reels und TikToks konsumieren oder CandyCrush zocken. Wir schieben die Erholung und das

Insbettgehen auf zugunsten von Tätigkeiten, die uns eigentlich nichts bringen. Es erscheint wie eine Rache an unserem zu vollen Alltag, dass wir uns weigern, jetzt schon ins Bett zu gehen. Was uns tagsüber vorenthalten wird an Freizeit, Entspannung und Selbstbestimmung, holen wir trotzig am Abend nach – oder gaukeln es uns vor. Es sind vor allem »wenig anstrengende Tätigkeiten mit kurzfristigem Belohnungswert und Ablenkungspotential«[37], denen wir hier nachgehen. Dadurch bekommen wir noch weniger Schlaf und sind tagsüber wieder erschöpft – ein Kreislauf entsteht. Wenn du davon betroffen bist, versuche, andere und gesunde Abendroutinen auszubilden. Wie das geht, erfährst du auf den nächsten Seiten.

Fahrplan zur Schlafvereinbarkeit

Machen wir uns nichts vor: Es gibt im Leben immer wieder Phasen, in denen wir schlechter schlafen als in anderen Phasen. Elternschaft ist für viele Jahre eine solche »Phase«, denn selbst wenn wir gute Wege miteinander gefunden haben, um Schlaf zwischen Elternteilen gerecht zu verteilen oder Schlaf aufzuholen, gibt es dennoch Situationen, die uns Schlaf rauben: Wenn das Baby Zähne bekommt, wenn Kinder krank sind, wenn große Umstellungen anstehen, wenn wir uns Sorgen machen um die Entwicklung der Kinder, wenn das Teeniekind Partys besucht und man noch wach bleiben will, um es abzuholen oder aus Sorge. All das gehört zum Elternsein dazu.

Zu diesem natürlichen Schwankungsbereich gesellen sich gesellschaftliche Störfaktoren: Wir haben eine Kultur, die dem Ausruhen und der Selbstfürsorge keinen ausreichenden Raum beimisst. Zwar hören und lesen wir oft, wie wichtig Selbstfürsorge sei, dennoch steht dieser Appell einer Gesellschaft gegenüber, die uns keine Zeit dafür lässt und in der Leistung beständig hervorgehoben wird. Wer ruht, scheint nichts zu leisten. Das ist natürlich falsch, weil Leistung nicht unabhängig von Ruhe betrachtet werden kann, denn das Ausruhen und Schlafen bildet erst die Basis dafür, dass wir überhaupt leistungsfähig sind. Dennoch wird den kraftspendenden Momenten nicht der emotionale und zeitliche Raum zugestanden, den sie brauchen. Weder bei Einzelpersonen noch bei Familien. In Kombination mit dem Gedanken, dass Care-Arbeit keine Arbeit sei und deswegen auch keiner Erholung bedürfe, wird dies besonders fatal.

Als würde das nicht ausreichen, haben wir zudem eine schlafunfreundliche Umgebung geschaffen mit Lichtverschmutzung, festen Arbeitszeiten statt Gleitzeit, Schichtarbeit, die nicht immer notwendig ist, um menschliche Versorgung sicherzustellen[38], sondern auch aufgrund wirtschaftlicher Interessen stattfindet, zu frühem Schulbeginn etc. Diese Probleme müssen auf wirtschaftlicher und politischer Ebene angegangen werden. Viele Familien haben viel zu wenig Handlungsspielraum, um für sich für guten Schlaf zu sorgen, und die hier aufgeführten Anregungen zu mehr Schlafvereinbarkeit sind nur punktuelle Hilfen in einem schlafunfreundlichen System, das verändert werden muss. Dennoch: Wir sollten darauf achten, dass wir nicht in ein absolutes Defizit gelangen, beispielsweise durch einseitige Belastungen oder falsche Vorstellungen von Schlaf. Ein ganz wesentlicher Aspekt, der uns in ein Defizit führen kann, ist ein falsches Mindset, weil wir annehmen, dass wir beispielsweise aufgrund unserer Geschlechtszuschreibung mehr für die Schlafbedürfnisse des Kindes zuständig wären, und/oder weil wir denken, dass wir das als Eltern(teil) allein regeln müssten und es gute Eltern ausmachen würde, allein damit zurechtzukommen. Beides ist, wie wir oben gesehen haben, falsch. Wichtig ist es deswegen, mit anderen Erwachsenen über den Schlaf und die eigenen Bedürfnisse ins Gespräch zu kommen. Innerhalb einer Partnerschaft ist das manchmal noch einfacher, als wenn man alleinerziehend ist und nicht ein Partner, sondern weitere Familie und Freund*innen angesprochen werden müssen. Hier muss einmal die eigene Scham überwunden werden, die sich aufgrund der überhöhten Eltern- und Familienideale in uns festgesetzt hat, und gleichzeitig müssen auch bei den anderen Stereotypen eingerissen werden. Was also könnt ihr tun, um in eurer Familie »Schlafvereinbarkeit« herzustellen?

Für Familien mit mehreren Elternteilen

1. Ermitteln, wie viel Schlaf jede Person benötigt: Wer ist Lerche, wer Eule, wer dazwischen, und wie viel Schlaf braucht jede Person eigentlich?
2. Schlafprotokoll: Wie viel Schlaf bekommen wir alle tatsächlich? Am Schlafprotokoll kann gesehen werden, wie sehr der Schlaf vom eigentlichen Bedarf abweicht in Hinblick darauf, wann tatsächlich schlafen gegangen wird, wann aufgestanden werden muss, wo Schlaf nachgeholt wird (am Wochenende? Powernaps?).

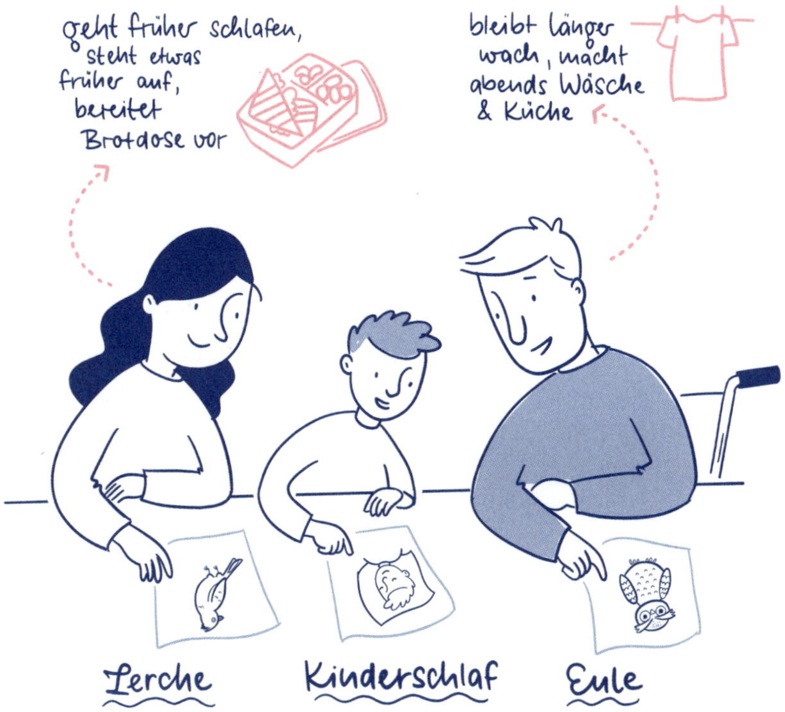
geht früher schlafen, steht etwas früher auf, bereitet Brotdose vor
bleibt länger wach, macht abends Wäsche & Küche
Lerche
Kinderschlaf
Eule

3. Schlafbedarf und Schlafprotokolle vergleichen: Oft gibt es hier Optionen, um schon etwas mehr Schlaf zu ermöglichen, beispielsweise wenn ein Elternteil generell etwas später schlafen geht als der andere. Natürlich ist auch Paarzeit wichtig. Hier kann überlegt werden: Wenn wir abends keine Paarzeit haben, weil wir dem Schlafbedürfnis Vorrang geben, wann und wie können wir das anders nachholen? Am Wochenende? Babysitter? Gemeinsames Mittagessen in der Mittagspause?
4. Die eigenen erwachsenen Gewohnheiten in den Blick nehmen, die sich schädlich auf den Schlaf auswirken: Bedtime-Procrastination, Koffein, Eltern-Wine-o'Clock, Haushalt statt Ausruhen (und Alternativen, wer mehr Haushalt erledigen kann, damit sich jemand anderes ausruhen kann), ungerechte Hobby-Verteilung (gehen die Hobbys einer Person zulasten des Schlafbedürfnisses der anderen?), (fehlende) Tageslichtzeiten, (fehlende) Bewegung, Mental-Load-Verteilung, Schlafzimmergestaltung …
5. Wenn der Schlaf des Kindes verändert werden kann, beispielsweise Verschieben des Mittagsschlafes / Zubettbringen durch anderen Elternteil / Umgewöhnung an andere Einschlafbrücke: Wer macht was, und wie wird sichergestellt, dass diese Person sich auch erholen kann, um genügend Kraft für die Begleitung der Umstellung zu haben?

Für Alleinerziehende

Gerade für Alleinerziehende können die gesellschaftlichen Strukturen das Schlafen erschweren, weil zunächst keine andere Person anwesend ist, die sich beteiligen kann. Auch die geringe Flexibilität in Hinblick auf Bringzeiten im Kindergarten oder Gleitzeit bei der Erwerbsarbeit trifft sie besonders hart. Hier braucht es vor allem generelle strukturelle Veränderungen, damit Alleinerziehende nicht benachteiligt werden.

1. Ermitteln, wie viel Schlaf du und dein Kind aktuell brauchen und welcher Schlaftyp ihr seid.
2. Schlafprotokoll: Wie viel Schlaf bekommen wir tatsächlich? Am Schlafprotokoll kann gesehen werden, wie sehr der Schlaf vom eigentlichen Bedarf abweicht in Hinblick darauf, wann tatsächlich schlafen gegangen wird, wann aufgestanden werden muss, wo Schlaf nachgeholt wird (am Wochenende? Powernaps?).
3. Wo sind persönliche Änderungen im Alltag möglich, um die Schlafmenge und/oder -qualität zu verbessern: Bedtime-Procrastination, Koffein, Wine-o'Clock, Haushalt statt Ausruhen (Unterstützung im Umfeld finden: Gemeinschaftseinkauf, abwechselnde Kochabende, Kita-Abholwechsel), (fehlende) Tageslichtzeiten, (fehlende) Bewegung, Mental-Load-Verteilung, Schlafzimmergestaltung …
4. Hilfe hinzuziehen: Alleinerziehende werden auf vielen Ebenen benachteiligt. Leider ist das gesellschaftlich noch nicht ausreichend anerkannt, wodurch auch zu wenig Hilfen bereitstehen. Unter anderem bei Schlafproblemen ist Unterstützung durch andere essenziell, um sich ausruhen zu können für den ohnehin durch die alleinige Zuständigkeit für Care- (+ ggf. Erwerbs-)Arbeit belasteteren Alltag.
5. Wenn der Schlaf des Kindes verändert werden kann, beispielsweise Verschieben des Mittagsschlafes/Umgewöhnung an an-

Schlafprotokoll (zum Runterladen und Ausdrucken siehe Seite 275)

Name:

Geburtsdatum: Alter:

Legende: --- Einschlafbegleitung — Schlafen | aufgewacht ○ Nahrung (Stillen/Flasche/Beikost/Essen)

▽ weinen/schreien ☐ Unruhe/quengeln ☆ Besonderes

Datum	6:00	7:00	8:00	9:00	10:00	11:00	12:00	13:00	14:00	15:00	16:00	17:00	18:00	19:00	20:00	21:00	22:00	23:00	24:00	1:00	2:00	3:00	4:00	5:00	6:00

☆ Besonderheiten in dieser Woche:

dere Einschlafbrücken: Wann ist dafür ein guter Zeitpunkt, bei dem man selbst genügend Kraft dafür hat? Gibt es Ressourcen, die hinzugezogen werden können, um genügend Kraft dafür zu haben?

Gewohnheiten verändern

Wenn ihr durch eine Analyse eurer Schlafsituation Veränderungen beschlossen habt, ist es wichtig, eines zu beachten: Veränderungen brauchen Zeit und Engagement. Kinder schlafen in der Regel nicht nach einer Nacht mit anderer Schlafbrücke entspannt ein, und auch für unsere eigenen Veränderungen gilt, dass wir berücksichtigen müssen, dass wir selbst dafür Zeit brauchen: bis sich die gewünschte Verbesserung der Schlafqualität einstellt, aber auch, dass sich eine neue Routine überhaupt erst ausbildet und sich nicht mehr »falsch« anfühlt. Je öfter wir das neue Vorgehen ausprobieren, desto stärker werden die neuen Wege in unserem oder dem kindlichen Gehirn geprägt, die Verbindungen der Nerven verstärkt. Es ist eine Frage der Wiederholungen, wann das neue Verhalten sich ganz selbstverständlich in uns eingeprägt hat. Gerade wenn wir etwas an unseren eigenen Gewohnheiten verändern wollen, ist es wichtig, dass wir uns das nicht nur vornehmen, sondern wirklich bewusst planen. Die Idee »ich will wirklich mehr schlafen« ist ein erster guter Schritt, aber es wird bei diesem Schritt bleiben, wenn du nicht den zweiten gehst und dir einen genauen Plan machst. Du brauchst eine sogenannte Realisierungsintention,[39] um die Veränderung zu verankern: ein im Voraus erstellter Plan, wie genau du dein neues Ziel umsetzen möchtest. Besonders wichtig sind dabei die Faktoren »Zeit« und »Ort«: Lege dir wirklich schriftlich fest, wann du ab jetzt ins Bett gehen willst, wann du deine Morgenrunde unter freiem Tageslichthimmel drehen möchtest, wann ihr die neue Schlafbrücke etablieren wollt und wie ihr dabei vorgeht. Untersuchungen zeigen, dass konkrete Pläne eher dazu führen, dass wir ein Vorhaben auch umsetzen. Gerade die Müdigkeit, die zu Energielosigkeit führt, kann uns in einer Art von Lethargie gefangen halten, dass wir zwar Veränderung wünschen, aber doch nicht konkret angehen. Je anstrengender uns ein neues Unterfangen erscheint, desto weniger gehen wir es an. Deswegen ist es so wichtig, dass wir uns bei der Veränderung von Schlafgewohnheiten kleine, feste und gute Schritte überlegen, die machbar sind. Der Bestsellerautor James Clear empfiehlt für den Start eine Gewohnheitskopplung: Verbinde deinen neuen Vorsatz mit einer Tätigkeit, die schon einen festen Platz in deinem Alltag hat. Beispielsweise kannst du, wie schon erwähnt, auf dem Weg zur Arbeit jeden Tag eine Station früher aussteigen und den restlichen Weg bei hellem Tageslicht laufen. Wenn du nach dem Abholen aus der Kita nach Hause kommst, kannst du festlegen, immer ein bestimmtes Ruheritual zu durchlaufen, damit ihr euch nach der Anspannung von Kita/Erwerbsarbeit/anstrengendem Heimweg zusammen entspannen könnt. Die meisten unserer Zubettgehrituale sind ohnehin solche festgelegten Abläufe. Wenn du sie ändern möchtest, mach sie dir bewusst und setze ganz konkrete neue Abläufe fest – und zwar möglichst einfache. Sowohl für uns selbst als auch für unsere Kinder können wir so verbindliche Strukturen planen, beispielsweise indem wir das Bett als wirklich guten, schönen Ort des Ausruhens etablieren. Wenn wir selbst – oder unsere Kinder – das Bett bisher nur als beliebigen Ort wahrnehmen, an dem ohnehin alles gemacht wird, von Lesen über Fernsehen bis Zocken und Social-Media-Berieselung, kann dies ein Teil unseres Problems sein, im Bett nicht zur Ruhe zu kommen. Doch wir können das Bett neu als Ausruh- und Schlafort etablieren. In Studien konnte gezeigt werden, dass ein gezieltes Aufsuchen des Bettes nur bei Müdigkeit ein besseres Einschlafen unterstützen konnte.[40] Auch das legt nahe, dass wir nicht müde Kinder nicht ewig im Bett begleiten, sondern ihnen lieber noch einmal das Aufstehen erlauben sollten, damit das Bett dann aufgesucht wird, wenn sie wirklich müde sind. Um dies zu erreichen, kann es auch hilfreich sein, den Schlafort noch einmal umzugestalten, damit ein gesundes, neues, wohltuendes Schlafsetting ausgebildet werden kann. In Bezug auf einen wohltuenden Schlafort für Kinder kann unser Fragebogen hierfür hilfreich sein (siehe Seite 130 f.), der aber abgewandelt auch für Erwachsene genutzt werden kann: Was brauchst du für ein gutes Einschlafen und wie kannst du deinen Schlafort herrichten, damit er genau das ausdrückt und nur zu einem wohligen, entspannten Einschlafen auffordert? Und in der Umkehrung: Was hindert dich gerade daran, dass dein Schlafort dich zum wohligen Entspannen einlädt (abgesehen vielleicht von deinem Kind)? Deine Schlafumgebung sollte dich (und dein Kind) dazu einladen, auf möglichst einfache Weise genau das Richtige für deinen Schlaf zu tun.

Aus dem Familienalltag von Anna & Amir

Wie bei vielen Familien war es auch bei Anna und Amir schwierig, sich den Schlaf zu gönnen und gut abschalten zu können, wenn es denn mal Zeitfenster dafür gab. Sie haben deswegen schon in der Babyzeit einige Veränderungen an der Schlafsituation vorgenommen: Als sie noch keine Kinder hatten, haben Anna und Amir gern zusammen im Bett ferngesehen. Der Fernseher stand auf einer Kommode gegenüber dem Doppelbett. Auf dem Nachttisch war die Aufladestation der Smartphones. Und neben dem Bett stand der Schreibtisch, an dem Anna damals ihre Abschlussarbeit geschrieben hat. All das hat geradezu geschrien: Beschäftige dich mit mir, statt zu schlafen! Um den Ruhe- und Schlafproblemen von Anna zu begegnen, haben sie in der Babyzeit mit Mayla die Räume verändert: Schreibtisch und Fernseher kamen ins Wohnzimmer, die Smartphone-Aufladestation in den Flur, dafür kamen Regale mit Romanen ins Schlafzimmer, ebenso wie die Musikanlage. Sie haben Verdunklungsvorhänge am Fenster angebracht und ein sanftes Leselicht auf den Nachttisch gestellt, das nicht zu hell war, aber ausreichend Licht gab, wenn jemand nachts einmal Licht brauchte, beispielsweise um das Baby zu versorgen. Die Umgestaltung des Schlafraums hat dazu eingeladen, sich wirklich auszuruhen und nicht mehr an die Arbeit zu denken oder sich mit dem Fernsehen abzulenken, bis man vor laufendem Bildschirm irgendwann erschöpft einschläft.

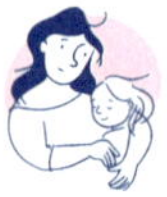

Was tut deinem erwachsenen Schlaf gut?

Auf den ersten Blick erscheint diese Liste vielleicht ein wenig spaßfrei. Aber sie kann dir helfen, die für dich anstrengenden Schlafprobleme in den Griff zu bekommen und dir zu mehr Schlafqualität verhelfen, die sich positiv auf deinen Familienalltag auswirkt.

- Eine gute Schlafumgebung gestalten mit wenig Ablenkung vom Schlaf: Dunkelheit, Kühle, keine ablenkenden Geräte wie Fernseher, Computer etc.
- Routinen und eigene Schlafrituale entwickeln, die wirklich entspannt in den Schlaf überführen.
- Mental Load reduzieren: Dafür sind Absprachen innerhalb der Familie wichtig, aber auch das Aufschreiben der Aufgaben, die sonst immer in unserem Kopf umherschwirren, kann helfen, den Kopf etwas zu entlasten.
- Das Führen eines Tagebuchs kann helfen, um zu entspannen. Schreibe dir jeden Tag ein paar Zeilen über deinen Tag auf. Das müssen keine langen Beschreibungen sein, nur eine kurze Zusammenfassung, vielleicht sogar nur Stichpunkte.
- Schlafengehen nach deinem Schlafbedarf, ohne Revenge Bedtime Procrastination (siehe Seite 165).

- Keinen Kaffee oder andere koffeinhaltige Getränke oder Lebensmittel am Spätnachmittag.
- Kein Wine-o'Clock.
- Keine schweren Mahlzeiten am späten Abend, die die Verdauung sehr in Anspruch nehmen.
- Powernap nicht nach 16 Uhr.
- Ausreichend Bewegung und Tageslicht tagsüber.
- Wer nicht einschlafen kann, sollte sich nicht damit quälen, sondern lieber aufstehen und etwas Entspannendes tun, um müde zu werden.
- Auch ein warmes Bad am Abend kann entspannend wirken, da nach dem Bad die Körpertemperatur sinkt und die Müdigkeit befördert wird.

Wie Familien schlafen

Als Elternteil steht dein Schlaf über viele Jahre in Verbindung mit dem Schlaf deines Kindes. Deswegen ist es wichtig, dass du starre Konzepte vom Schlaf loslassen kannst und anfängst, Schlaf so systemisch zu sehen, wie er sich bei uns Menschen entwickelt hat, als Gemeinschaftsaufgabe. Du hast in den vergangenen Kapiteln viel gelernt über das Schlafverhalten, über Hormone, gute Schlafrahmenbedingungen, Sicherheit und Nähe. Das Wichtigste ist dabei für euren Schlaf, dass du verstehst, was davon wie auf euch zutrifft und was genau bei euch funktioniert. Es gibt keine Lösung für alle und keinen festen Plan, an den sich alle Eltern halten müssen. Vielleicht ist dein Kind schon in frühen Jahren eine Eule, während die meisten anderen Kinder noch immer früh schlafen gehen. Dann brauchst du eine Lösung, die zu dir und deinem Kind passt. Wenn du versuchst, ein munteres Kind immer wieder abends ins Bett zu bringen, führt das nur zu Frustration. Die meisten Menschen schlafen gerne gemeinsam mit anderen, das gibt ihnen Sicherheit. Aber es gibt auch Menschen, für die das nicht gilt, die einen sehr leichten Schlaf haben und schnell geweckt werden von anderen Geräuschen oder Bewegungen. Wenn du ein solcher Mensch bist, musst du dich nicht für dein Kind »abhärten« in Bezug auf deine Empfindsamkeit, sondern eine Lösung für euch finden. Unser heutiges Leben mag durchaus noch Wurzeln in unserer evolutionären Entwicklung haben, aber dazu gesellen sich natürlich moderne Erfahrungen. Der Druck, »evolutionär« schlafen zu müssen, kann sich

Schlafsetting 1

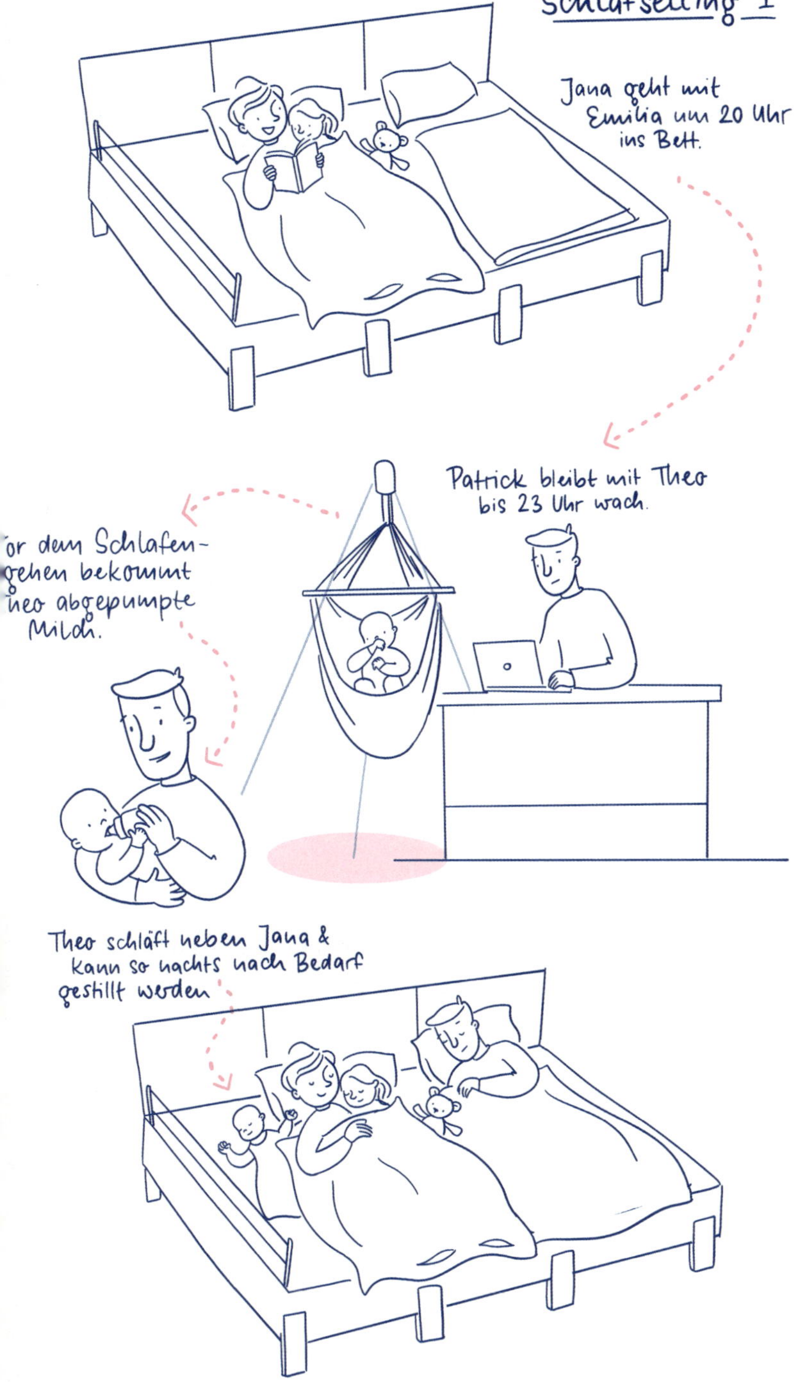
Jana geht mit
Emilia um 20 Uhr
ins Bett.
Patrick bleibt mit Theo
bis 23 Uhr wach.
or dem Schlafen-
gehen bekommt
heo abgepumpte
Milch.
Theo schläft neben Jana &
kann so nachts nach Bedarf
gestillt werden

negativ auf eure Familie auswirken. Deswegen ist es wichtig, wirklich der Frage nachzugehen: Was brauchen wir alle für einen guten Schlaf, und wie stellen wir die beste Mischung unserer Bedürfnisse her? Auch hier gilt: Es gibt nicht den einen immer richtigen Weg zum Glück, sondern jede Familie darf ihren eigenen finden.

In dem Zusammenhang ist Social Media für Eltern oft Segen und Fluch zugleich. Auf der einen Seite haben wir die Möglichkeit, uns mit anderen Eltern zu verbinden, die auch einen bindungs- und bedürfnisorientierten Weg gehen und die uns vielleicht in unserem sonstigen Alltag fehlen. Auf der anderen Seite können uns diese anderen Eltern auch sehr unter Druck setzen, besonders beim Familienschlaf. Wir sehen vielleicht, was für ein harmonisches Foto da immer von der Einschlafbegleitung gepostet wird, welche tollen Routinen eine andere Familie abends hat oder wie problemlos sich die Kinder anderer scheinbar ins Bett bringen lassen. Das sind oft nur kleine Ausschnitte, die nur die positiven Aspekte zeigen, was unser Bild anderer Familien verzerrt. So entsteht ein Druck, den wir gerade in Bezug auf das Schlafsetting vermeiden sollten. Hinzu kommt, dass in der »Bindungsbubble« Co-Sleeping schnell zum Dogma wird, statt eine Option unter mehreren zu sein. Deswegen: Schlafsettings können höchst unterschiedlich sein. Wenn du spürst, dass dein Social-Media-Konsum Anpassungsdruck verursacht, überprüfe genau, ob du den richtigen Accounts folgst, die dich wirklich bereichern und unterstützen.

Schlafsetting 2

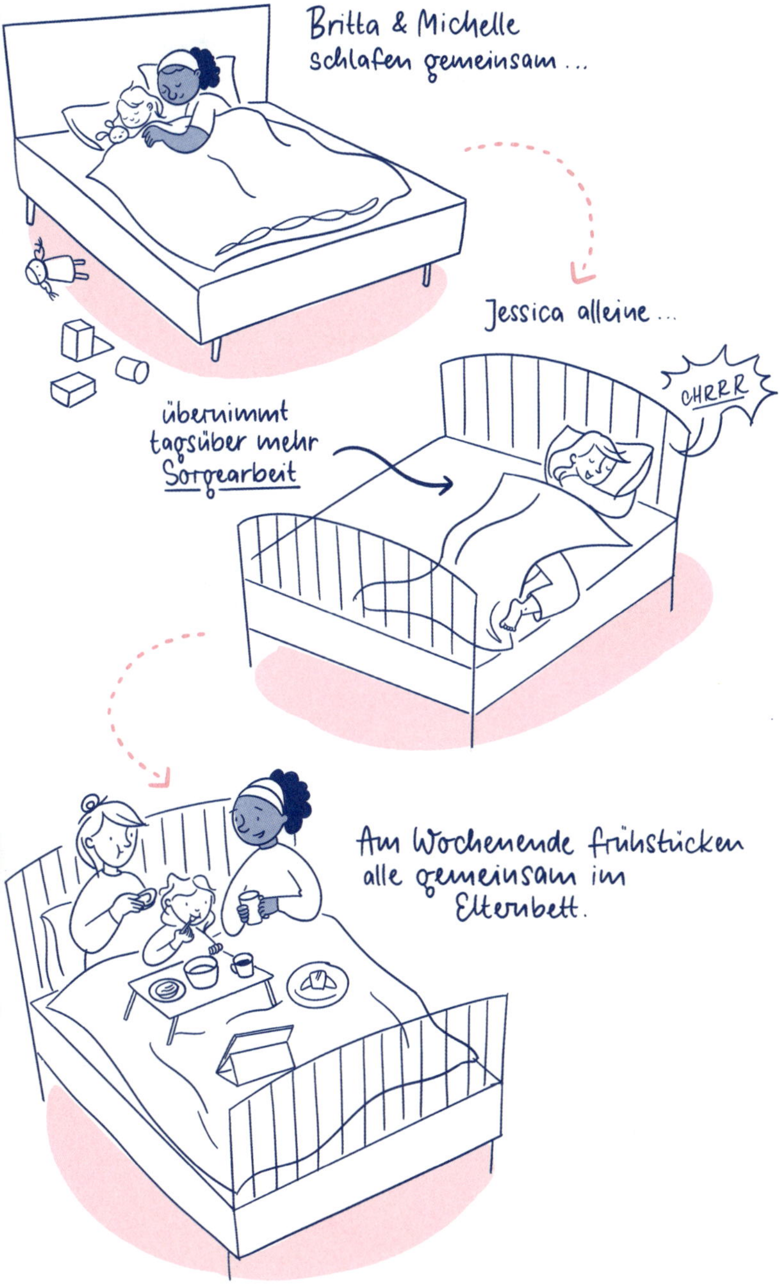

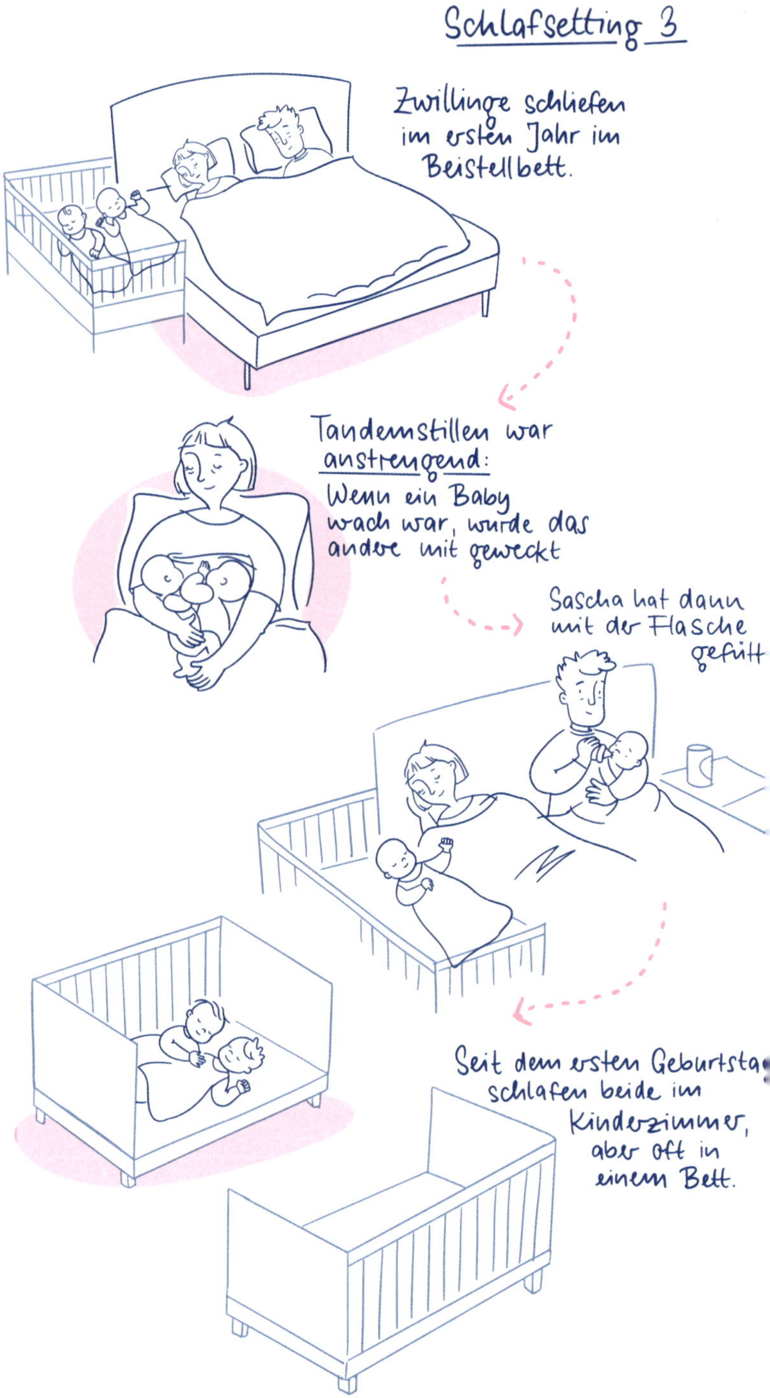
Schlafsetting 3
Zwillinge schliefen im ersten Jahr im Beistellbett.
Tandemstillen war anstrengend: Wenn ein Baby wach war, wurde das andere mit geweckt
Sascha hat dann mit der Flasche gefütt
Seit dem ersten Geburtsta
schlafen beide im Kinderzimmer, aber oft in einem Bett.

Das Wichtigste in Kürze

Auch wenn wir über viele gute Informationen verfügen, wie wichtig Schlaf ist und warum wir nach unserem persönlichen Bedarf schlafen sollten, haben wir gleichzeitig Bilder und Überzeugungen verinnerlicht, die uns daran hindern, uns genau das zuzugestehen und es auch unseren Kindern zu ermöglichen. Es ist wichtig, dass wir diese inneren Überzeugungen überwinden: Zum Beispiel, dass wir immer mehr leisten müssten, dass Schlaf mit Faulheit in Verbindung stehen würde oder auch dass der Schlaf aller anderen wichtiger sei als unser eigener. Gleichzeitig müssen wir auch in Bezug auf unsere Kinder einige Erziehungsmythen hinter uns lassen, die uns daran hindern, ihnen den für ihr aktuelles Entwicklungsalter notwendigen Schlaf zu schenken. Über Jahrhunderte haben wir ein negatives Bild vom Kind ausgebildet, das auch den kindlichen Schlaf berührt: Wir erklären den Kinderschlaf zur Machtfrage, denken, dass das Kind uns austricksen will und dass das Schlafen bei den Eltern Kinder anhänglich und abhängig machen würde, obwohl wir sie doch eigentlich stärken müssten. Wir vertreiben sie für die Nächte der Kindheit aus unserer Nähe, während wir eigentlich zeit unseres Lebens mit anderen gemeinsam gebettet sein wollen. Wenn wir es schaffen, ein positives, liebevolles Mindset für unseren eigenen Schlaf, aber auch für den unserer Kinder zu verankern, können wir auf dieser Basis schon sehr vielen Problemen begegnen und sie aktiv lösen. Für alle weiteren gibt es im nächsten Teil des Buches noch handfeste Hinweise.

TEIL 3

Kleine und große Heraus-forderungen auf dem Weg in den wohltuenden Schlaf

Wir wissen, wie wichtig Schlaf ist und welche Rahmenbedingungen er braucht. Selbst wenn wir all das beherzigen, gibt es im Familienleben immer mal wieder auch schwierige Phasen, in denen wir selbst und/oder unsere Kinder weniger Schlaf bekommen, als wir es uns eigentlich wünschen. Und das, obwohl wir eine wunderbare Schlafumgebung gestaltet haben, Sicherheit geben und wirklich verstehen, worauf es ankommt. Der wichtige Punkt ist, dass die Probleme, die im Laufe der Zeit auftauchen, nicht bedeuten, dass das Konzept an sich nicht stimmt. Gerade in einer Welt, in der bedürfnisorientiertes Begleiten von Kindern noch nicht ausreichend verbreitet ist und wir an vielen Stellen immer wieder hören, wir würden es falsch machen, verzärteln oder verziehen, können schnell Selbstzweifel aufkommen, wenn es scheinbar »nicht funktioniert«. Aber wir wenden keine Methode an, und unser Gegenüber ist keine Maschine. Bedürfnisorientiertes Begleiten bedeutet, dass wir uns immer wieder neu einlassen müssen auf die Bedürfnisse und Gefühle, uns immer wieder neu ausrichten, nachdenken, Strategien anpassen. Das betrifft auch das Schlafverhalten. *Gerade* dann, wenn eine neue Herausforderung ansteht, benötigen wir und unsere Kinder einen bedürfnisorientierten Blick auf die Situation. Gerade dann, wenn irgendetwas unseren Schlaf durcheinanderbringt und unser eigentlich so gut eingespieltes Programm nicht mehr funktioniert, ist dies ja ein Zeichen für eine Veränderung, einen Entwicklungsimpuls. Und was brauchen wir oder unsere Kinder gerade dann? Sicherheit! Wir brauchen das Gefühl, sicher aufgehoben zu sein, dass jemand uns versteht, uns hält und gegebenenfalls einen anderen, neuen, aber sicheren Weg vorgibt. Gerade in den schwierigen Momenten des Elternseins und der Herausforderungen der kindlichen Entwicklung ist es wichtig, dass wir nicht doch aus Überforderung und Erschöpfung zu Härte und Strenge greifen, sondern uns mit liebevollem Verständnis und viel Unterstützung der neuen Herausforderung stellen. Das ist manchmal nicht einfach. Besonders dann nicht, wenn wir selbst müde und erschöpft sind. Wenn wir einfach nur wollen, dass das Kind jetzt wirklich verdammt noch mal wieder richtig schläft. Alle Eltern kennen diese Herausforderung. Es ist wichtig, dass wir das aussprechen dürfen und uns erlauben, das auch zu fühlen und zu denken. Auch wir sind schließlich keine Maschinen.

In diesem Teil des Buches beschäftigen wir uns mit den großen und kleinen Herausforderungen rund um den Schlaf und entwickeln Ideen, wie du damit umgehen kannst. Vielleicht wirst du nicht mit allen Herausforderungen selbst konfrontiert, oder einige bestehen, aber du findest selbst gut hindurch, bei anderen können dir die Tipps in diesem Buch vielleicht helfen. Wichtig für all die kleinen und großen Herausforderungen ist, dass du immer auch an dich und dein Wohlergehen denkst, damit du genügend Kraft für deinen Alltag hast.

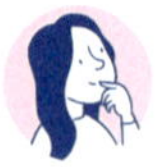

Reflexion: Meine persönliche Wohlfühlliste

Niemand muss durch schwierige Momente allein hindurch, und niemand muss zäh sein und sich durch Situationen durchbeißen. Gerade in Zeiten großer Anspannung ist es wichtig, dass wir auch auf Entspannung achten. Gerade dann aber fällt es uns manchmal schwer, wirklich für uns zu sorgen und ein Gefühl dafür zu haben, was wir jetzt brauchen oder was uns guttut. Lege dir deswegen eine Liste an für die schwierigen Momente: Was tut dir in schwierigen Momenten gut? Das können Aktivitäten sein, Menschen, bei denen du dich immer gut aufgehoben fühlst, oder auch bestimmte Speisen, die dich an schöne Momente erinnern. Leg dir diese Liste in den Kalender oder häng sie dir auf, sodass du an diese Punkte denkst, wenn es dir nicht gut geht.

Babyzeit: Die kleinen und großen Schlafherausforderungen im ersten Jahr

Im ersten Jahr bildet sich nach und nach die Anpassung an den circadianen Rhythmus aus. Im Alter von drei bis vier Monaten gibt es langsam erste Anzeichen für einen Tagesrhythmus, aber der Bereich im Gehirn, der den circadianen Rhythmus steuert (suprachiasmatischer Nukleus), braucht viele Monate, um anhand von Tageslichtveränderungen, Temperaturempfindungen und Mahlzeiten einen 24-stündigen Rhythmus auszubilden. Erst im Alter von etwa einem Jahr ist das Kind tagsüber lange Zeit wach und schläft (in der Regel) den Großteil der Nacht. Doch nicht nur diese Anpassung macht es uns schwer, den Schlaf des Babys zu begleiten, sondern es gibt noch zahlreiche andere Entwicklungen im ersten Jahr, die sich auch auf das Schlafverhalten auswirken können und Eltern hier oder da vor Herausforderungen stellen.

Mein Baby weint abends viel und findet schwer in den Schlaf

Eltern von viel weinenden Babys stehen vor enormen emotionalen und körperlichen Herausforderungen. Babys, die viel weinen und/oder Ein- oder Durchschlafprobleme zeigen, sollten immer zunächst in der kinderärztlichen Praxis vorgestellt werden, um abzuklären, ob eine (hirn-)organische Ursache vorliegt, ein Schlaf-Apnoe-Syndrom oder eine Regulationsstörung (mehr dazu ab Seite 259 ff.) oder anderes.

Neben den generell viel weinenden Babys gibt es auch Kinder, die besonders in den Abendstunden sehr viel weinen und sich schwer beruhigen lassen. Auch für das abendliche Weinen kann es viele Ursachen geben. Gerade in den ersten Monaten sind solche abendlichen Schrei- und Weinphasen vielen Eltern bekannt. Wie wir schon gesehen haben, kommt das Baby in den ersten Monaten auf dieser Welt, die so ganz anders ist als der vorige Erlebnisraum, erst einmal an. All die äußeren und inneren Eindrücke müssen verarbeitet werden, und manchmal sind es doch mehr Reize, als wir selbst als erwachsene Personen, die an all das gewöhnt sind, wahrnehmen können. Treten die abendlichen Wein- und Schreisituationen regelmäßig auf, ist es sinnvoll, sich Notizen über den Tagesablauf zu machen. Vielleicht gibt es ein Muster, das aufzeigt, was besonders anstrengend für das Baby ist. Ein Klassiker sind beispielsweise Einkaufstouren mit Kinderwagen, wenn das Baby auf dem Rücken im Kinderwagen liegt und in einem Supermarkt oder Shoppingcenter direkt in die grelle Beleuchtung blickt, unter der es, zusätzlich zu all den Geräuschen und Gerüchen, entlanggeschoben wird.

In der Beratung kommt es aber nicht nur darauf an, die Ursachen des abendlichen Weinens zu ergründen, sondern besonders darauf, die Eltern zu stärken, um mit dem Weinen gut umgehen zu können. Das Weinen des Babys löst in uns ein Sorgeverhalten aus: Wir erkennen das Signal, dass das Baby in Not ist, und wollen helfen. Kulturübergreifend werden weinende Babys auf den Arm genommen, getragen und beruhigend angesprochen.[1] Kann sich das Baby nicht beruhigen, signalisiert dies dem Elternteil, dass es weiterhin in Not ist. Dies kann dazu führen, dass der Elternteil sich als unfähig empfindet, dem Kind zu helfen. Der schon angesprochene Kreislauf der gegenseitigen positiven Rückmeldung funktioniert nicht: Die Eltern fühlen sich nicht kompetent, weil das Baby keine positive Rückmeldung gibt, da das Problem nicht behoben werden konnte. Wenn Eltern ohnehin schon an ihrer Elternrolle zweifeln und wenig Selbstbewusstsein haben oder ein besonders starkes Bedürfnis zeigen, es immer allen Menschen recht machen zu wollen, kann das besonders schlimm sein. Ebenso dann, wenn das Weinen des Babys eigene negative Erfahrungen aufwirbelt, weil das eigene Weinen als Kind vielleicht unbeantwortet blieb, das weinende Kind immer beschämt wurde und nicht erlernen konnte, wie Trösten überhaupt geht.

Wichtig ist zunächst, zu verinnerlichen, dass begleitetes Weinen nicht die negative Wirkung des Alleinweinens hat und dass Weinen nicht per se schlecht ist und abgestellt werden muss. Die schweizerisch-amerikanische Entwicklungspsychologin Dr. Aletha Solter erklärt dazu: »Wenn wir Babys beim Weinen halten, ist das in vielerlei Hinsicht wohltuend für alle Beteiligten. Ein unmittelbarer Vorteil ist, dass das Zusammenleben mit Babys, die auf diese Weise Stress abbauen, sehr viel leichter ist. […] Wenn Sie Ihrem Baby erlauben, (in Ihren Armen) frei zu weinen, kann es sich angewöhnen, bei Bedarf immer zu weinen, statt seine Emotionen zu unterdrücken. Diese gesunde Angewohnheit begleitet es in seiner weiteren Kindheit und in seinem Erwachsenenleben und hilft ihm auch in späteren Jahren, sich von Stress zu erholen.«[2] Zwar scheint die Theorie des Biochemikers Wiliam Frey, dass Tränen auch dafür zuständig wären, unsere Stresshormone auszuschwemmen, mittlerweile widerlegt zu sein, für das psychische Wohlergehen des Menschen ist es dennoch hilfreich, Emotionen nicht unterdrücken zu müssen und von klein auf lernen zu können, dass auch geweint werden kann und Emotionen von anderen Menschen begleitet werden dürfen.

Das abendliche begleitete Weinen ist daher oft ein besonders großes Problem für die erwachsene Bezugsperson, die durch Stresshormone, Versagensängste und unbewusste Ängste aus der eigenen Kindheit angespannt sein kann, was eine eingeschränkte Fähigkeit der Co-Regulation zur Folge hat. Bei abendlichem Weinen ist es daher gut und wichtig, dass der Elternteil durch eine andere erwachsene Person, die das Baby begleitet, abgelöst werden kann. Der Elternteil, der das weinende Baby begleitet, kann durchaus einen Geräuschschutz tragen, um selber entspannter bleiben zu können. Das mag im ersten Moment komisch wirken, weil man ja Zuwendung signalisieren will, aber für die benötigte Zuwendung ist ausreichend Entspannung notwendig, die durch eine geminderte Lautstärke oft eher hergestellt werden kann. Wer mag, kann über Kopfhörer auch Musik oder ein Hörbuch hören. Musik kann uns sogar aktiv unterstützen: harmonische, ruhige Klänge wirken auf unser vegetatives Nervensystem und können den Puls senken.[3] Durch die hohe und dauerhafte Anspannung ist das sympathische Nervensystem in einer Daueranspannung, was bei Eltern von viel weinenden Babys zu einer Vielzahl von Problemen führen kann: angefangen mit dem Problem des Absenkens der Feinfühligkeit durch den Stress über Muskelverspannungen bis hin zu Schlafstörungen. Neben Musik können eine bewusste Atmung und auch rhythmische Bewegungen sich günstig auf das sympathische Nervensystem auswirken. Am besten ist es, eine persönliche Beratung in Anspruch zu nehmen, wenn das (abendliche) Weinen zu einem Problem wird. In einer solchen Beratung können individuell passende Strategien entwickelt werden, die am jeweiligen Problem zielgenau ansetzen.

Wenn die Phase des abendlichen Weinens überwunden ist, ist es wichtig, den Absprung zu einem normalen Einschlafritual zu schaffen und nicht in aufwendigen Trage- oder Gymnastikball-Hüpf-Ritualen zu verweilen, die dann langfristig anstrengend sind. Die Brücke zum Schlaf durch Umhertragen sollte in eine weniger aufwendige Brücke umgewandelt werden.

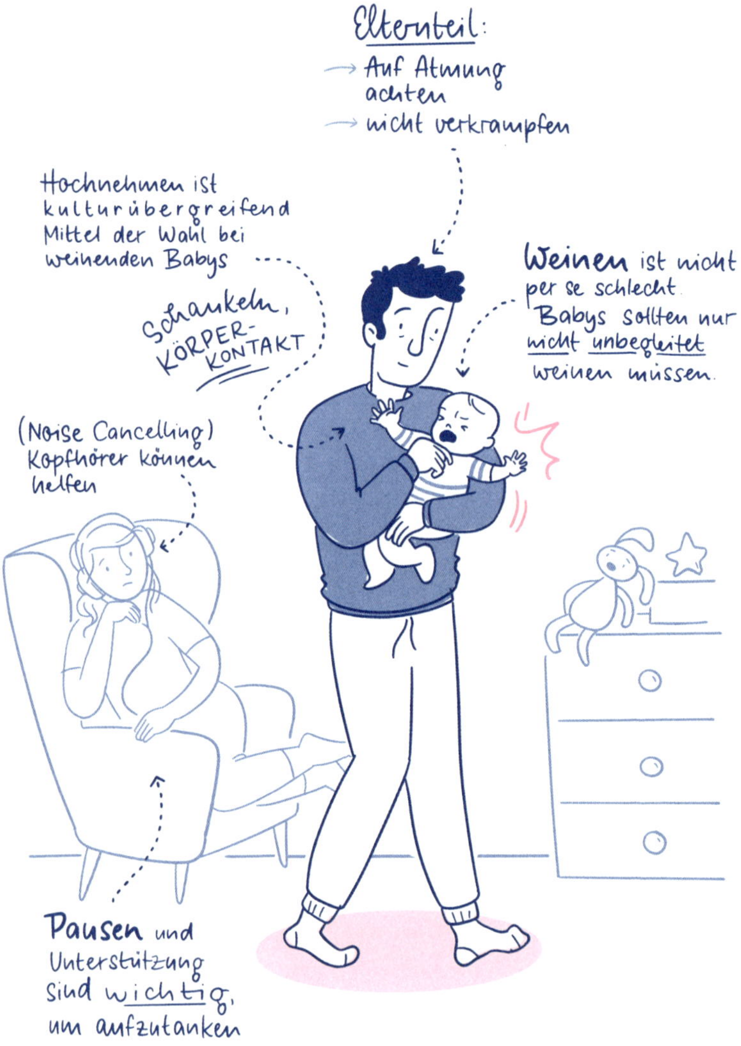
Elternteil:
→ Auf Atmung achten
→ nicht verkrampfen
Hochnehmen ist kulturübergreifend Mittel der Wahl bei weinenden Babys
Schaukeln, KÖRPER-KONTAKT
Weinen ist nicht per se schlecht. Babys sollten nur nicht unbegleitet weinen müssen.
(Noise Cancelling) Kopfhörer können helfen
Pausen und Unterstützung sind wichtig, um aufzutanken

Viel weinende Babys brauchen Zuwendung, Eltern viel weinender Babys brauchen Unterstützung

Kurz und knapp: **Was kann helfen?**

Kind	Eltern
• Kind in kinderärztlicher Praxis vorstellen • Sozialpädiatrisches Zentrum o. Ä. • Emotionale Erste Hilfe • Schreitagebuch • Nähe, Tragen, begleitetes Weinen	• Hilfe und Unterstützung • Geräuschschutz • Selbstfürsorge • Pausen

Wenn neue Zähne schmerzen

Doch nicht nur die äußeren Reize können im ersten Jahr die Nächte verkürzen, auch innerliche Reize können zu Schlafproblemen führen. Wir müssen uns hierzu noch einmal vor Augen führen, wie neu diese Welt für unsere Kinder ist – auch noch nach drei Monaten, nach sechs Monaten, nach einem Jahr. Wenn wir erwachsenen Menschen ein anderes Land besuchen, entdecken wir wahrscheinlich auch nach einem Jahr noch etwas Neues, lernen weitere Traditionen kennen, probieren eine neue Mahlzeit. Ähnlich ist das Leben für unsere Kinder, nur dass sie noch nicht über ein erwachsenes Gehirn verfügen, das all die Erfahrungen einordnet. Gerade Schmerzen können von Babys und Kindern noch nicht richtig zugeordnet werden. Anders als lange Zeit gedacht, empfinden Babys durchaus schon Schmerzen, sie können sie aber nicht benennen und für uns lokalisieren. Selbst Schulkindern fällt es manchmal noch schwer, Schmerzen richtig zuzuordnen.

Das Durchbrechen der ersten Zähne (und auch später der Backenzähne und der Zahnwechsel der Milchzähne) kann schmerzen. Die Schmerzwahrnehmung ist von Mensch zu Mensch unterschiedlich. So gibt es Kinder, die mehr unter dem Zahnen leiden, und Kinder, die weniger beeinträchtigt sind. Gerade für Babys aber, die sich den Schmerz nicht erklären können und auch unsere Worte noch nicht ausreichend verstehen, ist dieser Schmerz belastend. Da sie für Erklärungen nicht zugänglich sind, brauchen sie unsere Nähe und das Gefühl von Sicherheit besonders. Die durch das Zahnen hervorgerufenen Schmerzen können das Ein-, aber auch Durchschlafen behindern, das Baby erwacht nachts weinend und braucht Beruhigung. Auch tagsüber kann das gereizte Zahnfleisch schmerzen und sich auf die Nahrungsmittelaufnahme, die Zahnputzroutinen und den Tagschlaf auswirken. Neben Sicherheit und Beruhigung durch die Bezugspersonen sind für viele Kinder Kühlung und Druck lindernd: Gekühlte (nicht gefrorene!) Beißringe können oft eine leichte Linderung verschaffen durch den Druck durch das Kauen in Kombination mit der Kühlung. Auch gekühlte Beikost wie Obstbrei kann angenehm sein. Es gibt keinen Nachweis dafür, dass die oft empfohlenen Bernsteinketten beim Zahnen helfen können. Im Gegenteil: Es besteht Strangulationsgefahr, besonders wenn sie nachts verwendet werden. Auch gibt es keine wissenschaftlichen Nachweise für die Wirkung von homöopathischen Arzneimitteln, und die (nächtliche) Zufuhr der Zuckerkügelchen für die Gesundheit der gerade durchbrechenden Zähne kann in Zweifel gezogen werden. Auch für die oft empfohlene Veilchenwurzel gibt es keine Wirkungsnachweise, sie kann aber ein Nährboden für Keime sein. Bei starken Schmerzen kann in der kinderärztlichen Praxis erfragt werden, welche Schmerzmittel in welcher Dosierung eingesetzt werden können.

Unter dem Durchbrechen der Zähne leidet aber nicht nur der kindliche Schlaf, sondern auch der Schlaf der Eltern. Das durch Schmerzen hervorgerufene Aufwachen kann nicht einfach behoben werden, und auch die besten Brücken in den Schlaf helfen nicht gegen den Schmerz. Deswegen ist es in Zeiten des Zahnens besonders wichtig, eine für die Bezugspersonen gute Schlafroutine zu entwickeln. Nutze hierzu den Fahrplan zur Schlafvereinbarkeit (siehe Seite 167 ff.) und passe ihn an die aktuelle Situation an: Wer kann welche nächtliche Begleitung der Zahnschmerzen übernehmen, damit alle Erwachsenen einigermaßen ausgeruht durch diese Zeit kommen? Bedenke: Nicht nur wer erwerbsarbeitet, braucht Energie für den Tag, sondern auch die Person, die das zahnende Kind tagsüber beruhigt und tröstet.

Kurz und knapp: Was kann helfen?

Kind	Eltern
• Beißring • Gekühlter Beißring/Nahrung • Nähe, Tragen, begleitetes Weinen • Schmerzmittel nur nach Absprache • Achtung: Bernsteinketten/ Veilchenwurzeln sind nicht nachweisbar hilfreich	• Hilfe und Unterstützung • Geräuschschutz • Selbstfürsorge • Pausen • Abwechseln nachts in der Begleitung • Ausruhen tagsüber

Bauchschmerzen, Koliken, Beikost und Schlaf

Das Baby muss nach der Geburt nicht nur die neuen äußeren Reize verarbeiten, sondern auch die inneren Reize, schließlich erfolgen Nahrungsaufnahme und Verdauung nun ganz anders. Nach der

Geburt besiedeln Bakterien den Darm, was die Darmperistaltik anregt. Die Produktion der Verdauungssekrete setzt ein, das Baby scheidet schon am ersten Tag den ersten Stuhl, das sogenannte Kindspech, aus.[4] Manche Babys reagieren auf diese Veränderungen stärker, andere weniger stark: Beine werden angezogen, kleine Beine strampeln, man sieht, wie das Baby drückt und pupst, und manchmal ist es auch anstrengender als an anderen Tagen. Dass Babys tatsächlich unter sogenannten »Dreimonatskoliken« oder »Trimenonkoliken« leiden, ist wissenschaftlich nicht nachgewiesen. Bei vielen Babys ist dennoch zu beobachten, dass sie Symptome zeigen wie das Anziehen der Beine in Kombination mit einem angespannten Bauch und Weinen, was dann mit Bauchschmerzen assoziiert wird. Früher wurde besonders der Genuss »blähender Lebensmittel« der Stillenden für die Bauchschmerzen des Babys verantwortlich gemacht. Dementsprechend gab es lange Listen mit zu vermeidenden Lebensmitteln, die die Ernährung der Stillenden extrem einschränken. Das ist manchmal weder für die Stillende gesund, noch erleichtert es den Alltag. Es ist gut, einen Blick darauf zu haben, ob bestimmte Nahrungsmittel beim Baby eine Reaktion hervorrufen, man muss aber nicht gleich prophylaktisch eine Vielzahl an leckeren und sonst genossenen Lebensmitteln vom Speiseplan streichen. Ebenso überholt wie die langen Listen an zu vermeidenden Lebensmitteln ist auch das Ammenmärchen, dass »frische Milch nicht auf alte Milch« folgen sollte: Das Stillen kann entspannend wirken, und es gibt keinen Nachweis, dass das Aufeinandertreffen von Milch im Magen Bauchschmerzen hervorrufen oder verstärken könnte.

Wenn die Beikost eingeführt wird, steht das Verdauungssystem vor einer neuen, bisher unbekannten Herausforderung, weil weitere Nahrungsmittelbestandteile aufgespaltet und verdaut werden wollen. Der Stuhl ändert sich, einige Babys haben anfangs Verstopfung, und auch hier können nächtliche Bauchschmerzen auftreten. Die ersten Mahlzeiten werden daher auch nicht abends angeboten, sondern tagsüber, um der abendlichen und nächtlichen Störung möglichst vorzubeugen. Dennoch kann es zu Einflüssen auf den Schlaf kommen.

Ähnlich wie beim Zahnen können Eltern auch hier kaum eingreifen, außer im Fall von Unverträglichkeiten auf diese Lebensmittel zu verzichten und darauf zu achten, dass neue Speisen nicht abends angeboten werden. Neben Trost und Zuwendung hilft Babys manchmal Wärme am Bauch (Achtung: Kirschkern- oder Traubenkernkissen dürfen nicht heiß sein, da das zu Verbrennungen der empfindlichen Babyhaut führen kann, auf Wärmflaschen sollte aufgrund der Verbrennungsgefahr generell verzichtet werden). Viele Eltern berichten auch davon, dass der sogenannte »Fliegergriff« hilfreich ist bei Bauchschmerzen: Das Baby liegt bäuchlings auf dem Unterarm und wird so wippend getragen.

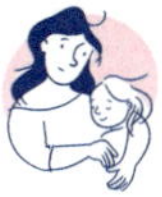

Mein Bauch tut weh!

Bauchschmerzen gehören zu den häufigsten Beschwerden in der Kindheit, aber neben akuten medizinischen Erkrankungen im Bauchbereich werden manchmal beispielsweise auch Ohrenschmerzen als Bauchschmerzen beschrieben, und auch Stress oder seelische Probleme können als Bauchschmerzen bezeichnet werden. Deswegen ist es wichtig, wenn Kinder über »Bauchschmerzen« klagen, genauer nachzufragen, was alles schmerzt, einen Blick für andere Symptome zu haben (Ausscheidungen des Kindes, Körperhaltung, Ausschlag etc.) und auch die aktuelle Lebenssituation des Kindes zu berücksichtigen (Kita, Freundschaften, Schule etc.). Eine Abklärung in der kinderärztlichen Praxis sollte bei Ungewissheit und bestehenden

Schmerzen immer stattfinden. Einige Kinder und Jugendliche leiden auch unter chronischen Bauchschmerzen (Recurrent Abdominal Pain = RAP). RAP-Kinder berichten häufig, dass sie Bauchschmerzen vor dem Einschlafen haben, empfinden ihren Schlaf als nicht gut und entwickeln häufiger Schlafstörungen.[5] Auch Kinder mit chronisch-entzündlichen Darmerkrankungen wie Morbus Crohn und Colitis ulcerosa leiden häufiger unter Schlafstörungen.[6]

Kurz und knapp: Was kann helfen?

Kind	Eltern
• Ärztliche Abklärung, gerade auch um Darmeinstülpung auszuschließen • Bauchmassage nur außerhalb von Schmerzanfällen! • Wärme am Bauch (keine Hitze!) • Fliegergriff • Fliegergriff auf Gymnastikball	• Hilfe und Unterstützung • Geräuschschutz • Selbstfürsorge • Pausen • Massage des eigenen Rückens, wenn lange im Fliegergriff getragen • Nicht pauschal vorab alle »blähenden« Lebensmittel weglassen, da das zu ungesunder Ernährung führen kann, aber Blick auf Lebens- und Genussmittel haben, wenn das Kind noch gestillt wird und immer wieder Bauchschmerzen hat

Achte darauf, dass du ausreichend Schlaf bekommst durch eine angemessene Aufteilung der Begleitung deines Babys. Wenn dein Baby längere Zeit wegen Bauchschmerzen getragen wird, achte auf deine Atmung und eventuelle Verspannungen. Vielleicht hast du ja aus der Schwangerschaft noch einen Igelball zu Hause. Diese bunten Plastikbälle in unterschiedlichen Größen können später als Spielzeug für dein Baby dienen, bieten aber auch jetzt eine Hilfe: Lass dir abends den Nacken und die Schultern mit dem Igelball massieren. Wer keine andere erwachsene Person zu Hause hat, die massieren könnte, kann sich an die Wand stellen und den Igelball zwischen Wand und Körper platzieren. Wenn man sich dann auf und ab oder hin und her bewegt, kann der Igelball den Rücken massieren. Auch warme Nackenwickel sind manchmal entspannend und wohltuend.

Erkältungszeiten

Wir kennen es von uns selbst: Wenn wir erkältet sind, Schnupfen und/oder Husten haben, kann der Schlaf gestört sein. Wir wachen vom Husten oder der verstopften Nase auf, wälzen uns hin und her. Die ersten Infekte unserer Kinder sind nicht nur für sie anstrengend, sondern oft auch für die Eltern. Manche Eltern merken, dass sich das Verhalten des Babys ändert: Es wird vielleicht etwas weinerlicher und anhänglicher, möchte mehr gestillt oder getragen werden. Vielleicht schläft es auch tagsüber schneller ein oder es schläft insgesamt mehr, vielleicht ist es aber auch müde und kann nicht einschlafen, bevor die ersten richtigen Erkrankungszeichen wie glasige Augen, laufende Nase, rote Wangen und erhöhte Temperatur auftreten. In den ersten Monaten verfügen Babys normalerweise über den sogenannten Nestschutz, eine passive Immunisierung durch die während der Schwangerschaft übertragenen Abwehrstoffe und – im Falle der Muttermilchernährung – durch die Aufnahme über die Milch. Nach und nach baut das Baby durch Kontakt mit Erregern eine aktive Immunität auf. Irgendwann kommt es zur ersten Erkältung, und dieser ungewohnte Zustand ist für das Baby oft unangenehm, versetzt aber auch die Eltern oft in Alarmbereitschaft und Sorgen. Es dauert, bis sich eine gewisse Gelassenheit gegenüber Erkältungskrankheiten einstellt. Diese innerliche Unruhe wirkt auf den Schlaf der Eltern: Noch mal nachschauen, ob das Baby Fieber hat! Was, wenn es keine Luft bekommen sollte wegen der verstopften Nase? Aber auch der durch die Erkältung gestörte Schlaf und das Unwohlsein des Babys selbst wirken auf uns und zerstückeln die Nacht oft in noch mehr Wachphasen.

Krankheitsphasen sind enorm anstrengend. Hier braucht es wieder zusätzlich helfende Hände, das heißt eine Person, die sich um das Baby kümmert, und eine, die zusätzliche Aufgaben ausführt. In den ersten Erkältungszeiten von Babys ist oft nicht daran zu denken, dass der betreuende Elternteil auch noch etwas im Haushalt erledigen kann: Das Baby will getragen, gewiegt, genährt und oft nicht abgelegt werden. Babys, die schon Beikost zu sich genommen haben, steigen während der Erkältungen manchmal wieder ausschließlich auf flüssige Nahrung um. Für Stillende ist auch dies eine zusätzliche körperliche Beanspruchung, auch wenn sich die Milchmenge oft schnell anpasst und die Flüssigkeit nach Bedarf gerade jetzt unterstützend ist.

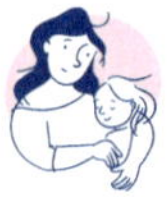

Im Krankheitsfall

Erkundige dich nach den Regelungen für Krankheitsfälle in Bezug auf deine Arbeit: Für die Pflege des kranken Kindes können Eltern bezahlt oder unbezahlt von ihrer angestellten Arbeit freigestellt werden. Für gesetzlich Versicherte gibt es außerdem das Kinderkrankengeld.

Überlegt euch, wie ihr möglichst kraftsparend die Erkältung überstehen könnt: Manchen Eltern hilft es, ein separates Krankenlager für Baby und einen Elternteil aufzuschlagen, wobei sich ein Elternteil ausschließlich um das Baby kümmert und der andere den Haushalt und alles andere übernimmt. Andere Eltern finden es angenehmer, sich die Care-Arbeit am Krankenlager zu teilen. Alleinerziehende sollten Hilfe von außerhalb bekommen, zum Beispiel gelieferte vorgekochte Mahlzeiten und nach Möglichkeit auch Unterstützung für Einkauf und andere Haushaltsaufgaben. Denke daran, dass dein Wohlergehen auch wichtig ist. Nicht nur die Mutter kann sich um ein Baby kümmern. Gerade dann, wenn Mütter selbst krank sind, brauchen sie auch Zeit, um selbst wieder zu Kräften zu kommen.

Kurz und knapp: **Was kann helfen?**

Kind	Eltern
• Abklärung in kinderärztlicher Praxis • Schleimabsauger, damit Nase nachts frei ist • Medikamente nach Absprache • Inhalation und Wickel nach Absprache • Nur gesunde Kinder wieder in Krippe/Tagespflege/Kita bringen, da sonst Erkältungskarussell in der Einrichtung	• Krankmeldung/ Kindkranktage nutzen • Familie/Freunde einspannen: Essen vorbeibringen, Einkäufe erledigen • Krankenlager aufteilen und/ oder Haushalt aufteilen • Regenerationszeit für dich einplanen, wenn du dich angesteckt hast: Nicht krank zur Arbeit schleppen!

Aber es hat doch schon viel besser geschlafen!

Zähne, Erkältungen, Entwicklungsschritte, neue Reize – im ersten Jahr passiert unglaublich viel, was sich auch auf den Schlaf niederschlägt. Oft denken Eltern, dass sich ihr Baby in den ersten Monaten langsam an das Leben außerhalb des Uterus gewöhnen würde und sich das Schlafverhalten kontinuierlich verbessern, das heißt, an unseren Schlaf anpassen würde. So wie auch die Beikostgewöhnung entwickelt sich das Schlafverhalten eher wellenförmig und keineswegs in einer ständigen Aufwärtslinie. Im Laufe der Zeit kommt es immer wieder vor, dass bestimmte Entwicklungsmeilensteine sich auf das Schlafverhalten auswirken, sich eure Rituale zum Einschlafen verändern, ihr feststellt, dass ein lange Zeit funktionierendes Ritual wie beispielsweise das Einschlafstillen auf einmal nicht mehr funktioniert und ihr Routinen ändern müsst. Auch du selbst veränderst dich schließlich über die Zeit hinweg und entwickelst neue Bedürfnisse, oder alte kommen wieder in dir hoch. Familienleben bedeutet, sich immer wieder neu aufeinander einzustellen, flexibel zu sein, neue gemeinsame Wege zu finden.

Es ist auch nicht hilfreich, den Schlaf deines Kindes mit dem anderer Kinder zu vergleichen. Wie du schon erfahren hast, benötigen alle Menschen eine unterschiedliche Schlafdauer zur Regeneration, und wir sind unterschiedliche Schlaftypen. Dazu kommen Temperamentseigenschaften wie unterschiedliche sensorische Empfindsamkeit, unterschiedliche Tröstbarkeit, unterschiedliche Anpassungsfähigkeit an neue Situationen. Wir können das Schlafverhalten einzelner Kinder kaum miteinander vergleichen. Vor allem dürfen wir uns nicht dem Druck aussetzen, das Kind (oder uns) an das Verhalten anderer anzupassen. Bleib bei euch und eurer persönlichen Entwicklung. Wenn du einen Vergleich benötigst, gleiche die Schlafenszeiten deines Kindes heute mit der früheren Schlafdauer ab und betrachte die Entwicklung individuell.

Manchmal können wir uns nur damit abfinden, dass die Situation jetzt so ist, wie sie ist, und versuchen, das Beste aus ihr herauszuholen. Gerade wenn es anstrengend ist mit Kind, solltest du dich selbst fragen: Was kann ich mit dieser Situation tun, um sie dennoch so schön wie möglich zu machen?

Reflexion: Geht es uns noch gut?

In unserem hektischen Alltag verlieren wir schnell aus den Augen, gut auf uns selbst zu achten und innezuhalten. Manchmal merken wir zu spät, dass wir uns übernommen haben, weil wir auf die kleinen Zeichen nicht gehört oder sie gar nicht wahrgenommen haben. Mach es dir zur Angewohnheit, regelmäßig darauf zu blicken, ob es euch mit eurem Schlafverhalten noch gut geht. Das muss nicht jeden Tag passieren. Aber vielleicht alle zwei Wochen, wenn du ein kleines Kind hast. Kleb oder schreib in deinen Kalender eine Erinnerung, beispielsweise diese drei Fragen:

Auf einer Skala von 1 bis 5: Wie gut schläfst du gerade?

Auf einer Skala von 1 bis 5: Wie zufrieden bist du mit der Zubettgehroutine?

Auf einer Skala von 1 bis 5: Wie gut passen eure Routinen zum Bedarf des Kindes?

Wenn du merkst, dass es nicht mehr passt, ist Zeit für Veränderung. Das ist okay.

Kurz und knapp: **Was kann helfen?**

Kind	Eltern
• Einschlafbrücken überprüfen • Erwartungen überprüfen: Braucht das Kind jetzt weniger Schlaf? • Mindset: Das Kind ist nicht gemein und kein Tyrann. Die Verhaltensänderung hat eine erklärbare Ursache.	• Mindset: Schlaf ändert sich über das Leben hinweg. Das ist normal und in Ordnung! • Mindset: Es gibt bessere und schlechtere Phasen. • Erholungszeiten tagsüber einplanen: Powernap?

Schnuller als Einschlafhilfe?

Der Schnuller ist eines der wohl umstrittensten Hilfsmittel in Eltern- und Fachkreisen. Tatsächlich gibt es ihn beziehungsweise seine Vorläufer wohl schon seit Jahrtausenden, denn Eltern haben früh gemerkt, dass das Saugen Babys beruhigt: Nuckeln und Saugen wird von Babys zur Regulation von Stress und Müdigkeit genutzt, es wirkt schmerzlindernd und hilft bei der Verdauung.[7] Das Saugbedürfnis des Babys besteht über die reine Nahrungsaufnahme hinaus, weshalb Babys auch früh damit beginnen, an Händen, anderen Hautoberflächen oder Stoff zu saugen. Gestillte Babys trinken nicht nur an der Brust, sondern nuckeln auch daran. Dementsprechend wurde der Schnuller als Ersatzhilfsmittel benutzt, um diese Regulation statt des Nuckelns an der Brust zu ermöglichen. Empfohlen werden deswegen Nuckel, die in der Gestaltung dem Vorbild der Brust entsprechen, mit einer symmetrischen Form, möglichst klein, mit schmalem Ansatz, leicht und weich.[8]

Gerade für nicht gestillte Babys ist das Nuckeln mit dem Schnuller oft hilfreich, da sie nicht die Option haben, an der Brust zu saugen. Aber auch gestillte Babys können einen Schnuller nutzen: Wenn du dein Baby nicht an der Brust einschlafnuckeln lassen möchtest beziehungsweise dein Baby ein sehr starkes Saugbedürfnis hat, spricht nichts dagegen, einen solch empfohlenen Schnuller zu verwenden. Bei gestillten Kindern wird empfohlen, dass ein Schnuller erst nach vier bis sechs Wochen angeboten wird, damit das Baby nicht durch die unterschiedlichen Arten des Saugens irritiert wird und Schwierigkeiten entwickelt, die Brust zu entleeren.

Wichtig ist bei allen Kindern, dass die Nutzung des Schnullers im Blick behalten wird: Er sollte nicht als beständiger Regulationsersatz eingesetzt werden, um weniger Zuwendung geben zu müssen. Es ist wichtig, dass das Baby in erster Linie Trost und Zuwendung von seinen Bezugspersonen erfährt und fühlt, dass diese darum bemüht sind, das Problem für seinen Stress zu erkennen und die Ursache zu beseitigen, anstatt »nur« den Schnuller für die Selbstregulation einzusetzen und nicht die Ursache anzugehen. Ein Beispiel dafür ist, dass der Vorläufer des Schnullers, der »Lutschbeutel« (ein Stoffbeutel, gefüllt mit einer Masse aus Brot, Mehl oder Brei) eingesetzt wurde, um Kinder in Hungersnöten zu beruhigen und ein gewisses Gefühl der Sättigung herzustellen, obwohl sie natürlich richtige Nahrung benötigt hätten.

Empfehlenswert ist deswegen, den Schnuller gezielt zum Einschlafen einzusetzen, aber nicht als Dauerberuhigung im Alltag im Mund zu lassen – das kann sich sonst mit zunehmendem Alter auch negativ auf die Interaktion mit anderen auswirken.

Irgendwann wird es Zeit sein, sich vom Schnuller zu verabschieden, unter anderem um Zahnfehlstellungen zu vermeiden: Entweder gibt dein Kind das Nuckeln selber auf, oder es wird von den Bezugspersonen eingeleitet. Beispielsweise können Verabredungen getroffen werden, wann genau der Nuckel im Einsatz sein kann und wann nicht. Bedenke bei der Umgewöhnung, dass du deinem Kind den Schnuller als Beruhigungsmittel zur Verfügung gestellt hast und es dieses als Strategie übernommen hat. So wie Kinder Zeit brauchen, um eine neue Brücke in den Schlaf anzunehmen, brauchen Kinder oft auch Zeit, um neue Strategien für die eigene Regulation zu verinnerlichen. Überleg also (je nach Alter des Kindes vielleicht auch mit ihm zusammen), was dein Kind als Ersatz für den Schnuller brauchen oder benutzen kann. Vor allem: Denk daran, dass es ein Umstellungsprozess ist, der Zeit braucht und in der Regel nicht von heute auf morgen abgeschlossen ist.

Unangenehme Einschlafrituale

Der Schnuller kann dann zu einem unangenehmen Einschlafritual werden, wenn das Baby beständig aufwacht, wenn es ihn aus dem Mund verliert. Für diesen Fall kann man entweder genügend Schnuller am Bett aufbewahren, damit immer einer griffbereit ist, oder doch eine andere Brücke in den Schlaf nutzen.

Aber auch andere Einschlafrituale können sich auf Dauer als unangenehm erweisen. Manche Kinder bilden Rituale aus, wie das Knibbeln und Kratzen an der Haut der Person, die das Baby in den Schlaf begleitet, oder sie drehen und ziehen an den Haaren des Elternteils. Einige ältere Babys kneifen beim Einschlafstillen in die Brust oder in die andere, freie Brustwarze. Am Anfang finden einige Eltern das vielleicht noch in Ordnung, nach einer Weile stellt es sich aber oft als unangenehm dar. Und Eltern fühlen sich überfordert, wie sie damit umgehen sollen: Offenbar funktioniert das Ritual, aber es ist gleichzeitig auch unangenehm und auf Dauer anstrengend.

Natürlich müssen Eltern unangenehme Einschlafrituale nicht aushalten, damit das Kind in den Schlaf findet. Die Einschlafsituation soll für alle angenehm sein. Wenn wir ein Ritual über uns ergehen lassen, das wir nicht angenehm finden, spürt das Kind unser Unbehagen, kann es aber gleichzeitig nicht einordnen, weil es unsere Perspektive noch nicht übernehmen kann. Es weiß nicht, dass der Elternteil beispielsweise das Haareziehen als unangenehm empfindet. Es spürt nur, dass Mama oder Papa unruhig ist, vielleicht Stress hat, unentspannt atmet. Vielleicht verzögert sich dadurch das Einschlafen des Kindes, und das unangenehme Ritual muss sogar noch länger ausgehalten werden.

Aus dem Familienalltag von Anna & Amir

Nach etwa einem halben Jahr gewöhnte sich Luca an, während des Stillens in Annas andere, gerade nicht stillende Brustwarze zu kneifen. Anfangs strich er nur mit seiner Hand darüber, irgendwann entwickelte sich daraus aber ein Kneifen. Anna las im Internet, dass das viele Kinder machen würden, um die Brust auf das Stillen vorzubereiten; es gibt sogar historische Gemälde, auf denen man so etwas sehen kann. Weil es also offenbar normal war, ließ sie Luca gewähren, fühlte sich aber zunehmend unwohl dabei. Sie merkte, dass sie schon vor dem Stillen daran dachte, ob Luca sie wohl wieder kneifen würde, und auch in der Öffentlichkeit wurde ihr das Stillen unangenehm, weil Lucas Hand immer zur anderen Brust wanderte. Als sie mit einer Freundin darüber sprach, bestärkte diese sie darin, ihre eigenen Grenzen zu wahren, auch gegenüber ihrem Kind. Selbst wenn andere Stillende das in Ordnung finden, kann sie es unangenehm finden und für sich ablehnen. Anna gewöhnte Luca nach und nach daran, während des Stillens an einem Stoffband mit vielen Knoten zu knibbeln, statt an ihrer Brust. Dadurch ging es Anna wesentlich besser.

Es ist also völlig in Ordnung, eine andere Brücke zum Schlaf einzuführen. Manchmal kann die Handlung des Babys oder Kleinkindes auch auf ein Ersatzobjekt umgeleitet werden: Vielleicht gibt es ein Kuscheltier, an dessen Tags gezogen, oder eine Puppe, an deren Haaren gespielt werden kann. Auch das Einführen einer solchen Alternative braucht allerdings Zeit, bis sie angenommen wird. Veränderungen sind oft nicht von heute auf morgen möglich, sondern es braucht eine ruhige Beständigkeit der Bezugspersonen, damit die alternative Einschlafbrücke angenommen werden kann. Auf gar keinen Fall sollte das Kleinkind beschimpft, beschämt, fixiert oder anderweitig unter Druck gesetzt werden. Auch wenn es anstrengend ist, braucht das Kind die beständige Umleitung seiner Handlungen auf ein Ersatzobjekt oder ein neues Ritual. Dabei wird bestenfalls der gesamte bisherige Ablauf beibehalten und nur die konkrete neue Handlung ausgewechselt. So erfährt das Kind weiterhin Beständigkeit und Sicherheit, während ein einzelner Punkt des gewohnten Ablaufs verändert wird.

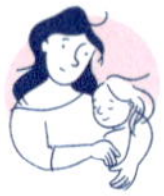

Rhythmische Bewegungsstörungen

Manche Kinder zeigen beim Einschlafen rhythmische Bewegungsbilder, sie rollen beispielsweise mit dem Kopf, wippen ihren gesamten Körper oder schlagen mit den Beinen, manchmal begleitet von Brummgeräuschen.[9] Die Ursache hierfür ist noch nicht genau geklärt. Oft verschwinden diese rhythmischen Bewegungen im Laufe der Kindheit, und es ist besonders wichtig, das Kind in diesen Situationen vor Verletzung zu schützen. Bei Unsicherheit oder starken Symptomen, die auch zu Selbstverletzung führen können, sollte jedoch eine medizinische Abklärung erfolgen, manchmal findet auch eine Untersuchung im Schlaflabor statt. Auch das Restless-Legs-Syndrom kann schon in der Kindheit und Jugend auftreten und den Schlaf negativ beeinflussen und darüber hinaus Auswirkungen auf das Verhalten tagsüber zeigen.

Kurz und knapp: **Was kann helfen?**

Kind	Eltern
• Alternativen anbieten zum Knibbeln/Kauen/Ziehen/Drücken • Ggf. Abklärung bei Bewegungsstörung	• Mindset: Ich habe auch Grenzen und darf sie wahren. • Geduld beim Lernen einer neuen Brücke

Schöne Einschlafrituale mit Babys gestalten

Rituale und ritualisierte Handlungen sind an vielen Stellen unseres Alltagslebens zu finden. Oft ist uns gar nicht bewusst, dass wir ein Ritual ausführen, wenn wir beispielsweise immer morgens in die Küche gehen, den Kaffeebecher aus dem Regal nehmen, uns einen Kaffee eingießen, uns damit hinsetzen und erst einmal tief durchatmen und den Kaffeegeruch einatmen. Auch für unsere Kinder gibt es eine Vielzahl solcher Rituale. Oft leiten sie aus einem bestimmten Verhalten eine Vorhersage ab: Wenn dieses so passiert, passiert das als Nächstes. Diese Art der Beständigkeit gibt Sicherheit. Schon Babys verknüpfen bestimmte Handlungen mit einer Erwartungshaltung: Nach einigen Monaten wissen sie in etwa, was passieren wird, wenn sie zum Wickeltisch getragen werden. Babys brauchen allerdings noch keine ausgefeilten und langwierigen Zubettgehrituale, und es ist gut, wenn du deine persönlichen Ressourcen sinnvoll einsetzt und mit ihnen haushaltest, anstatt dir aufwendige Einschlafzeremonien auszudenken. Ein einfacher, wiederkehrender Ablauf am Abend reicht beispielsweise aus, um als Ritual zu dienen. Dieser kann beispielsweise folgendermaßen aussehen: Du lüftest noch einmal kurz das Schlafzimmer, um frische Luft hereinzulassen. Dann nimmst du das Baby mit zum Wickelplatz. Wenn du magst, kannst du dein Baby noch einmal über dem Waschbecken oder der Toilette kurz abhalten, bevor du die Windel wechselst. Es gibt viele Babys, die auf das Abhalten beim Wickeln mit dem Ent-

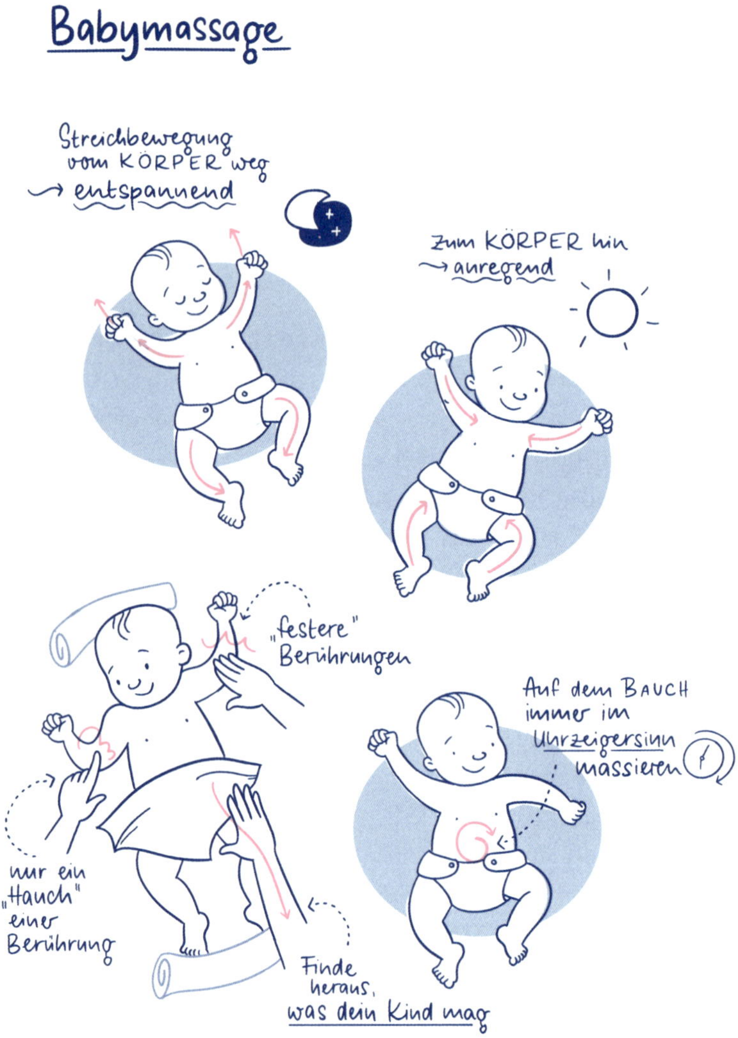

leeren von Blase und/oder Darm reagieren. Babys müssen nicht jeden Abend gebadet werden, eine Reinigung mit warmen, feuchten Waschlappen und etwas Öl reicht aus. Das Öl kannst du mit sanften Bewegungen auf dem Babykörper verteilen. Es gibt viele Kurse zur Babymassage, aber auch hier gilt, dass es darauf ankommt, was du und dein Baby mögen: Achte auf seine Signale und nimm wahr, wo und wie es deine Streicheleinheiten besonders mag und was ihm weniger gut gefällt. Wenn das Baby die ersten Zähne bekommen hat, gehört auch die Zahnpflege schon zum abendlichen Ritual. Danach ziehst du dein Baby an und gehst mit ihm an den Schlafort, um es dort in den Schlaf zu begleiten.

Mama, Papa oder beide?

Bei der Frage, wer denn nun das Baby ins Bett bringt, denken die meisten wohl zunächst an die Mutter. So sehen wir es in Kinderbüchern, sehen es in vielen Filmen und haben es wahrscheinlich selbst erlebt. Aber muss es deswegen auch so sein? Nein. Die Art und Weise, wie ein Kind in den Schlaf findet, ist eine Frage der Gewöhnung und des Sicherheitsempfindens, nicht des Geschlechts der es begleitenden Person.

Im Laufe der Zeit wird sich die Zuständigkeit ohnehin vielleicht verändern: Bei vielen Familien ist es so, dass die Wöchnerin anfangs mit dem Baby zusammen einschläft und das auch eine Weile so bestehen bleibt, wenn das Baby beispielsweise entspannt in den Schlaf gestillt werden kann und auf diese Weise gut einschläft. Irgendwann kommt aber vielleicht der Punkt, an dem die Mutter das nicht mehr so möchte. Vielleicht möchte sie abends mal wieder zum Sport gehen/ausgehen/eine Online-Weiterbildung besuchen, braucht einfach Zeit für sich. Manche Familien organisieren auch von Anfang an eine abwechselnde Begleitung, damit jeder Elternteil die kuschelige Abendzeit genießen kann und auch mal freie Abende hat.

Wenn beide Elternteile sich gleichermaßen in der Begleitung des Kindes engagieren und bedürfnisorientiert auf die Signale des Babys reagieren, ist das gemischte Insbettbringen oft kein Problem. Anders kann es sein, wenn sich eine sogenannte Bindungshierarchie in der Familie entwickelt hat und das Baby mit einer Bezugsperson mehr Zeit verbringt beziehungsweise eine Bezugsperson zuverlässiger und sicherer auf die Signale des Babys eingeht. Dann möchte das Baby in der Regel auch beim Einschlafen lieber von dieser Person versorgt werden. Spüren wir selbst dem einmal nach: Wenn wir wissen, dass ein Freund mit unseren Sorgen achtsamer und einfühlsamer umgeht als ein anderer, werden wir wahrscheinlich zunächst diesen aufsuchen, um über ein Problem zu sprechen.

Wenn das Baby nun daran gewöhnt ist, dass es bisher immer von Mama ins Bett gebracht wurde, wird es genau dies auch weiterhin einfordern. Warum sollte es das auch ändern? Wenn beide Elternteile anwesend sind, wird es also nach der bisher gewohnten Person verlangen und mit großer Wahrscheinlichkeit auch dagegen protestieren, wenn auf einmal jemand anders diese gemeinsame Zeit übernehmen soll. Nun könnt ihr überlegen, was dem Kind hierbei besonders schwerfällt. Gerade bei Babys ist ein häufiger Grund, dass ein Elternteil mehr Care-Arbeit übernimmt und der andere Elternteil daher nicht genügend Alltagserfahrungen mit dem Baby hat, um ihm das notwendige Gefühl von Sicherheit zu vermitteln. Bei älteren Kindern spielt oft auch eine große Rolle, dass sie an eine bestimmte Art von Ritual gewohnt sind. Eltern von älteren Kindern kennen das, wenn das Kind bei der Abendroutine erklärt: »Aber Papa liest das immer SO vor!« oder »Aber Mama bürstet mir erst die Haare und dann die Zähne!« Die Rituale mit ihrer Vorhersagbarkeit haben sich eingespielt, und das Kind hat eine bestimmte Erwartungshaltung an einen schönen, gewohnten Ablauf.

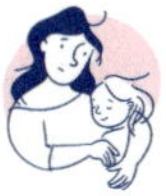

Warum lehnst du mich ab?

Auch wenn es dem abgelehnten Elternteil zunächst schwerfällt: Dass das Baby oder Kleinkind die abendliche Begleitung ablehnt, ist keine direkte, persönliche Ablehnung. Es bedeutet nicht »Du bist doof!« oder »Ich hab dich weniger lieb!«, sondern bezieht sich rein auf das aktuelle Empfinden der Bedürfnisbefriedigung. Für den abgelehnten Elternteil ist es wichtig, dieses Wissen zu verinnerlichen, damit dieser nicht aus Frustration aufgibt oder sich aus Eifersucht sogar zusätzliche Partnerschaftskonflikte ergeben.

Soll nun die abendliche oder nächtliche Begleitung (zunächst gegen den Wunsch des Babys oder Kindes) verändert werden, bedeutet dies, zunächst das Bedürfnis des Kindes nach Sicherheit in den Blick zu nehmen und sich zu fragen, wie das Kind die gewünschte und notwendige Sicherheit aufbauen kann. Dies gelingt in erster Linie nicht in der konkreten Zubettgehsituation, sondern benötigt eher einen Aufbau in alltäglichen Situationen: mehr gemeinsame Zeit, in der der Partner oder die Partnerin die Signale des Kindes verstehen und darauf zu reagieren lernt. Mehr Zeit, um das Vertrauen des Kindes darin, richtig umsorgt zu werden, auszubauen. Dabei kann es natürlich helfen, abends mehr Aufgaben rund ums Umsorgen des Kindes zu übernehmen, bevor die erste abendliche Trennung und die Übernahme des Zubettgehrituals erfolgt.

Unterschiedliche Bezugspersonen müssen übrigens nicht alles gleich machen: Das Kind kann durchaus zwischen den verschiedenen Personen unterscheiden und lernen, dass es jeweils unterschiedliche Abläufe und Rituale gibt, sie aber beide jeweils auf das Kind und dessen Bedürfnisse zugeschnitten sind. Das bedeutet auch, dass der Elternteil, der das Kind bisher beim Einschlafen begleitet hat, dem anderen Elternteil Freiraum geben darf und nicht beständig alles kommentieren und bewerten muss, sondern darauf vertrauen kann, dass beide ihren gemeinsamen Weg finden.

Aus dem Familienalltag von Anna & Amir
Als Max etwa sechs Monate alt war, vereinbarte Thea mit seinem Vater, dass dieser einmal in der Woche vorbeikommen sollte, um Max abends zu betreuen, damit Thea mal abends etwas allein unternehmen konnte. Bislang war Max nur von Thea ins Bett gebracht worden oder schlief am Abend einfach neben ihr ein. Zwar war sein Vater regelmäßig zu Besuch, wechselte dann auch Windeln und trug Max beim Spazierengehen in der Tragehilfe, aber die abendliche Einschlafbegleitung war dennoch etwas Neues. Sie bauten zunächst die

Kurz und knapp: Was kann helfen?

Kind	Eltern
• Alte Brücken in den Schlaf nutzen oder neue ausbilden • Zugestehen, dass Umgewöhnung Zeit braucht • Kein Zwang, kein Druck	• Generell gleichwertigere Aufteilung von Care-Arbeit • Mindset: Ablehnung nicht persönlich nehmen! • Ruhige Gespräche miteinander führen • Anerkennung, dass ALLE Elternteile vielleicht auch mal kindfreie Abende haben wollen • Nicht einfordern, dass alle Eltern alles gleich machen müssen

Zeit aus, in der sein Vater abends zu Besuch kam. Am Wochenende gingen sie zu einer der Tagschlafzeiten von Max spazieren, der dann in der Tragehilfe einschlief. Dies übernahmen sie auch als Strategie für den Abend, bis sich Max an das Ritual gewöhnt hatte und später auch anders ins Bett gebracht werden konnte.

Sex, Müdigkeit und Familienbett

Wann Paare nach der Geburt wieder Sex haben, ist sehr verschieden und hängt von vielen Faktoren ab wie der Gesundheit der Gebärenden, dem Verlauf der Geburt und eventuellen Geburtsverletzungen, die abheilen müssen, eventuellen Traumatisierungen, die durch Gewalterfahrungen unter der Geburt entstanden sind, sowie persönlichen Einstellungen und auch den neuen Belastungen. Woran es in der Regel nicht liegt, dass der Sex auf sich warten lässt, ist das Schlafarrangement.

Die Zeitschrift *Eltern* hat im Jahr 2010 das Meinungsforschungsinstitut Forsa mit einer Untersuchung zum Sexleben von Paaren mit kleinen Kindern beauftragt.[10] Daran nahmen 492 Frauen und 430 Männer teil. Die Umfrage zeigt, dass sich das Sexleben vor und nach der Geburt deutlich unterscheidet: Die meisten Paare (40 Prozent) hatten sieben bis elf Wochen nach der Geburt das erste Mal wieder Sex, 25 Prozent der befragten Eltern warteten noch länger. Dabei gaben 65 Prozent der Männer, aber nur 39 Prozent der Frauen an, dass der Sex ähnlich wie vor der Geburt war. Ein halbes Jahr nach der Geburt gaben die Befragten zu 39 Prozent an, etwa zweimal im Monat miteinander Sex zu haben, 32 Prozent etwa ein- bis zweimal pro Woche. Diese Daten decken sich in etwa mit einer ähnlichen Studie aus dem Jahr 2006.[11]

Interessant in der Forsa-Umfrage sind auch die Angaben zur Aufteilung von Care-Arbeit und Müdigkeit: Paare, die sich die

Hausarbeit teilen, haben laut Umfrage mehr Sex als Paare, bei denen sich nur eine Person um die Kind(er) kümmert. 72 Prozent der Frauen geben an, dass der Alltag so anstrengend ist, dass sie zu müde für Sex wären, während der Anteil bei den Männern bei 55 Prozent liegt. Gerade bei Frauen mit Teilzeitjob ist diese Aussage noch häufiger: Sie geben zu 79 Prozent an, zu müde zu sein.

Diese Ergebnisse können wir mit den in Teil 1 des Buches betrachteten Angaben, dass Frauen häufiger unter Schlafstörungen leiden und insgesamt weniger schlafen als Männer, in Verbindung bringen: Viele Mütter sind einfach zu erschöpft durch Kinderbetreuung, Mental Load und (Teilzeit-)Erwerbstätigkeit, um noch Lust auf Sex zu haben. Auch der in unserer Gesellschaft auf Frauen und Müttern lastende Schönheitsdruck, gerade nach der Geburt, kann als weiterer Stressfaktor einfließen, ebenso wie das von Müttern berichtete »Overtouched-Syndrom«, bei dem der viele Körperkontakt zum Kind dazu führt, dass sich die Frau nicht noch mehr Körperkontakt, sondern Ruhe wünscht. Natürlich ist es sinnvoll, bei anhaltendem Libidoverlust auch den Hormonstatus ärztlich überprüfen zu lassen, da auch hormonelle Veränderungen unser Sexualleben beeinflussen können. Meist ist es aber wichtig, die persönlichen Lebensbedingungen und Belastungen etwas genauer zu betrachten und vor allem gemeinsam zu klären, wie eine Entlastung möglich ist. Sex ist nichts, dem sich eine Frau hingeben muss, weil es von ihr erwartet wird, sondern etwas, worauf sie Lust haben sollte. Manchmal kann es hilfreich sein, sich neben einer Entlastung im Alltag wieder schrittweise anzunähern und einen neuen Blick auf Sexualität zu werfen. »Sex ist also mehr als nur ein Rein-und-raus und fängt weder da an, wo wir den Orgasmus anstreben, noch muss er damit aufhören. Denn eng gefasste Idealvorstellungen und simple sexuelle Skripte blenden viel zu leichtfertig all die anderen Varianten aus, wie Menschen sich sonst körperlich nahe sein, wie sie zärtlich und liebevoll miteinander umgehen, sich sinnlich berühren und atemberaubend intim sein können«,[12] erklärt das Team des ZEIT-Online-Sexpodcasts »Ist das normal?« in seinem gleichnamigen Buch. In einer Partnerschaft entwickelt sich auch Sexualität über die Zeit. Und nach der Geburt braucht es manchmal ein neues Entdecken, was jetzt gerade unter welchen Bedingungen Lust bereitet.

Eine dieser Bedingungen ist auch der passende Ort. Schläft das Baby oder Kleinkind im Eltern- oder Familienbett, sollten Paare einen anderen Ort für den Sex finden. Kinder stehen nämlich unter einem besonderen Schutz, und das gilt auch für den Anblick sexueller Handlungen.[13] Ohnehin ist es für eine freie Entfaltung sinnvoll, sich einen Ort zu suchen, an dem man Sex in der Art, Lautstärke und mit den Worten haben kann, die man sich wünscht, ohne darauf achten zu müssen, ob das Kind etwas davon sehen oder hören kann.

Natürlich kann es irgendwann auch vorkommen, dass das Kind doch irgendwie dazukommt und die Eltern »erwischt«. Auch das ist ganz normal und kann je nach Alter des Kindes und Bedarf dann mit ihm besprochen werden.

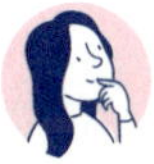

Reflexion: Sex, wie er uns jetzt guttut

Es ist manchmal nicht einfach, das Thema Sex in einer Partnerschaft anzusprechen, auch wenn man schon viele intime Momente miteinander geteilt hat. Dennoch ist es wichtig, auch darüber zu sprechen, wenn ihr merkt, dass ihr in einem Ungleichgewicht seid: Sei es, weil ein Partner mehr oder früher Sex will als der oder die andere, sei es, weil du eigentlich Sex haben möchtest, aber zu erschöpft bist oder weil sich der Sex nach der Geburt anders anfühlt oder du dir anderes wünschst. Nehmt euch Zeit für das Gespräch. Ihr könnt auch getrennt voneinander aufschreiben, wie es euch geht, was ihr euch wünscht und was ihr euch nicht wünscht, und dies dann von euren Zetteln vorlesen, um einen Start ins gemeinsame Gespräch zu finden. Erklärt euch gegenseitig, welche Zärtlichkeiten ihr euch gerade wünscht und welche ihr geben könnt. Vereinbart Wünsche für euren Sex und legt vielleicht auch ein Sexdate fest, wenn das euch beiden entspricht.

Kleinkindzeit bis Vorschule: Wie Fantasie und Abenteuer den Schlaf beeinflussen

Das erste Lebensjahr ist »überstanden«, nun könnte doch endlich alles entspannt sein, oder? Viele Eltern unterschätzen die Herausforderungen, die die Kleinkindzeit mit sich bringt. Bedürfnisorientiertes Begleiten sollte keinesfalls nach dem ersten Geburtstag aufhören, sondern ein Leben lang anhalten, da wir zeit unseres Lebens als Familie ein System sind, in dem verschiedene Bedürfnisse zusammenkommen, die mit- und gegeneinander abgewogen werden müssen. In Bezug auf den Schlaf bedeutet dies, dass das Grundbedürfnis nach Schlaf auch weiterhin bei verschiedenen Familienmitgliedern unterschiedlich ausgebildet ist, was die Schlafmenge, den Chronotyp und entwicklungsbedingte Faktoren betrifft. Wie wir schon im ersten Teil gesehen haben, verändert sich der Schlaf in den ersten Jahren sehr stark. Zusätzlich ist die Kleinkindzeit geprägt von neuen Herausforderungen, die sich aus den wachsenden Kompetenzen und den damit einhergehenden Erfahrungen ergeben: Das Kind erkundet zunehmend die Welt, setzt sich mit den Dingen, die es dadurch erfährt, auch kognitiv auseinander, was im Schlaf – wie wir gesehen haben – verarbeitet wird, und möchte immer mehr selbstwirksam sein.

Träume und Albträume

Bis auf wenige Ausnahmen träumen wir alle – groß wie klein. Selbst im Tierreich erlebt das Gehirn im Schlaf eigene Abenteuer. Anders als lange angenommen und noch immer häufig zu lesen, träumen wir nicht nur im REM-Schlaf. Unser Gehirn geht in allen Phasen des Schlafs auf eine Reise durch Gefühle, Erlebnisse und Gedanken.[14] Anders als in unserem Alltag sind wir dabei ganz bei uns selbst: Niemand nimmt wahr, was wir erleben, niemand nimmt durch äußere Handlungen Einfluss auf das nächtliche Traumerleben. Während manche Träume unsere Gedanken klären, uns neue Blickwinkel eröffnen oder wunderbare Traumwelten offenbaren, in denen wir uns leicht und geborgen fühlen, gibt es auch die bedrückenden, schweren Träume. Früher wurde angenommen, der Alb sei ein Dämon, der nachts die Schlafenden reiten und ihre Haare zerzausen würde[15] (im Gegensatz zum Elb, dem Licht- oder Berggeist). Heute wissen wir, dass auch Albträume unserem Gehirn entspringen und keinesfalls immer schlecht sind, sondern dass in ihnen Erlebnisse und Eindrücke verarbeitet werden. Besonders häufig und intensiv treten sie allerdings in der Kindheit auf und werden im Laufe der Jahre weniger.[16] Besonders in jenen Zeiten, in denen Kinder besondere Erfahrungen machen, Veränderungen im Lebensalltag auftreten oder mehr Stress den Alltag begleitet, sind auch die Nächte häufiger von Albträumen begleitet: Eingewöhnung, Einschulung, Trennung der Eltern, Umzug, Tod des Haustiers – all das und mehr sind Umstände, die die Träume unserer Kinder beeinflussen können.

Der Schlafforscher Albrecht Vorster erklärt in seinem Buch *Warum wir schlafen*, dass die Veranlagung, schlecht zu träumen, sich schon in der Kindheit zeigt: 5 Prozent der Menschen leiden unter intensiven Albträumen, die nicht nur die Nächte negativ beeinflussen, sondern sich auch auf den Alltag auswirken können, besonders im Falle von wiederkehrenden Gewaltträumen.[17] Albträume stehen, ebenso wie andere Schlafprobleme, auch in Zusammenhang mit erhöhten aggressiven Verhaltensweisen bei Kindern: Wer besonders schlecht träumt, kann Frustration weniger gut kontrollieren. Das wird bei kleinen Kindern durch Schreien und Wut geäußert, bei größeren Kindern durch Aggression gegenüber anderen Kindern oder Dingen bis hin zu autoaggressivem Verhalten.[18]

Kinder können erst im Alter von fünf Jahren zwischen Traum und Wirklichkeit unterscheiden, weshalb es wichtig ist, sie mit ihren Albträumen ernst zu nehmen, mit ihnen darüber zu sprechen und ihnen bei der Verarbeitung zu helfen. Schon bei Kindern können wiederkehrende Albträume zu Einschlafproblemen führen: Sie haben Angst davor, in der Nacht wieder die schlimmen Erlebnisse zu durchlaufen. Diese Angst sollten wir als Eltern ernst nehmen und ihnen am Abend besonders Sicherheit vermitteln und das ängstliche Kind mit Begleitung und Entspannung in den Schlaf übergehen lassen. Auch eine Traumreise oder andere kindgerechte Entspannungsübungen können helfen, damit nicht schon das Einschlafen unter Anspannung und Stress erfolgt. Danach können wir unsere Kinder natürlich nicht ins Traumland begleiten, aber wir können ihnen helfen, mit den sie ängstigenden Träumen selbst umgehen zu können: Die Imagery Rehearsal Therapie (IRT) ist eine Methode, die bei Albträumen angewendet wird und schon bei Kindern und Jugendlichen eingesetzt werden kann.[19] Schwere und wiederkehrende Albträume werden am besten in Form einer solchen Therapie mit Fachpersonen begleitet. Für kleinere, aber dennoch verängstigende Albträume kann der Ansatz aber auch zu Hause genutzt werden: Das Kind kann den Albtraum ohne Bewertung erzählen und wird damit ernst genommen. Dann wird gemeinsam überlegt, wie die ängstigende Situation anders hätte laufen können. Was wäre an welcher Stelle möglich gewesen, damit der Traum anders ausgeht? Diese andere Geschichte wird dann verinnerlicht.

Werden Albträume zu einem wiederkehrenden und belastenden Problem, sollten medizinische/psychologische Fachpersonen hinzugezogen werden (siehe Seite 272 f.).

Aus dem Familienalltag von Anna & Amir

Nach der Geburt von Luca leidet Mayla unter einem wiederkehrenden Albtraum: Sie träumt immer wieder davon, dass sie mit ihrer besten Freundin auf dem Spielplatz ist und Verstecken spielt. Als sie mit dem Verstecken dran ist, versteckt sie sich im Turm der Rutsche. Dort wartet sie eine Weile, aber ihre Freundin findet sie einfach nicht. Irgendwann wird es schon dunkel, und sie kommt aus dem Versteck heraus und merkt, dass sie ganz allein auf dem Spielplatz ist. Laut nach ihrer Mama schreiend wacht sie auf. Auch wenn Anna und Amir den Übergang vom Einzel- zum Geschwisterkind gut gestaltet haben, ist es dennoch eine stressige Zeit für Mayla. Amir spricht mit Mayla über ihren Albtraum und darüber, wie er anders ablaufen könnte: Vielleicht spielen sie auf dem Spielplatz nicht Verstecken, sondern bauen lieber zusammen im Sand eine große Burg, essen dann ein großes Eis im Eisladen neben dem Spielplatz, und Mayla wird von ihrer Freundin und deren Mama nach Hause gebracht. Diese Geschichte malt Amir für Mayla in ein kleines Heft, das sie sich abends bei der Einschlafbegleitung noch einmal ansehen. Jeden Tag darf Mayla dabei erzählen, welche Eiskugeln sie sich im Eisladen aussucht. Der Albtraum verschwindet nach und nach, und Mayla kann sich morgens nicht daran erinnern, was sie geträumt hat.

Kurz und knapp: Was kann helfen?

Kind	Eltern
• Kind ernst nehmen, nicht abwerten • Traumfänger basteln für Schutzgefühl • Belastenden (Traum-)Geschichten im Gespräch einen anderen Ausgang geben • Ggf. fachliche Unterstützung hinzuziehen	• Kind ernst nehmen, nicht abwerten • Mindset: Albträume sind für das Kind belastend, auch wenn man selbst früher welche hatte und das durchgestanden hat. • Nächtliche Unterbrechungen versuchen auszugleichen durch Ruhe tagsüber

Nachtschreck

Eine besondere Form des nächtlichen Aufwachens ist der Nachtschreck. Er gehört zu den sogenannten Parasomnien, wie auch der Albtraum, die das Durchschlafen erschweren. Im ersten Babyjahr kommt er in der Regel nicht vor, sondern eher bei Kleinkindern bis hin zum Vorschulalter. Die genaue Ursache ist unklar, aber auch hier wird ein Zusammenhang mit Stress oder besonderen Ereignissen angenommen, auch entwicklungsbedingte Probleme im Übergang zwischen den Schlafphasen werden diskutiert. Das Kind beginnt aus dem Schlaf heraus zu schreien oder zu weinen, manchmal schlägt oder tritt es auch um sich. Es ist dabei aber nicht ansprechbar und lässt sich auch nicht beruhigen. Die Dauer des nächtlichen Schreckens ist unterschiedlich lang, von wenigen Minuten bis hin zu einer halben Stunde, in der das Kind wie gefangen von einem unsichtbaren Erlebnis erscheint. Die beste Begleitung ist es, für Sicherheit zu sorgen: Du kannst ruhig mit deinem Kind sprechen, auch wenn es wahrscheinlich nicht reagieren wird, und sicherstellen, dass es sich und andere nicht verletzt. Dabei solltest du es aber weder fixieren noch beschimpfen, und auch nicht versuchen, es mit aller Macht zu wecken. Meist schläft es einfach irgendwann wieder ein und kann sich am nächsten Morgen – im Gegensatz zum Albtraum – nicht an das nächtliche Geschehen erinnern.

Kurz und knapp: **Was kann helfen?**

Kind	Eltern
• Vor Verletzungen schützen • Nicht (gewaltvoll) versuchen, zu wecken	• Versuchen, nächtliche Unterbrechungen durch Ruhe tagsüber auszugleichen

Gibt es hier Monster unter dem Bett?

Die Kleinkindzeit bis zum Vorschulalter ist eine magische Zeit, in der Realität und Fantasie durchaus ineinander übergehen können. In dieser Zeit glauben Kinder an Wichtel, Naturgeister, Engel, Weihnachtsmann und Co und stellen Zusammenhänge zwischen Ereignissen her, die zwar manchmal gemeinsam auftreten, aber nicht zwangsweise zusammengehören wie »Immer, wenn ich den Weg entlanghüpfe, scheint die Sonne«. Diese Phase der Fantasie ist für die kindliche Entwicklung wichtig. Schon 1994 führte der Facharzt für Kinder- und Jugendpsychiatrie und Psychotherapie Prof. Dr. Franz Resch aus: »Durch magische Denkvollzüge können Ängste, Befürchtungen und Wut in einer Weise abgebaut werden, die ohne reale Auseinandersetzung mit den verursachenden Bedingungen auskommt. Kampflos und damit in der Situation der Kinder relativ gefahrlos werden intensive, meist negativ determinierte Gefühle einfach magisch bewältigt.«[20] Damit Kinder mit unserer Welt umgehen können und sie mehr und mehr verstehen lernen, brauchen sie die Phase des fantasievollen Umgangs mit den Themen, die sie sich bislang nicht erschließen können. Zudem erlangen sie durch die magischen Vorstellungen Selbstwirksamkeit, wie Resch weiter ausführt: »Letztlich dient die magische Weltinterpretation dem Offenhalten von Handlungsspielräumen und dem Gefühl der Handlungsfähigkeit.«[21]

Und genau hier kommt nun unsere Schlafsituation ins Spiel: Das Kind hat Angst vor der Dunkelheit, vor dem Alleinsein, vor der Trennungssituation. Manchmal werden diese Ängste verbunden mit der Vorstellung, dass sich Monster, Geister oder wilde Tiere im Zimmer verstecken. Das Kind hat Angst, allein im Zimmer zu bleiben, oder davor, nachts allein zur Toilette gehen zu müssen. Als Erwachsene wissen wir, dass diese Ängste nicht auf der Realität beruhen, aber unser Kind verfügt nicht über unser Wissen und unsere Weltsicht. Natürlich können wir dem Kind sagen, dass seine Befürchtungen unzutreffend sind und es einfach keine Monster, Geister und Co gibt. Das wäre die rationale Herangehensweise aus der Erwachsenenperspektive in der Hoffnung, dem Kind seine Ängste zu nehmen. Hilfreicher ist es jedoch, sich auf das Denken und Fühlen des Kindes einzulassen, die Perspektive des Kindes zu verstehen und es zur Selbstwirksamkeit anzuregen: Gemeinsam gehen wir auf die Suche nach wilden Tieren, wir benutzen ein selbst gemachtes Monsterspray, damit Monster den Raum gar nicht erst betreten wollen. Durch das Einlassen auf die Denkweise und Ideen des Kindes verhelfen wir ihm dazu, sich aktiv zu fühlen und der Angst nicht ausgeliefert zu sein.

Ein guter Umgang mit den kindlichen Ängsten, der zu besserem Schlaf führt, ist auch deswegen wichtig, weil sich Schlafmangel –

wie wir gesehen haben – auf unsere Emotionen auswirkt. Schlafmangel reduziert dabei nicht nur die positiven Gefühle, sondern erhöht auch die Ängstlichkeit.[22]

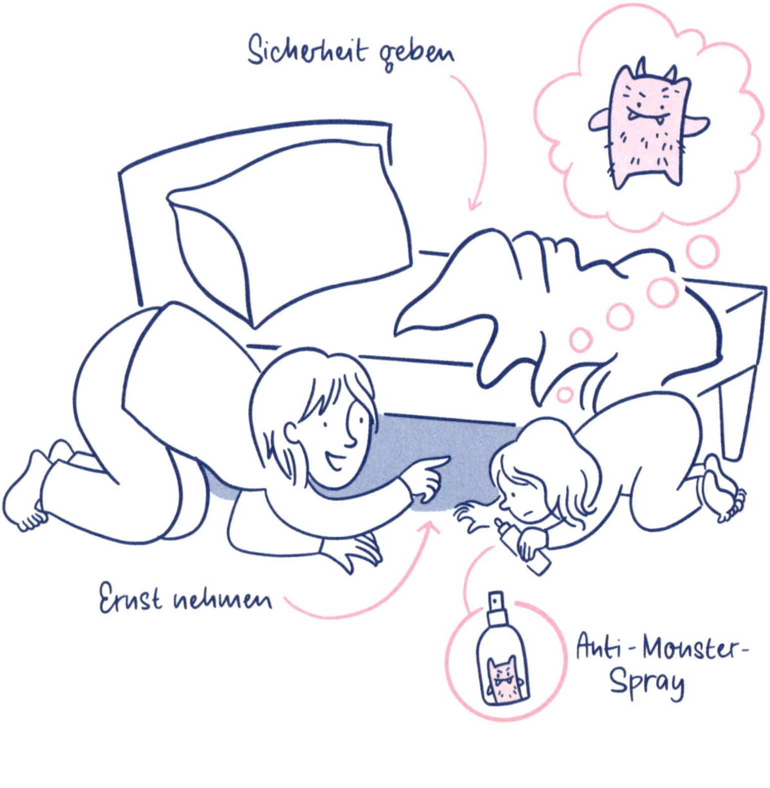

Nächtliche Schlafbesuche

Wann Kinder aus dem Familienbett ausziehen, ist höchst unterschiedlich. Manche ziehen von allein aus, beispielsweise wenn sich ein Geschwisterkind ankündigt und es im Familienbett durch den wachsenden Bauch enger und weniger kuschelig wird, manche Kinder brauchen aber auch Unterstützung durch ihre Bezugsperson(en), um in ein eigenes Bett umzusiedeln, wenn sich das Familienbett nicht mehr gut anfühlt für diejenigen, die darin gemeinsam schlafen. Wichtig dabei ist, in keine Richtung Schuldgefühle zu haben: Es ist okay, wenn dein Kind auch in der Kleinkindzeit noch bei dir schlafen möchte und du dem zustimmst. Wie wir schon gesehen haben, ist das gemeinsame Schlafen durchaus normal, und es wird an vielen Orten der Welt wesentlich selbstverständlicher praktiziert als hierzulande. Der Wissenschaftsjournalist Stefan Klein beschreibt in seinem Sachbuch über Träume, dass bei den Ávila Runa in Ecuador das ganze Dorf gemeinsam unter einem Strohdach schläft. Wer zwischendurch aufwacht, setzt sich ans Feuer, trinkt einen Tee und erzählt seine Träume, bevor wieder geruht wird.[23] Du musst nicht denken, dass du deinem Kind einen emotionalen Schaden zufügst oder die Selbstständigkeitsentwicklung negativ beeinflusst, weil du es bei dir schlafen lässt. Im Gegenteil: Wie wir gerade gesehen haben, ist die nächtliche Trennung noch oft mit Ängsten verbunden, die mit der magischen Phase verbunden sein können, und dein Kind fühlt sich gerade noch sicherer, wenn es bei dir schläft, bevor es irgendwann genügend Sicherheit hat, es allein auszuprobieren. Ebenso in Ordnung ist es allerdings, wenn ihr euch gegen das Familienbett entscheidet. Auch davon wird, wenn der Übergang zum eigenen Schlafort gut begleitet wird und nicht mit Drohungen und Zwang einhergeht, dein Kind kein Trauma ausbilden. Wichtig ist, das Entwicklungsstadium deines Kindes im Blick zu haben und gemeinsam mit dem

Kind zu überlegen: Was brauchst du, damit du dich an deinem neuen Schlafort sicher fühlst und es der schönste Ausruhort der Welt für dich ist? Aufgeladen mit positiven Gefühlen, Gemütlichkeit und Sicherheit kann das Kind nach und nach diesen neuen Schlafort für sich nutzen (siehe Seite 129 ff.).

Aber auch wenn das eigene Bett ein ganz wunderbarer und liebevoll eingeführter Schlafort ist, kann es vorkommen, dass dein Kind weiterhin nachts zum Elternbett pendelt. Vielleicht nicht immer, aber manchmal. Auch hier haben wir anhand von Studien bereits gesehen, dass das durchaus normal ist. Doch gerade dann, wenn wir uns endlich wieder an mehr Platz gewöhnt haben, kann das unregelmäßige Pendeln unsere Nächte negativ beeinträchtigen. Aber auch dafür kann individuell eine Lösung gefunden werden. Kann sich das Kind zu euch ins Bett legen? Oder habt ihr ein »Räuber*innenlager«, das genutzt werden kann: eine Kindermatratze, die bei Bedarf einfach unter dem Erwachsenenbett hervorgezogen werden kann, damit alle genug Platz haben?

Aus dem Familienalltag von Anna & Amir

Mayla schläft in ihrem eigenen Bett. Manchmal ruft sie nachts nach ihren Eltern, wenn sie schlecht geträumt hat, manchmal kommt sie aber auch direkt ins Schlafzimmer gelaufen. Da Anna Angst hatte, dass sich Mayla nachts auf ihren kleinen Bruder legen könnte und sie das nicht bemerkt, haben sie für Mayla eine »Notfallmatratze« unter dem Bett. An einer Schlaufe kann sie diese herausziehen und sich direkt auf die Matratze legen und mit der kuscheligen Bettdecke, die darauf liegt, zudecken. Meistens weckt sie Amir, der auf ihrer Seite schläft, kurz auf, der ihr dann den Rücken streichelt, bis sie eingeschlafen ist, was aber meistens ziemlich schnell geht. Amir kann sich morgens oft nicht mehr daran erinnern, dass Mayla ihn geweckt hat.

Kurz und knapp: **Was kann helfen?**

Kind	Eltern
• Gemeinsam einen schönen Schlafort gestalten, der Sicherheit vermittelt • Kind sollte bei Angst immer zu den Eltern kommen dürfen	• Mindset: Sehr viele Kinder kommen noch bis ins Grundschulalter ins Elternbett. • Ausreichend Platz im Bett oder davor anbieten, damit alle gut schlafen können • Kinderbett als wunderbaren Ausruhort vermitteln

Schlafwandeln

Eine eher ungewollte nächtliche Unruhe kann sich ergeben, wenn das Kind nicht gezielt zum Elternbett pendelt, sondern es zu nächtlichem Schlafwandeln kommt. Auch hier ist es sinnvoll, eine Fachperson einzubeziehen und sich beraten zu lassen – das ist im ersten Schritt meistens die kinderärztliche Praxis. Bis dahin ist wichtig zu wissen, dass das Schlafwandeln im Kindesalter nicht besonders selten ist: Die Deutsche Gesellschaft für Schlafforschung und Schlafmedizin gibt an, dass bis zu 30 Prozent der Kinder im Alter von vier bis sechs Jahren schlafwandeln. 3 bis 4 Prozent davon schlafwandeln häufig. Bis zum zehnten Lebensjahr nimmt die Häufigkeit des Schlafwandelns ab, und nur bei 1 Prozent der Betroffenen bleibt dieses bis ins Erwachsenenalter bestehen.[24] Auch wenn wir in Filmen und Büchern oft anderes lesen: Es ist sehr selten, dass Schlafwandelnde das Haus verlassen oder besonders gefährliche Dinge tun. Durch diese Angst kann der Schlaf der Eltern jedoch besonders in Mitleidenschaft gezogen werden. Manche Kinder setzen sich aber nur im Schlaf auf, gestikulieren, murmeln oder zupfen an der Decke. Dennoch ist es sinnvoll, für eine sichere Umgebung zu sorgen, das heißt, Fenster und Türen sollten nicht leicht zu öffnen sein, gefährliche Gegenstände aus der Nähe entfernt werden. In der Situation des Schlafwandelns sollte das Kind dementsprechend auch geschützt und unter sanften Worten zurück ins Bett begleitet werden – abruptes Aufwecken (außer in Notsituationen) ist nicht angeraten. Denn das Kind befindet sich mit dem überwiegenden Teil des Gehirns gerade im Tiefschlaf, weshalb das Aufwecken schwer ist und nicht selten mit Verwirrung bis Wut beantwortet wird. Während die Bereiche für rationales Denken und Bewusstsein gerade schlafen, sind die für Motorik wach. So kommt es dazu, dass Tätigkeiten, die wir tief verinnerlicht haben, im Schlaf ausgeführt werden können.

Auch das Sprechen im Schlaf kommt vor – unabhängig davon, ob sich das Kind dazu auch bewegt. Wahrscheinlich kennen auch das viele Eltern von sich selbst, ihren Partner*innen oder eben den eigenen Kindern: nächtliche Worte, Gebrabbel oder Schreien. Gerade das »Nein« taucht häufig in nächtlichen Wortmeldungen auf.

Kurz und knapp: Was kann helfen?

Kind	Eltern
• Vor Verletzungen schützen, auch Türen und Fenster sichern • Nicht (gewaltvoll) versuchen zu wecken • Ggf. medizinisch abklären lassen	• Nächtliche Unterbrechungen versuchen auszugleichen durch Ruhe tagsüber

Angst vor dem nächtlichen Toilettengang

Die Angst vor der Dunkelheit in Kombination mit der magischen Phase macht es Vorschul- und Schulkindern manchmal schwer, nachts auf die Toilette zu gehen. Sie trauen sich nicht, wecken ihre Eltern oder bleiben möglichst lange im Bett liegen und haben dann Schwierigkeiten, wieder einzuschlafen, wenn sie endlich doch auf der Toilette waren. Mit dem Verständnis der kindlichen Entwicklung wird klar, warum es dem Kind so schwerfällt, den vermeintlich sicheren und notwendigen Weg zurückzulegen. Es hilft nicht, vom Kind zu verlangen, dass es doch einfach schnell gehen soll, damit wir weiterschlafen können. Auch hier lohnt es sich, mit dem Kind zu überprüfen, wie der Weg zur Toilette nachts sicher sein könnte. Manchmal reicht es, kleine Lämpchen mit Bewegungsmeldern auf dem Weg zur Toilette zu verteilen. Manchmal braucht das Kind aber für eine Weile eine Begleitung, weil seine Fantasie noch zu sehr einen Einfluss auf Gedanken und Empfindungen ausübt.

Ein Geschwisterkind kommt!

Eine besondere Form des Stresses tritt für viele Kinder auf, wenn ein Geschwisterkind neu in die Familie kommt. Selbst wenn man das Kind mit Büchern, kindgerechten Filmen und vielleicht einem Geschwisterkurs auf den neuen Abschnitt vorbereitet hat, ist es eine riesige Umstellung, auf einmal nicht mehr das einzige Kind zu sein oder noch ein weiteres Kind dazuzubekommen. Das kann sich auch auf den Schlaf und das Schlafarrangement auswirken: Wann wird das Baby ins Bett gebracht und wann die Geschwister? Wer bringt wen ins Bett? Wer schläft wo? Was tun wir, wenn das große Kind doch wieder ins Familienbett will oder gerade jetzt ausziehen will und das auch noch begleitet werden muss?

Wenn ein solcher Übergang stattfindet, ist es besonders wichtig, dass wir die Familie als System betrachten und sich die Erwachsenen nach ihren Möglichkeiten einbringen, ihre Grenzen benennen und diese geschützt werden. Gleichzeitig müssen die Bedürfnisse und Möglichkeiten der Kinder in den Blick genommen werden. Je jünger Geschwisterkinder sind, desto anstrengender ist es manchmal, gute Vereinbarungen zu finden, da das geringe Alter mit einem hohen Co-Regulationsbedarf einhergeht. Auch hier gilt wieder: Es gibt nicht eine Lösung, die bei allen Familien passt.

Bei Familien mit zwei Elternteilen kann es hilfreich sein, wenn sich die Eltern bei der Einschlafbegleitung aufteilen. Sollte beim älteren Geschwisterkind ein Wechsel der begleitenden Bezugsperson geplant sein, ist es hilfreich, schon in der Schwangerschaft damit zu beginnen, damit es nach der Geburt nicht zu viele »Baustellen« gleichzeitig gibt. Hier werden dann neue Brücken in den Schlaf ausprobiert oder alte Brücken durch eine andere Person übernommen (siehe Seite 111 ff.). Wichtig ist, dass kein Elternteil ein schlechtes Gewissen hat, weil er nun nicht mehr das größere Geschwisterkind ausschließlich ins Bett bringt: Dein Kind wird von einer anderen Bindungsperson sicher in den Schlaf begleitet, das ist vollkommen okay.

Manchmal ist eine solche Aufteilung aber auch nicht möglich: Weil nicht zwei Elternteile vorhanden sind, weil ein Elternteil im Schichtdienst arbeitet, weil ein Elternteil krank ist … Mehrere Kinder in den Schlaf zu begleiten, kann sehr herausfordernd sein. Bestenfalls gibt es die Möglichkeit, beide Kinder an einem Ort gleichzeitig in den Schlaf zu begleiten (wichtig: Das größere Geschwisterkind sollte nicht direkt neben dem Baby schlafen, damit es nach dem Einschlafen nicht dessen Atemwege verdecken kann). Aber beide Kinder können links und rechts vom Elternteil liegen. Es ist auch möglich, dass das Baby im Babybay liegt und das größere Kind im Elternbett oder das Baby im Elternbett und das Geschwisterkind auf einer Matratze vor dem Bett. Vielleicht schlafen die Kinder etwa zur gleichen Zeit ein, vielleicht kann sich das Baby auch eine Zeit lang selbst beschäftigen, während dem größeren Kind noch eine Geschichte vorgelesen wird. Schläft das größere Kind schon im eigenen Zimmer, kann das Baby dorthin mitgenommen werden. Vielleicht befindet sich das größere Kind auch schon im Übergang zum Alleineinschlafen, und es ist hilfreich, das Baby in einer Tragehilfe zu tragen und immer mal wieder beim größeren Geschwisterkind vorbeizukommen. Schläft das Baby früher ein als das große Geschwisterkind, wird das Baby zuerst in den Schlaf begleitet, und das größere Kind kann sich in dieser Zeit noch etwas allein beschäftigen. Manchmal kann es helfen, hierfür eine extra Kiste mit Spielmaterialien zu haben, die nur in solchen Situationen hervorgeholt wird, gefüllt mit Dingen, die das Kind besonders

Kurz und knapp: **Was kann helfen?**

Kind	**Eltern**
• Alle Gefühle des Kindes dürfen sein: Wut, Trauer, Neugier, Freude etc. • Möglichst früh auf Änderungen vorbereiten, ggf. vor Geburt neue Brücken und neue Einschlafbegleitung anbieten	• Es gibt nicht die eine perfekte Lösung für alle: Wie ihr als größer werdende Familie schlafen wollt, müsst ihr individuell festlegen. • Redet als Paar darüber, wer wann für welches Kind zuständig ist. • Sicherheit herstellen für Babyschlaf (siehe SIDS, Seite 135 f.)

gern mag und ganz allein verwenden kann: Stickerheftchen, schönes Baumaterial, besondere Glitzerstifte mit Malbuch … Manchmal braucht es in solchen Situationen Fantasie und Kreativität, um eine gute Lösung zu finden.

Trennung, Tod und schwere Erlebnisse

Wir haben schon gesehen, dass sich Lebensereignisse auf die Schlafqualität auswirken und auch das Sicherheitsempfinden des Kindes in Mitleidenschaft ziehen können. Trennung, Todesfälle von Familienangehörigen oder Haustieren, Kriege, von denen das Kind aus den Medien erfährt – all das wirkt sich auf unseren Schlaf aus und kann das Ein- oder Durchschlafen erschweren, Albträume hervorbringen und das Bedürfnis steigern, sich in sicherer Nähe von Bezugspersonen befinden zu wollen. Auch wenn das Kind schon einmal im eigenen Bett geschlafen hat, ist es sinnvoll, seinem Sicherheits- und Nähebedürfnis nachzugeben, wenn in eurer Familie gerade schwere Themen anstehen, die bearbeitet werden müssen.

Wichtig ist hier, wirklich darauf zu achten, wessen Bedürfnisse im Fokus stehen: Unsere kleinen Kinder sind nicht dafür zuständig, uns Erwachsene zu trösten oder uns Nähe zu spenden, weil wir gerade traurig sind. Eine Umkehr der Rollen zwischen Kindern und Erwachsenen sollte dringend vermieden werden, da eine solche emotionale Parentifizierung von Kindern sich langfristig negativ auf ihre Entwicklung auswirken kann. Kinder sind nicht dafür da, unsere Gefühle auszugleichen oder zu stabilisieren, und sollten nicht die Verantwortung für das Wohlbefinden der Eltern übernehmen müssen. In schweren Lebenssituationen ist es wichtig, dass wir Erwachsene uns vertrauensvoll an andere Erwachsene wenden können und unsere Kinder sich an uns oder andere nahe Bezugspersonen wenden können, um gehalten zu werden.

Kurz und knapp: **Was kann helfen?**

Kind	Eltern
• Dein Kind braucht Raum zum Trauern. • Es braucht Trost, ggf. durch weitere Bezugspersonen, wenn Eltern zu sehr selbst betroffen sind. • Kinderbücher zum Thema ansehen, aber nicht direkt vor dem Schlafen • Kinderängste annehmen, nicht bewerten • Auf keinen Fall Schlaf und Tod miteinander in Verbindung bringen	• Eltern brauchen Raum zum Trauern. • Dein Kind ist nicht zum Trösten da. • Ggf. Trauerberatung hinzuziehen • Sich aufteilen für die Begleitung des Kindes, sodass das Kind sich nicht allein fühlt • Kita/Schule informieren • Verständnis haben für Schlafprobleme des Kindes, aber auch für die eigenen

Kooperationsbereitschaft am Abend

Doch nicht nur besonders belastende Situationen stellen uns in der Kleinkind- und Vorschulzeit manchmal vor besondere Herausforderungen. Es kann auch der »ganz normale« abendliche Ablauf sein, der anstrengend ist. Blicken wir noch einmal auf die Erfahrungswelt unseres Kindes und darauf, dass es jeden Tag Neues lernt, sich mit anderen Dingen auseinandersetzt, zunehmend soziale Erfahrungen macht und sich mit den Werten und Herausforderungen unseres Alltags auseinandersetzt. Unser Alltag fordert von unseren Kindern oft viel mehr Anpassung, als eigentlich für ihre Entwicklung gut wäre, und gibt viel zu wenig Freiraum für all die Entdeckungen und die Selbstständigkeit, die notwendig wären.

Je müder das Kind wird, desto weniger ist es oft bereit, sich anzupassen und anstrengende Situationen über sich ergehen zu lassen. Dies umso mehr, wenn es vielleicht auch noch körperlich anstrengend ist, wie beispielsweise sich auszuziehen oder die Zähne zu putzen. So kann sich das Zubettgehen in die Länge ziehen, wenn das Kind nicht mehr mitmachen will. Und auch das wiederum führt oft zu Streit.

Wenn sich der Abend immer wieder in die Länge zieht und das Kind nur schwer dazu zu bewegen ist, dieses oder jenes zu tun, lohnt es sich, Zeitpunkt, Routinen und die Selbstständigkeit des Kindes noch einmal in den Blick zu nehmen: Ist es vielleicht schon zu spät, um noch zu erwarten, dass das Kind sich jetzt umzieht? Kann es die Schlafsachen vielleicht schon vor dem Abendessen anziehen? Welche Routinen sind abends überhaupt notwendig? Manchmal ist der Übergang in den Schlaf auch zu lang gestaltet, und es sind einfach zu viele kleine Rituale und abzuarbeitende Punkte. Mehr Rituale sind nicht unbedingt besser: Du musst nicht singen UND vorlesen UND eine Massage anbieten. Vielleicht gibt es auch Rituale, die ihr nur am Wochenende macht, und unter der Woche gibt es eine schlanke Version: Am Wochenende dürfen beispielsweise zwei Rituale ausgesucht werden, unter der Woche muss sich das Kind zwischen Vorlesen/Massage/Singen entscheiden. Gerade wenn das Kind bei den abendlichen Pflegeroutinen müde ist, kommt es öfters zu Streit, beispielsweise beim Zähneputzen.

Überlege auch hier, wie die Situation möglichst entgegenkommend gestaltet werden kann mit möglichst viel Rücksichtnahme und Selbstständigkeit des Kindes, damit ihr nicht von der konflikthaften und emotional aufreibenden Zahnputzsituation in die Einschlafbegleitung wechseln müsst, die ja durch Ruhe und Entspannung gekennzeichnet sein soll. Im Beispiel von Thea und Max haben wir beispielsweise weiter oben gesehen, dass Max sich jeden Abend den Ort des Zähneputzens selber aussuchen kann. Vielleicht wäre das auch eine Idee für euch?

Kurz und knapp: Was kann helfen?

Kind	Eltern
• Zeitpunkt noch mal in den Blick nehmen: Ist das Kind zu müde? Dann Abendaufgaben kürzen, beispielsweise kann schon im Schlafanzug Abendessen gegessen werden, sodass ein Kooperationspunkt (sich umziehen) wegfällt. • Selbstständigkeit ermöglichen: Wo willst du die Zähne putzen? Mit welcher Zahnpasta? • Eine Stunde vor Schlafgehen keine Medien mehr (siehe Interview Dr. Weeß).	• Mindset: Es ist kein Machtspiel! Dein Kind ist müde/erschöpft/bekommt vielleicht neue Zähne ... • Kreativität: Du musst nicht mit Zahnputzuhr die Zähne am Waschbecken putzen. Eure Familie, eure Regeln. Überleg, was gut passt. • Rituale an deine Möglichkeiten anpassen. • Schlafengehen ist Co-Regulation: Du solltest dabei entspannt sein.

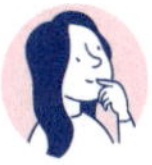

Reflexion: Murmeln der Kooperation

Mit dieser kleinen Übung kannst du dir vor Augen führen, mit welchen Herausforderungen sich dein Kind tagsüber auseinandergesetzt hat. Nimm eine Handvoll Murmeln als Beispiel für die Kooperationsbereitschaft deines Kindes. Sie symbolisieren die Kraft für diesen Tag. Nun stell dir all die Dinge vor, bei denen dein Kind

heute Kooperationsbereitschaft beweisen musste: Nimm eine Murmel weg, wenn es morgens geweckt werden musste, statt ausschlafen zu können. Eine weitere, wenn es beim Frühstück oder Anziehen Kompromisse machen musste, vielleicht musste es im Kindergarten Rücksicht nehmen auf andere und sich ganz sicher an die Regeln dort halten … Du siehst, wie die Murmeln immer weniger werden. Wenn es gegen Abend noch anderen entgegenkommen muss, kannst du auch zwei Murmeln wegnehmen, weil die Müdigkeit die Kooperationsbereitschaft noch mehr in Mitleidenschaft zieht.
Natürlich gibt es keinen Tank an Kooperationsbereitschaft, und wir können sie auch nicht in Murmeln messen, aber du kannst anhand dieser Übung sehen, dass dein Kind sich jeden Tag an vielen Stellen bemüht und ein soziales Wesen ist.

Es schläft einfach nicht ein!
Mittagsschlaf und Zubettgehzeit auf dem Prüfstand

Der Schlaf verändert sich über die Jahre der Kindheit hinweg, und wir müssen uns daran anpassen, dass sich das Schlafverhalten des Kindes ändert. Hier ist es besonders bedeutend, dass wir diesen Satz sehr ernst nehmen: Wir müssen uns daran anpassen, dass sich das Schlafverhalten des Kindes ändert – nicht andersherum!

Wenn sich das abendliche Einschlafen immer weiter hinauszögert, lohnt sich durchaus ein prüfender Blick auf den Mittagsschlaf: Findet er vielleicht zu spät am Nachmittag statt? Wird er in der außerfamiliären Betreuung so weit ausgedehnt, weil alle Kinder gleich lang ruhen müssen, auch wenn das Kind eigentlich nicht müde ist? Hier können wir durchaus Verschiebungen vornehmen. Abzuraten ist allerdings davon, dass der Mittagsschlaf einfach gestrichen wird, damit das Kind abends schneller einschläft. Diese Rechenaufgabe geht im tatsächlichen Leben in der Regel nicht auf, da sich die Übermüdung des Kindes und der damit verbundene Stress sogar negativ auf den Nachtschlaf auswirken kann und ein übermüdetes Kind am Nachmittag eine große Herausforderung für die elterliche Feinfühligkeit bedeutet. Wenn das Kind nachmittags immer quengelig und müde ist, gereizt reagiert und wenig kooperationsbereit ist, bildet das eine sichere Basis für Eltern-Kind-Konflikte, die sich generell negativ auf die Beziehung auswirken können. Besser ist es daher, nicht rigoros zu streichen, sondern auch das abendliche Zubettgehen in den Blick zu nehmen. Wenn die Einschlafbegleitung im Bett nach dem Ritual abends länger als eine halbe Stunde dauert, empfiehlt es sich, hier abzubrechen und nicht angespannt neben dem Kind liegen zu bleiben und auf das Einschlafen hinzufiebern: Vielleicht kann das Kind noch mal ruhig etwas spielen und du selbst irgendwas für dich tun. Sehr wahrscheinlich ist das Kind nicht müde genug, um jetzt zu schlafen, und es bringt nur Frust, gegen den Schlafdruck des Kindes zu arbeiten.

Manchmal werden aber auch die Mittagsschlafroutinen im Kindergarten zu einem Hindernis. Kindheitspädagogin Kathrin Hohmann erklärt, wie bedürfnisorientierter Mittagsschlaf in Kindertageseinrichtungen gestaltet werden kann.

»Schlafen ist ein heißes Thema im Kindergarten«
Interview mit Kathrin Hohmann

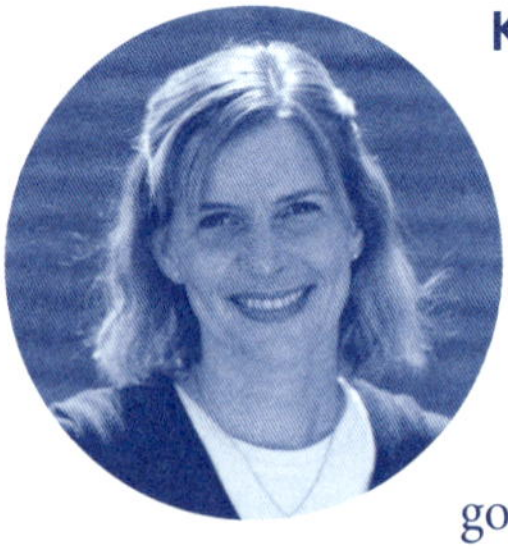

Kathrin Hohmann ist Kindheitspädagogin (B.A.) mit einem Master in Sozialer Arbeit. Sie arbeitete als Kita-Leiterin, Leitung eines Kita-Trägers und promoviert aktuell im Bereich der pädagogischen Psychologie. Als Fachberaterin für Pädagog*innen und Familienberaterin setzt sie sich für eine bedürfnisorientierte und gewaltfreie Kindheit ein. Sie ist Autorin diverser Fachbücher über die institutionelle Betreuung von Kindern und Ratgeberin für Eltern.

Frau Hohmann, als ehemalige Kita-Leiterin und Fachberaterin für die institutionelle Betreuung von Kindern ist das Thema Mittagsschlaf wahrscheinlich schon seit Jahren ein treuer Begleiter. Nicht selten kommen Eltern schon etwas angespannt in die Eingewöhnung, wenn sie fürchten, dass das Kind die zu Hause angewöhnten Einschlafrituale in der Kita nicht wiederfindet. Wie sehr müssen sich Eltern deswegen tatsächlich Sorgen machen?
Schlafen ist in der Tat ein sehr heißes Thema für Familien und auch ein Punkt zur Sorge beim Eintritt in die außerfamiliäre Betreuung. Eltern fragen sich, ob ihr Kind wohl ohne sie in den Schlaf findet. Ob es ausreichend schläft, wenn es dort nicht dieselbe Ruhe wie zu Hause hat. Was, wenn es die Brust, den Arm, die Trage oder andere Rituale oder Hilfsmittel gewöhnt ist?

Diese Gedanken sind total nachvollziehbar und sollten immer ernst genommen werden. Meine Erfahrung zeigt, dass all diese Sorgen in einer behutsamen Eingewöhnung Raum finden und entsprechend der Bedürfnisse des Kindes – angepasst an die Möglichkeiten der Kita – vor Ort besprochen werden. Insbesondere für Eltern, die das erste Mal mit ihrem Kind vor der Herausforderung eines Übergangs in die Kita stehen, denken oft schon drei Schritte voraus und fragen sich, wie das Kind das alles nur bewältigen soll. Dabei bewährt es sich, Schritt für Schritt zu gehen, in die Entwicklung des Kindes zu vertrauen und erst dann Probleme zu lösen, wenn sie sich tatsächlich zeigen, da sich viele Befürchtungen einfach von allein auflösen. Schläft Lukas vielleicht zu Hause nur an der Brust ein, so gelingt es ihm zur Überraschung der Eltern in der Kita auch gut mit dem Kuscheltuch an der Seite seiner Bezugspädagogin.

Viele Kindertageseinrichtungen sind heute um eine bedürfnisorientierte Begleitung von Kindern bemüht. Auch die Schlafsituation ist eine andere, als viele Eltern es selbst noch erfahren haben mit Gitterbetten und festen Schlafzeiten und -regeln. Wie sieht eine bedürfnisorientierte Schlafumgebung in der Kindertagesbetreuung aus, und was sollten Eltern in Hinblick darauf schon vor der Eingewöhnung in Erfahrung bringen?
Die Kitas, die ihren Tagesablauf und die Umgebung an den Bedürfnissen der Kinder ausrichten, nehmen zum Glück wirklich zu.

Kinder entwickeln erst mit der Zeit ihren Schlaf-Wach-Rhythmus. Und auch wenn sich dieser an die äußeren Einflüsse und Rituale anpasst, bleibt der Schlafrhythmus von Kind zu Kind individuell. Kitas und Tagespflegestellen, die für Kinder eine bedürfnisorientierte Schlafumgebung einräumen, erkennen an, dass der tatsächliche Schlafbedarf von Kindern verschieden ist, sie bereits als Kurz- oder Langschläfer auf die Welt kommen und ihrem Wohlbefinden sowohl zu viel als auch zu wenig Schlaf nicht guttut. An diesen Orten dürfen Kinder entsprechend ihrem Schlafbedarf schlafen oder auch ruhen. Statt festen Gitterbetten gibt es Rückzugsorte und kleine Ausruhinseln. Das können kleine Betten, Matratzen auf dem Boden, kleine Hochebenen, kuschelige Schlafkörbe oder Nestchen sein. Hier kann dann auch auf das Bedürfnis des Kindes eingegangen werden, ob es lieber allein schläft, zum Beispiel in einem Schlafkörbchen oder auf dem gemütlichen Matratzenlager, wo mehrere Kinder direkt nebeneinander schlafen können, die viel Körperkontakt gewohnt sind und gemeinsam besser schlafen.

Leider gibt es aber auch noch eine Vielzahl an Kitas, in denen sehr starr an Schlafzeiten festgehalten wird und Kinder keine Wahl haben, ob und wo sie schlafen möchten. Fragt man dort genauer nach, so sind innere Überzeugungen und personelle Situationen (z. B. Pausenregelungen) der Grund für dieses Vorgehen. Dieses Vorgehen kann sich auf das Schlafverhalten und auf die Beziehung negativ auswirken. Auch wenn Ruhephasen für Kinder notwendig sind, sollten Kinder nie zum Schlafen gezwungen werden.

Gerade in der Vorschulzeit wird das Thema Mittagsschlaf in Kitagruppen manchmal zum Problemfeld: Einige Kinder brauchen mittags noch eine Ruhepause, andere sind nach dem Mittagsschlaf für das Entspannungsbedürfnis der Eltern abends zu lange wach. Wie kann auf solch unterschiedliche Bedürfnisse Rücksicht genommen werden?

Das ist echt verflixt. In einigen Kitas entscheidet das Alter, ob und wie lange sie schlafen sollen. Der familiäre Rhythmus und die genetische Veranlagung werden dabei völlig außer Acht gelassen. Schlafen Kinder zu wenig, sinkt ihre Konzentration, und sie zeigen ein eingeschränktes Explorationsverhalten. Schlafen sie wiederum mittags (zu lange), gehen sie am Abend später ins Bett und müssen am Morgen wieder zum Teil qualvoll geweckt werden.

Die bedürfnisorientierte Haltung ist immer daran interessiert, die Bedürfnisse aller Beteiligten zu berücksichtigen. So wird in einem Gespräch geschaut, was die Familien brauchen, wie der Schlafbedarf und -rhythmus des Kindes ist und welche Möglichkeiten die

Kita hat. Diese Bedürfnis-Triade ist für alle Bereiche fundamental. Es ist niemandem geholfen, wenn die Bedürfnisse nicht miteinander in Einklang gebracht werden.

Ein klassisches negatives Beispiel wäre folgendes: Die Kita »Bullerbü« bittet darum, dass alle Kinder zum Begrüßungsritual um 8:30 Uhr in der Kita sind. Familien, die zu spät kommen, müssen vor der Tür warten, bis das Stopp-Schild um 9 Uhr aufgehoben wird. In der Zeit von 13:00 bis 14:30 Uhr ist eine feste Mittagsruhe für alle Kinder eingeplant. Der dreijährige Lukas ist mittags aber nicht müde. Da er dennoch liegen muss, schläft er aus Langeweile irgendwann ein. Am Abend ist Lukas putzmunter. Richtet sich die Familie nach dem Schlafbedürfnis des Kindes, lässt sie ihn entweder so lange wach, bis es müde ist, oder durchlebt eine unendliche Einschlafbegleitung mit dem Kind. Am Morgen ist er wiederum unausgeschlafen, da er geweckt werden muss. Unachtsames Wecken ist ebenso ungesund, beachten wir dabei nicht die Schlafzyklen des Kindes.

Stellen wir uns nun die Situation in einer Kita vor, in der die Bedürfnisse der Kinder ernst genommen werden und es eine individuelle Schlafbegleitung gibt:

Lukas' Eltern geben der Kita Bescheid, dass ihr Kind mittags keinen Schlaf mehr benötigt. Lukas darf in der Mittagszeit wach bleiben und zum Beispiel mit anderen Kindern, die nicht schlafen möchten, im Garten spielen. Abends schläft er nun zwischen 19 und 20 Uhr ein und genießt wahrscheinlich einen ausgewogenen Nachtschlaf. Er ist morgens ausgeschlafen und startet ausgeruht und gut gelaunt in den Tag.

Wenn sich Fachkräfte und Eltern nicht sicher sind, wie das Schlafbedürfnis des Kindes ist, empfehle ich, über eine Woche ein Schlafprotokoll zu führen, welches dabei hilft, den Schlafbedarf des Kindes zu ermitteln. Wenn klar ist, wie viel Schlaf das Kind eigentlich braucht, um sich gut zu entwickeln und ausgeglichen durch den

Tag zu gehen, können die Familien gemeinsam mit den pädagogischen Fachkräften überlegen, wie sie mit der Schlafsituation so umgehen können, dass es allen Beteiligten gut damit geht.

Nicht nur mittags wird in der Kita geschlafen, manche Kitas machen auch Kitafahrten oder Übernachtungen im Kindergarten. Manche Eltern sorgen sich, ob ihre Kinder dafür schon bereit sind, gerade wenn sie vielleicht noch keine Übernachtungserfahrungen gemacht haben. Wie sollten Eltern und Fachkräfte damit umgehen?
Zuerst finde ich es wichtig, dass Übernachtungen freiwillig sind und beim Kind keinen Druck auslösen. Eine gut geplante Kita-Übernachtung wird in der Regel zuvor mit den Eltern und Fachkräften besprochen. Eltern können ihre Fragen und Unsicherheiten ansprechen, bevor sich daraus Sorgen entwickeln. Möchten Eltern ihre Kinder in einem neuen Vorhaben bestärken, so gelingt es ihnen leichter, wenn diese sich sicher fühlen und in den Entwicklungsschritt vertrauen. Spürt das Kind Ängste seitens der Eltern, ist es vermutlich selbst verunsichert, statt dem bevorstehende Ereignis mit Bauchkribbeln und Neugierde zu begegnen.

Während einige Kinder das neue Abenteuer herbeisehnen und direkt ihre Tasche packen wollen, sind andere Kinder vorsichtiger und erfragen ganz genau, was sie erwartet. Diesen Kindern ist damit geholfen, wenn wir das neue Ereignis Schritt für Schritt besprechen und erspüren, was sie gegebenenfalls verunsichert.

Hat Lukas vielleicht Sorge, dass seine Freunde sehen, dass er nachts noch eine Windel trägt? Dann kann dies im geschützten Raum mit der Fachkraft besprochen werden, damit sie in Absprache mit den Eltern und dem Kind diese Situation achtsam begleiten und Sicherheit vermitteln kann. Vielleicht besprechen sie, dass Lukas die Windel mit seiner Bezugsfachkraft vor dem Zubettgehen gemeinsam anlegt, ohne dass es jemand merkt. Oder sie verabreden, dass im Falle von Unsicherheiten bei einer Kita-Übernachtung eine Abholung auch nach dem Abendessen möglich wäre. Auch hier ist es so wichtig, individuell zu schauen, was dem Kind guttut und was die Familien brauchen, um diesen großen Entwicklungsschritt zu bewältigen. Aber auch hier gilt: Gehen wir Schritt für Schritt und vertrauen in die Entwicklung des Kindes!

Schulalter und Teenagerzeit

Wie wir schon im ersten Teil des Buches gesehen haben, verändert sich der Schlaf auch noch während der Grundschulzeit und dann noch einmal besonders stark in der Teenagerzeit. Gerade die letztere Veränderung steht wieder in einem starken Kontrast zum elterlichen Schlafrhythmus und den Anforderungen unseres gesellschaftlichen Lebens: Das Schulsystem ist nicht auf die hormonellen Bedürfnisse von Jugendlichen abgestimmt. Auch die langen Schultage in Kombination mit wenig Freizeit bei gleichzeitigem Bedürfnis nach der Peergroup, Austausch und Selbstwirksamkeit, machen es Jugendlichen schwer und tragen dazu bei, Freizeitverhalten ins Internet zu verlagern, was sich wiederum auf den Schlaf auswirken kann.

Es schläft immer noch bei uns! Muss jetzt langsam mal Schluss sein?

Auch in der Grundschulzeit gibt es noch Kinder, die bei ihren Eltern schlafen wollen oder die zumindest nachts ab und zu ins Elternbett kommen. Wie wir gesehen haben, ist das getrennte oder gemeinsame Schlafen vor allem eine kulturelle Angewohnheit. Unter diesem Aspekt sollten wir auch die Problematik betrachten, denn das Kind ist zunehmend mit kulturellen Anforderungen konfrontiert, die dem gemeinsamen Familienschlaf gegenüberstehen:

Es ist eine typische Angewohnheit der Grundschulzeit, dass Kinder beieinander übernachten und Kinder in der Grundschule auf Klassenfahrt fahren. Natürlich kann über den Sinn solcher Aktivitäten für alle Kinder diskutiert werden, dennoch wird das Kind mit diesen gesellschaftlichen Gepflogenheiten in Kontakt kommen. Manche Familienbettkinder übernachten problemlos auch bei anderen und lassen sich darauf ein, dass sie mit bei ihnen übernachtenden Kindern in einem anderen Zimmer schlafen als sonst. Für manche Kinder ist dies allerdings ein größeres Hindernis, und Eltern müssen abwägen, wie sie ihre Kinder hier unterstützen wollen: Die Umgewöhnung an das Alleineinschlafen und ein eigenes Bett herauszögern und dafür das Kind aus diesen sozialen Veranstaltungen ausschließen, oder den Weg der Umgewöhnung einschlagen, um dem Kind die Teilnahme an Ausflügen und Übernachtungen zu ermöglichen?

Theoretisch besitzt das Kind alle erforderlichen Fähigkeiten, um sich in einem anderen Schlafraum und Bett sicher fühlen zu können: Es kann benennen, was es für ein gutes Ein- und Durchschlafen benötigt, weiß in diesem Alter, dass es zu Hause oder bei Freund*innen sicher ist, und hat die magische Phase hinter sich gelassen. Praktisch unterscheiden sich Kinder darin, wie sie auf neue Situationen zugehen, wie sie diese Neuerungen tolerieren und wie sehr sie verlässlichen Gewohnheiten erwarten. Manche Kinder brauchen mehr Unterstützung darin, sich abzulösen, als andere. Das Kind zu mehr Selbstständigkeit zu ermuntern bedeutet nicht, dass du es von dir wegstößt. Im Gegenteil! In ihrem Buch *Mein wunderbares schüchternes Kind* erklärt Pädagogin Inke Hummel so passend: »Also: Was braucht dein Kind? Im Grunde vor allem einen wachsamen Blick von dir und in schwierigen Situationen den Anstoß zur Eigenaktivität. Denn du sollst ihm nicht sein Leben abnehmen, sondern es stärken, alle Herausforderungen selbst zu meistern.«[25] Überlegt gemeinsam, was dein Kind braucht, um sich sicher und geborgen an seinem Schlafort zu fühlen (siehe Fragebogen auf Seite 130 f.), und versucht schrittweise, das eigene Bett als sicheren Schlafort zu etablieren.

Kurz und knapp: Was kann helfen?

Kind	Eltern
• Kinder sind unterschiedlich: Manche brauchen mehr Unterstützung, um sich zu lösen, und haben größere Anforderungen in Hinblick auf Sicherheit. • Dein Kind spürt deine Verunsicherung, sprich mit ihm darüber.	• Mindset: Dein Kind will dich nicht ärgern, du hast nicht alles falsch gemacht, nur weil es einfach nicht aus dem Elternbett ausziehen will. • Versuche dein Kind auf Basis seiner Stärken und Schwächen zu begleiten. • Nutze den Fragebogen für Kinder (siehe Seite 130 f.). • Benennt Regeln für Übernachtungen.

Mein Teenagerkind steht einfach nicht auf

Manchmal verlieren wir aus dem Blick, dass auch unsere großen Kinder noch immer jung sind. Dass sie noch nicht besonders lang auf der Welt sind und noch kein riesiges Erfahrungswissen haben. Und selbst wenn sie in der Pubertät langsam damit beginnen, uns körperlich über den Kopf zu wachsen, ist ihre Gehirnentwicklung noch lange nicht abgeschlossen. »Oft wird die Adoleszenz nicht als gesonderte, einzigartige Entwicklungsphase wahrgenommen, sondern nur als eine Zeit zwischen Kindheit und Erwachsenenalter, in der die Jugendlichen bockig und ungenießbar sind. Dabei ist die Adoleszenz eine Phase, in der sich das intellektuelle Potenzial, die emotionale Spannweite und die Sensibilität für die Ansichten Gleichaltriger im nahen Umfeld in ganz besonderer Weise verändern«,[26] erklärt die Professorin für Entwicklungspsychologie Eveline Crone. Die Adoleszenz ist eine wunderbare Zeit, in der sich viel verändert und sich die jungen Menschen noch stärker entfalten. Wie wir schon gesehen haben, ist Schlaf für Lernprozesse von ganz besonderer Bedeutung, und das gerade auch in dieser Zeit. Aber wir haben eine Kultur geschaffen, die für Jugendliche besonders schlaffeindlich ist und deswegen viele Probleme heraufbeschwört, die wir oft auf der Beziehungsebene austragen. Manchmal hilft es daher, sich an den Satz aus der Kleinkindzeit zu erinnern »Mein Kind tut nicht etwas gegen mich, sondern für sich«.

Aber blicken wir einmal nur auf den Schlaf: Dein Teenagerkind steht am Wochenende nicht zu eurem gemeinsamen Familienfrühstück auf, ständig kommt es zu spät zur Schule, in den Ferien weigert es sich, morgens früh aufzustehen, dabei wolltet ihr doch heute alle einen tollen Ausflug machen, und überhaupt verpennt es scheinbar den ganzen Urlaub, oder es erklärt, dass es einfach keinen Block mehr hat auf die Judo-Wettkämpfe am Wochenende und mit dem Sport jetzt aufhört – all diese Themen könnten wir zunächst als »Anti«-Phase annehmen, als Machtspiel. Wer bestimmt hier unsere Familienstrukturen? Es lehnt sich auf gegen das Hobby, das wir jahrelang finanziert haben, und schmeißt alles weg? Es hat keine Lust mehr auf Schule? Nein: Dein Kind ist einfach müde. Es geht nicht um Macht, es geht um Bedürfnisse – mal wieder! »Denn im Grunde befinden sich Jugendliche während der Pubertät ständig im Jetlag«,[27] erklärt Eveline Crone.

Jugendliche brauchen im Durchschnitt (!) neun Stunden Schlaf. Da sie aber aufgrund der schon betrachteten hormonellen Veränderungen oft erst spät zwischen 23 und 24 Uhr einschlafen, sind sie beständig unausgeschlafen. Natürlich versuchen sie da an den Stellen, an denen es irgendwie geht, mehr Schlaf zu bekommen. Das sind die Wochenenden, manchmal aber auch der Tag: 16 bis 40 Prozent der Jugendlichen leiden unter Tagesschläfrigkeit, die auf unzureichenden Nachtschlaf oder auch andere Schlafprobleme hinweisen kann. Ganze 35 Prozent der Jugendlichen haben Schwierigkeiten, am Morgen aufzuwachen, und 67 Prozent der Jugendlichen berichten von Schlafmangel.[28]

Wenn wir nicht mit ihnen darüber sprechen, wird das für unsere Kinder und uns selbst zum Problem. Es ist wichtig, mit Jugendlichen über ihren Schlafbedarf zu sprechen und auch darüber, dass dieser ein strukturelles (und häufiges!) Problem ist und beispielsweise das Schulsystem nicht auf ihre Bedürfnisse abgestimmt ist. Wenn sie nicht über ihre körperlichen Bedürfnisse Bescheid wissen, können sie daran auch nichts ändern. Sie denken vielleicht sogar, sie würden die gesellschaftlichen Vorurteile bestätigen, und ergeben sich in das stigmatisierende Bild des faulen Jugendlichen. Information hingegen ermöglicht ihnen einen achtsamen, liebevollen Blick auf sich selbst. Und das kann dazu führen, dass sie sich für ihre Bedürfnisse einsetzen und vielleicht gemeinsam in der Schule dafür einstehen, dass Klausuren nicht in den frühen Morgenstunden geschrieben werden – oder dass sie für einen späteren Schulbeginn protestieren.

Neben der Unterstützung des Selbstwertgefühls und der Selbstwahrnehmung unserer Kinder können wir auch unsere familiären Rahmenbedingungen und unsere eigene elterliche Erwartungshaltung verändern: Wir können beim Elterngespräch in der Schule wegen des Zuspätkommens eine schützende Position einnehmen und Verständnis zeigen. Wir können überlegen, wie Abläufe morgens vereinfacht werden können, um möglichst viel Schlaf zu ermöglichen (keine zu weit entfernte weiterführende Schule aussuchen,

Schulrucksack abends packen, ebenso wie Sachen rauslegen, Frühstück auf dem Schulweg statt früh aufstehen?), können statt Familienfrühstück am Wochenende einen Familienbrunch am Sonntag einführen und den Urlaub so einrichten, dass das Kind nicht frühmorgens aufstehen muss, sondern endlich ausschlafen darf. Wochenenden und Ferien können nicht auffangen, was unter der Woche alles fehlt, aber sie können ein Entgegenkommen sein. Der Schlafmediziner Prof. Dr. Boris Stuck und die Psychologin Prof. Dr. Angelika Schlarb empfehlen, dass es keine Uhr am Bett von Jugendlichen gibt, damit sie bei nächtlichen Wachphasen nicht irritiert werden, sowie das Einlassen von Morgensonne und möglichst viel Tageslicht, um wach und fit zu werden, nachdem das Zimmer während des Nachtschlafs möglichst dunkel sein soll.[29]

Vor allem kommt es darauf an, zu verstehen und zu verinnerlichen, welchen Einfluss der Schlafmangel auf das Verhalten unserer Kinder und damit auf unsere Beziehungen hat. Schlafmangel kann die ohnehin schon bestehenden Stimmungsschwankungen verstärken, das Immunsystem beeinträchtigen und Depressionen verursachen.[30] Gerade die Adoleszenz steht in Verbindung mit dem Beginn der circadianen Rhythmusstörung vom verzögerten Schlafphasen-Typus (DSPD), worunter 0,5 bis 7 Prozent der Jugendlichen leiden, die oft zur Entstehung einer Insomnieproblematik führt.[31]

Wir sollten also ermöglichen, dass unsere Jugendlichen überall da, wo es irgendwie möglich ist, ausschlafen können, und uns gleichzeitig zusammen mit ihnen um eine gute Schlafhygiene kümmern.

Kurz und knapp: **Was kann helfen?**

Kind	Eltern
• Auch wenn es alle tun: Sprich mit deinem Kind darüber, Energydrinks und Cola möglichst nicht oder begrenzt zu konsumieren. Es ist wirklich ungesund. • Feste Regeln für Social Media – die übrigens für alle gelten sollten, also auch die Erwachsenen • Ggf. Arzt/Psychologe konsultieren, wenn Schlafprobleme sich chronifizieren	• Mindset: Dein Teenagerkind ist nicht faul, weil es müde ist. Es ist auch nicht unhöflich, weil es sonntags nicht beim Frühstück dabei sein will, sondern müde. • Wo es möglich ist (am Wochenende), Schlaf ermöglichen • Nachsichtig sein, wenn das Kind den Vereinssport aufgeben will, weil es samstags schlafen will, statt auf dem Fußballplatz zu stehen • Setz dich für gesunden Schlaf ein: auf der Elternversammlung, im Förderverein etc.

Smartphone, Cola und Energydrinks

Smartphone, Cola und Energydrinks sind mittlerweile Bestandteile der Jugendkultur und dienen quasi als Ersatz für die Bereiche jugendlichen Lebens, die die Gesellschaft den jungen Menschen vorenthält. Die Freizeitmöglichkeiten junger Menschen sind durch enge Zeitfenster begrenzt, zudem gibt es wenige öffentliche Orte, an denen Jugendliche toleriert werden, während sie sich natürlich gerade jetzt in diesem Alter mit der Peergroup vernetzen, austauschen und Soziales lernen wollen. Sie sind müde durch zu wenig Nachtschlaf, müssen aber in der Schule Leistung bringen; sie wollen sich nachmittags mit anderen treffen oder zumindest am Wochenende mal was erleben. Wie Koffein wirkt, haben wir bereits bei den Erwachsenen betrachtet (siehe Seite 154 f.). Energydrinks enthalten nicht nur große Mengen an Koffein, sondern auch Zucker und andere Zusätze wie Taurin, Inosit und Glucuronolacton. Das Bundesinstitut für Risikobewertung weist darauf hin, dass in »der Vergangenheit Fälle [auftraten] mit Herzrhythmusstörungen, Krampfanfällen, Nierenversagen und Todesfälle, die in einem möglichen Zusammenhang mit dem Konsum von Energiegetränken gesehen wurden, wenn diese zusammen mit Alkohol oder ausgiebiger sportlicher Betätigung aufgenommen wurden. Eine Kausalität wurde aber bislang nicht bewiesen«.[32] Nun können wir als Erwachsene unseren Jugendlichen Energydrinks verbieten, aber ob sie sich daran halten werden, ist fraglich. Deswegen gilt: Zunächst sind wir selbst Vorbilder und können darauf achten, was wir selbst konsumieren und unseren Kindern anbieten. Darüber hinaus ist es wichtig, mit unseren Kindern ehrlich über die Gefahren zu sprechen und auf ihre Kooperation zu bauen. Vor allem aber müssen wir an den Ursachen arbeiten, aufgrund derer unsere Kinder munter machende und leistungssteigernde Getränke zu sich nehmen wollen.

Das Smartphone hat zwar keine munter machende und leistungssteigernde Wirkung, dennoch wirkt es auf das Schlafverhalten unserer Kinder. Wie uns schon Schlafforscher Prof. Dr. Weeß vor Augen geführt hat (siehe Interview Seite 146 ff.), geht es keinesfalls um eine Dämonisierung der Mediennutzung bei Kindern und Jugendlichen, aber wir sollten die Zeiten der Nutzung dennoch im Auge behalten. »Jugendliche, die die digitalen Medien mehr als sechs Stunden am Tag nutzten, hatten eine schlechtere Schlafqualität, mehr Schlafstörungen, fühlten sich am Tag unausgeschlafen und konsumierten mehr koffeinhaltige Getränke als Auszubildende, die

die digitalen Medien weniger nutzten«,[33] fasst Weeß Ergebnisse einer Untersuchung zusammen. Neben der absoluten Dauer ist auch der Zeitpunkt in Bezug auf das Schlafverhalten wichtig. So wie bei uns Erwachsenen sollte auch bei Jugendlichen ein entspannter, ruhiger und medienfreier Übergang in den Schlaf stattfinden. Wie das funktionieren kann? Beispielsweise mit familiären Medienregeln: Ab 21 Uhr kommen Smartphone und Co in die gemeinsame Aufladestation – für alle. Für die Zwischenzeit bis zum Einschlafen kann das jugendliche Kind sich mit analogen Dingen beschäftigen: Musik hören, Tagebuch schreiben, lesen, malen. Klingt altbacken, und ist es auch. Aber die Konsumgewohnheiten, die wir ausgebildet haben, sind ungesund, und um kurz- und langfristigen Problemen vorzubeugen, müssen wir nun mal gegensteuern, auch wenn das anstrengend ist und Diskussionen bedeutet. Vielleicht können wir auch Kompromisse finden und dafür ermöglichen, dass das Smartphone am Nachmittag genutzt werden kann, ohne dass wir ständig ermahnen. Am besten ist es, sich gemeinsam als Familie zusammenzusetzen und das Thema zu besprechen: die Fakten auf den Tisch zu legen, die Probleme zu benennen und gemeinsam eine Lösung zu finden. Denn darum geht es im Wesentlichen: Wir wollen unseren Kindern und Jugendlichen nicht irgendwelche Schlafregeln aufdrücken, sondern ihnen vermitteln, wie bedeutsam Schlaf ist und dass wir ihn gut pflegen sollten, sodass er uns optimal unterstützt, regeneriert und uns hilft, unser persönliches Potenzial zu entfalten.

Ich kann nicht einschlafen, wenn mein Kind nicht da ist

Und dann irgendwann ist es kein Thema mehr, ob das Kind nun endlich schläft. Dann ist es abends nicht da, übernachtet woanders oder kommt irgendwann erst frühmorgens nach Hause. Eine ganz schöne Achterbahnfahrt, die wir da hingelegt haben in den vergangenen Jahren der Schlafbegleitung. Nun müssen wir nicht mehr nachts stillen oder Flasche geben, Windeln wechseln, zur Toilette begleiten und Monster unter dem Bett suchen. Es ist ruhig, und wir könnten einfach schlafen gehen. Aber wir schlafen dennoch nicht ein. »Hoffentlich macht er keinen Unsinn!«, »Ich hab in der Zeitung davon gelesen, dass K.o.-Tropfen in unserer Region in die Getränke im Club gemischt werden!«, »Schon wieder ist er mit diesen Jungs unterwegs, die sind einfach kein guter Umgang!«. Unser Kopf-Karussell dreht sich, und wir kommen nicht zur Ruhe. Natürlich sollten wir das normale Verhalten unserer adoleszenten Kinder nicht für unsere Schlafprobleme verantwortlich machen. Denn sie tragen auch hier nicht die Verantwortung dafür, dass wir gut schlafen können. Wir können von ihnen ja nicht verlangen, dass sie nicht ausgehen, nur damit wir besser schlafen. Was in unserem Handlungsspielraum liegt: Wir können mit ihnen über Gefahren sprechen und sie bestmöglich stärken, um mit den Problemen, denen sie begegnen werden, umzugehen.

Und darüber hinaus müssen wir selbst zurückkommen zu einem gesunden Schlafverhalten (siehe auch die Liste auf Seite 176 f.). Vertrauen in unsere heranwachsenden Kinder ist dabei nur ein wichtiger Punkt. Dass wir manchmal Schlafprobleme ausbilden, weil unser Schlaf so sehr durch die Begleitung unserer Kinder gestört ist, haben wir bereits im Interview mit Dr. Blume erfahren. Wichtig ist gerade für die emotional aufwühlenden Momente der Elternschaft, dass wir gute Beruhigungsstrategien für uns selbst zur Verfügung haben: Wir wissen, das Kind ist bestmöglich aufgeklärt und informiert. Wir googeln am Abend nicht noch weitere Katastrophenmeldungen, die gerade in der Dunkelheit noch beängstigender auf uns wirken, wir nutzen Fantasiereisen und Entspannungsübungen, um innerliche Ruhe zu erreichen.

Mein*e Partner*in macht »einfach« nicht mit

Der wohl schwierigste Aspekt bei der Schlafbegleitung ist, dass Schlafen eigentlich eine Gemeinschaftsaufgabe ist und viele Menschen das aus dem Blick verloren haben. Auch in Familien kann das zu einem großen Problem werden, das oft auch damit zusammenhängt, dass generell die Sorgearbeit zu wenig wertgeschätzt wird. »Ach, du bist ja mit dem Kind zu Hause, da kannst du ja auch …«, »Na komm, du gehst schon nicht arbeiten, da kannst du dich dann wenigstens nachts um das Kleine kümmern!« Diese und ähnliche Sätze und Vorstellungen begegnen mir als Familienbegleiterin immer wieder. Vor mir sitzt ein von der Sorgearbeit erschöpfter Elternteil und oft auch ein von der Erwerbsarbeit erschöpfter Elternteil. Während der sorgende Elternteil – meistens die Mutter – jedoch die Belastungen der Erwerbsarbeit kennt und die Arbeit des anderen wertschätzt, ist es andersherum nicht immer der Fall. Und dies, obwohl ohne diese Sorgearbeit, ohne das Kümmern um diesen kleinen Menschen (und oft parallel vieles andere) die Erwerbsarbeit des anderen nicht möglich und das Wohl des Kindes nicht sichergestellt wäre. Sorgearbeit ist essenziell, wertvoll und beständig da: ohne Pause, Urlaub und Arbeitsschutzbedingungen. Wir können mittlerweile sogar berechnen, wie wertvoll die unbezahlte Sorgearbeit im Rahmen unserer Wirtschaft ist. Und dennoch haben wir in Familien eine Ungleichverteilung und Benachteiligung, die sich auf die körperliche und psychische Gesundheit der Sorgenden negativ auswirkt. Schlaf ist davon nur ein Aspekt – aber ein bedeutsamer.

Das Problem ist, dass wir Menschen nicht zwingen können, eine andere Haltung einzunehmen. Weder in Erziehungsfragen, wenn ein Elternteil von einem bedürfnisorientierten Begleiten des Kindes nicht überzeugt ist, noch darin, Sorgearbeit so wertzuschätzen, wie es getan werden sollte. Was wir aber tun können, ist, unsere Position klarzumachen und einzufordern, was dir an Erholung zusteht. In Teil zwei haben wir schon gesehen, wie wichtig das eigene Mindset dafür ist. Das ist es auch hier: Du darfst dich erholen. Auch du darfst ausreichend schlafen, selbst wenn du »nur« Sorgearbeit leistest. Du bist es wert, ausgeschlafen zu sein. Deine Sorgearbeit ist nicht weniger bedeutsam als Erwerbsarbeit. Wenn der andere Elternteil das nicht sieht oder sich deinen Argumenten entzieht, könnt ihr euch Unterstützung bei einer Paar- oder Familientherapie holen. Schlaf ist zu wichtig, um Schlafmangel über Jahrzehnte zu ertragen, weil ein anderer erwachsener Mensch dir nicht deine Bedürfniserfüllung zugesteht.

Einen Menschen zu lieben, bedeutet, dass einem das Wohlergehen dieses anderen Menschen am Herzen liegt. Nicht, dass dieser andere Mensch dafür da ist, die eigenen Bedürfnisse zu befriedigen oder dafür zu sorgen, dass es einem selbst besser geht, sondern dass man gemeinsam danach trachtet, wie man sich bestmöglich im Wachsen und Sein unterstützen kann. Das trifft auch auf den Schlaf zu. Es geht darum, miteinander eine wohlwollende, kooperative Form zu finden, damit es allen in der Familie gut geht: euren Kindern und jeder erwachsenen Person in dieser Familienkonstellation.

Auch wenn der andere Elternteil nicht von der bedürfnisorientierten Schlafbegleitung überzeugt ist, solltet ihr euch therapeutische oder beratende Unterstützung holen: Auch der Schlaf deines Kindes, das sein ganzes Leben noch vor sich hat, ist zu wichtig, um jetzt schlechte Schlafgewohnheiten zu etablieren.

Manchmal entstehen in Familien gerade deswegen Überlastungssituationen, wenn ein Elternteil sagt: »Na, wenn du das Kind nicht schreien lassen willst, dann musst du dich eben auch kümmern. Ich würde es weinen lassen, bis es sich beruhigt! DAS HAT MIR AUCH NICHT GESCHADET!« Auch hier ist es wichtig, möglichst frühzeitig einzugreifen, weil weder ein Bewusstsein für die

Bedürfnisse des Kindes noch die der anderen erwachsenen Person vorzuliegen scheint. In den vielen Jahren des Elternseins kann es bei solch großen Diskrepanzen immer wieder zu Konflikten kommen und bei einem beständigen Nachgeben einer der Eltern eine Überlastung bis hin zum Caregiver-Burn-out auftreten. Deswegen: Wir können niemanden zu einem anderen Mindset zwingen, aber wir können zumindest Aufgaben besser verteilen, damit nicht eine Person unter dem Mindset der anderen leidet.

Wenn Eltern an ihre Grenzen kommen

Pädagogische Impulse wie in diesem Buch können im Alltag helfen, eine bessere Schlafroutine und -hygiene aufzubauen, indem sie Informationen liefern, zur Reflexion anregen und Ideen für mögliche Lösungen geben. Manchmal aber reicht all das nicht aus, und das Problem gehört nicht in beraterische, sondern in therapeutische Hände. Dies bezieht sich auf Schlafstörungen Erwachsener, aber auch auf Schlaf- und Regulationsstörungen von Kindern.

Im Bereich der Schlafstörungen gibt es verschiedene Klassifikationssysteme. In der International Statistical Classification of Diseases and Related Health Problems, Version 10 (kurz ICD-10), werden organische und nichtorganische Schlafstörungen unterschieden. Organische Schlafstörungen sind mit körperlichen Beeinträchtigungen oder deren Folgen verbunden, beispielsweise Schlafapnoe oder Narkolepsie. Hier sind medizinische Unterstützungen notwendig. Nichtorganische Schlafstörungen werden unterteilt in Dyssomnien und Parasomnien. Zu den Dyssomnien zählen beispielsweise Einschlaf- und Durchschlafstörungen wie auch eine übermäßige Schlafneigung, während zu den Parasomnien das Schlafwandeln, der Nachtschreck und Albträume zählen. Oft können Eltern diese nichtorganischen Schlafstörungen mit den hier vorliegenden Informationen selbst beheben. Wenn sich die Probleme allerdings chronifizieren, das Kind oder der Jugendliche über einen längeren Zeitraum morgens nicht erholt ist oder sich schlecht wecken lässt, hohe Tagesschläfrigkeit besteht oder andere sonst nicht erklärbare Verhaltensauffälligkeiten, sowie bei chronischem Schnarchen / Atemgeräuschen / Atemaussetzern sollte Hilfe von Schlafspezialisten hinzugezogen werden.[34] Bei einer solchen speziellen Schlafberatung und -therapie wird eine ausführliche Diagnostik vorgenommen, bei der eine allgemeine Anamnese durchgeführt wird (körperlich und psychisch) in Kombination mit einem Schlafprotokoll und altersentsprechenden Screeningfragebögen für Eltern und Kind / Jugendliche. Manchmal kann auch Videomaterial hinzugezogen werden oder eine Übernachtung im Schlaflabor notwendig sein. Auf Basis dieser Befunde wird dann die Behandlung des jeweiligen Problems begonnen. Hier sind wieder Informationen über das natürliche Schlafverhalten und gesunde Schlafroutinen wichtig, dazu gibt es Anregungen für den Alltag und das Erlernen von Entspannungstechniken. Empirisch überprüft sind für Kinder und Jugendliche die Methoden des Mini-KiSS-Trainings, des KiSS-Trainings und das JuSt-Training für Jugendliche. Diese arbeiten innerhalb weniger Sitzungen mit Eltern und Kindern, insbesondere durch Information und Vermittlung von altersangemessenen Entspannungstechniken. Auch wenn das Wort »Training« in Bezug auf Schlaf durch die behavioristischen Schlaftrainings negativ geprägt ist, ist ein angeleitetes Vorgehen für Kinder und Eltern bei schweren Schlafproblemen oft hilfreich. In Bezug auf diese Verfahren ist zudem angeraten, »dass das Vermitteln der Schlafhygiene-Empfehlungen dem Entwicklungsstand und den kulturellen Werten des Kindes und Jugendlichen beziehungsweise seiner Familie angepasst sein sollte«.[35] Leider kommt es auch hier darauf an, wem man persönlich gegenübersitzt. Wie wir gesehen haben, kann das Schlafen im Familienbett – sofern es für Eltern und Kinder stimmig ist – problemlos die Kleinkindzeit überschreiten, ohne irgendwelche pathologischen Züge zu haben, und es können auf sanfte und bedürfnisorientierte Art neue Brücken in den Schlaf gefunden werden.

Auch wenn Babys Schwierigkeiten haben, einzuschlafen, wenn sie viel weinen und sich schwer trösten lassen und die Bezugspersonen sich überfordert fühlen, ist eine zusätzliche Unterstützung angebracht. Auch Regulationsstörungen der frühen Kindheit sind nach ICD-10 klassifiziert. Die therapeutische Unterstützung liegt hier ebenfalls in Informationen für Eltern über die kindliche Entwicklung und Methoden der Co-Regulation, aber auch im Aufbau und der Stärkung der Beziehung, der Aufarbeitung von Traumata und dem Erlernen von Entspannungstechniken für Eltern.

Wichtig ist generell: Wenn Eltern an ihre Grenzen kommen, zu wenig schlafen, zu erschöpft sind und/oder merken, dass ihre Kinder nicht ausreichend gut schlafen, brauchen sie Unterstützung. Kindlicher Schlaf ist kein Aushängeschild für gute Elternschaft. Wenn dein Kind nicht gut schläft oder du selbst, bedeutet das nicht, dass du ein schlechter Elternteil wärst. Wie wir gesehen haben, ist unser Schlaf von so vielen Faktoren abhängig, die uns teilweise bewusst sind, teilweise aber auch nicht, die wir teilweise schnell und gut beeinflussen können, die teilweise aber auch außerhalb unseres Handlungsspielraums liegen, sodass es absurd ist, zu erwarten, dass Eltern von sich aus all das leisten können. Wenn wir Eltern werden, legt sich kein Schalter um, der alles Wissen rund um kindliche Entwicklung in uns auf einmal freischaltet. Elternschaft ist Versuch und Irrtum und Lernen aus den eigenen Erfahrungen. Manchmal wissen wir nicht weiter und brauchen Unterstützung. Das ist okay.

Und wenn du einmal ganz erschöpft bist und nachts nicht weiterweißt, ist es okay, andere um Hilfe zu bitten oder deinen Frust einer anderen Person anzuvertrauen. Bestenfalls gibt es eine Person in deinem nahen Umfeld, die du immer und zu jeder Uhrzeit anrufen kannst, bevor du am nächsten Tag beginnst, fachliche Hilfe zu suchen.

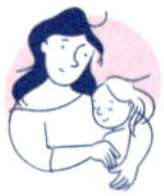

Autismus, ADHS und Schlaf

Schlafstörungen können in Zusammenhang mit Angststörungen, depressiven Störungen oder Störungen des Sozialverhaltens stehen und spielen auch oft eine Rolle bei Menschen im neurodiversen Spektrum. Kinder im Autismus-Spektrum leiden deutlich häufiger unter Schlafproblemen (Prävalenz von 80 Prozent), insbesondere unter Insomnien und Parasomnien.[36] Auch Kinder mit ADHS leiden häufiger unter Insomnien, dazu unter Tagesmüdigkeit, und lassen sich oft schwerer in den Schlaf begleiten. Kinder mit einem hyperaktiv-impulsiven Subtypus des ADHS und Kinder mit Hyperaktivität und Unaufmerksamkeit zeigen außerdem häufig morgendliches Früherwachen.[37] Familien mit Kindern im neurodiversen Spektrum benötigen oftmals spezielle Unterstützung und Beratung, damit sowohl Eltern als auch Kinder gute und erholsame Schlafroutinen entwickeln können.

Das Wichtigste in Kürze

Auf dem Weg durch die vielen Jahre der Elternschaft und Entwicklung deines Kindes werden dir an einigen Stellen immer wieder Hindernisse begegnen, die den Schlaf erschweren – auch wenn es doch gerade so gut lief. Das Durchschlafen deines Kindes entwickelt sich nicht als steile Aufwärtslinie, sondern eher in einer Art Schlängellinie. Viele dieser Hindernisse sind dadurch zu bewältigen, dass du die individuelle Entwicklung deines Kindes verstehst und auf Ressourcen zurückgreifen kannst (Bezugspersonen, die dich unterstützen, Fachkräfte, die eventuelle Erkrankungen abklären und Therapien empfehlen können), um auch die Tiefs der normalen Entwicklung wie das Zahnen oder die ersten Erkältungskrankheiten gut zu bewältigen. Je größer dein Kind wird, desto wichtiger ist es, es aktiv zu beteiligen: zu fragen, was es zum guten Schlaf braucht, mit dem Kind über den Schlaf zu sprechen und wirklich zu verankern, dass Schlaf eine wunderbare, erholsame und schöne Zeit ist. Gerade in den Teenagerjahren, in denen Jugendliche durch die ungesunden Strukturen unserer Gesellschaft oft unter Schlafmangel leiden, müssen wir auf Vertrauen und Respekt aufbauen, damit wir den ungünstigen Rahmenbedingungen beispielsweise von Schule entgegenwirken können.

Nicht immer ist der Weg einfach zu gehen. Manchmal verzweifeln wir, manchmal verstehen wir etwas nicht, manchmal sind wir mit unserem Wissen am Ende – das ist normal. Dann sollten wir nicht zögern, professionelle Hilfe in Anspruch zu nehmen, weil der Schlaf einfach zu wichtig ist, um nebensächlich behandelt zu werden.

Lass uns gemeinsam träumen

Schlaf ist Erholung, Selbstfürsorge und Genuss. Dafür gibt es nicht den einen immer richtigen Weg für alle. Aber du darfst euren finden: für dich und dein Kind. Leider wird uns dieser Weg an ziemlich vielen Stellen schwer gemacht. Unsere Leistungsgesellschaft ist nicht darauf ausgelegt, uns Pausen und Ruhe zu gönnen. Wir stehen beständig unter Druck, Schlaf erscheint nahezu als Zeitverschwendung, und wir haben gelernt, tausend Dinge eher zu erledigen, als uns Ruhe und Schlaf zu gönnen. Hier noch die Wäsche, da noch kurz saugen. Treffe ich mich abends mit einer Freundin, oder gehe ich lieber früh schlafen? Auch vor unseren Kindern macht unser stressiger Alltag nicht Halt: Sie müssen zu einer bestimmten Zeit in der Kita sein, weil wir zur Arbeit müssen, und in der Schule wird es – gerade in Bezug auf die Teenagerkinder – nicht besser, mit langfristig negativen Folgen. In einer Zeit, in der Kinder und Jugendliche ohnehin unter enormem Druck stehen und in der viele unter psychischen Erkrankungen leiden, wird weiterhin keine Rücksicht darauf genommen, dass auch sie sich ganz dringend erholen müssen und dafür ausreichend Zeit für Schlaf brauchen. Um den Druck zu kompensieren, greifen sie zu Cola und Energydrinks und versuchen, wenigstens spätabends über das Smartphone oder Onlinegames die Zeit in der Peergroup nachzuholen. Dass die Schulen immer noch so früh anfangen, ist gelebter Adultismus und damit Diskriminierung. Während in anderen europäischen Ländern Schulen oft später beginnen, halten wir größtenteils am schädlichen Beginn um 8 Uhr oder – gerade in Ostdeutschland – sogar noch früher fest.

Doch nicht nur das: Schlaf ist in unserer Gesellschaft ungleich verteilt. Mütter begleiten Kinder häufiger in den Schlaf, sind nachts eher zuständig für Stillen/Füttern/Beruhigen. Frauen entwickeln daher öfter Schlafstörungen. Gleichzeitig wird von ihnen erwartet, dass sie Leistungen erbringen: bei der (unbezahlten) Care-Arbeit, für die sie selbstverständlich zuständig sind, und bei der Erwerbsarbeit, bei der sie schließlich auch performen sollen. Durch den Gender-Pay-Gap in Kombination mit dem Equal-Care-Gap und durch den Renten-Pay-Gap sind sie ohnehin benachteiligt: Frauen verdienen weniger, erhalten weniger Rente, kümmern sich mehr unbezahlt um andere. Dass sie all dies oft auch noch trotz Schlafmangels tun, dass sich dieser Schlafmangel auch noch negativ auf ihre Karrierechancen und Erwerbsarbeit auswirkt, wird nicht bedacht. Der Gender-Sleep-Gap ist hierzulande noch recht unbekannt. Dass wir uns müde weniger politisch engagieren können und damit weniger Kraft haben, um etwas an unserer Situation zu verändern, setzt all dem noch die Krone auf. Nicht einmal in der Wissenschaft wird bislang ausreichend erforscht, wie diese Ungerechtigkeit langfristig auf den Lebensverlauf wirkt. Es gibt keinen Ausgleich dafür, dass wir durch Müdigkeit und Erschöpfung bedingt nicht die gleichen Voraussetzungen haben wie Menschen, die sich nachts nicht um das Wohlergehen von Kindern kümmern, obwohl gerade diese Kinder die (ver)sorgende Zukunft unserer gesamten Gesellschaft bilden. Selbst innerhalb einer Familie wird oft nicht ausreichend wertgeschätzt, welch enorme Leistung viele Elternteile über Jahre nachts erbringen und dass diese nächtliche Care-Arbeit durch Entlastung an anderen Stellen ausgeglichen werden muss. Besonders zugespitzt wird all das dort, wo Alleinerziehende nachts für ein oder mehrere Kinder zuständig sind. Auch Eltern mit Kindern mit einer Behinderung oder Erkrankung, die sich auf den Schlaf des Kindes und damit jenen der Eltern auswirkt, sind hier stark beansprucht. Selbst dann, wenn sie Pflegegeld oder einige Punkte mehr bei der Rentenversicherung für die Sorgearbeit erhalten, wird das oft dem tatsächlichen Tun nicht gerecht.

Trotz der hohen Zahlen von Schlafstörungen bei Kindern, Jugendlichen und Erwachsenen gibt es zu wenig therapeutische Angebote hierfür (wie für viele andere psychische und gesundheitliche Probleme), und der Zugang zu selbigen ist nicht ausreichend niedrigschwellig. Innerhalb so wichtiger pädagogischer, psychologischer und medizinischer Berufsgruppen wie Hebammen, Kinderkrankenpflege, Kinderärzt*innen, Pädagog*innen und Psycholog*innen werden noch immer veraltete Theorien an Eltern weitergegeben, die einem schlafförderlichen Mindset entgegenwirken und der Ausbildung einer positiven, guten Einstellung gegenüber der wohltuenden Wirkung des Schlafs und dem Bett als Ort der Erholung nachhaltig entgegenwirken. Insgesamt wird viel zu wenig systemisch auf den Familienschlaf geblickt. »Das Problem« wird oft beim Kind verortet, ohne dass Schlafroutinen und Schlafhygiene des ganzen Systems – das heißt von Familie und Gesellschaft – ausreichend einbezogen werden. Gerade dann, wenn Kinder abends nicht einschlafen wollen, wird viel zu wenig beachtet, warum Eltern (durchaus berechtigt!) nun eine Pause brauchen. Wenn sie dann gegen den zu niedrigen Schlafdruck beim Kind anarbeiten, zieht das nur weitere Probleme in der Kommunikation und Beziehung nach sich.

Deswegen gibt es in diesem Buch viele Tipps und Ideen, was Familien individuell ändern können. Glücklicherweise verbreitet sich das Wissen um den gesunden Schlaf und Schlafbedarf von Kindern, Jugendlichen und Erwachsenen immer weiter, und auch unser Mindset verändert sich: Mit jeder Generation schaffen wir es, ein wenig weniger Lasten in Sachen Erziehung zu tragen. Gerade die jungen Menschen heute zeigen, dass sie gar nicht mehr so konform gehen mit den Anforderungen der Leistungsgesellschaft und sich eine andere Zukunft wünschen, weniger Erwerbsarbeit, mehr Mental Health. Das Problem ist aber noch immer der unflexible Rahmen, gegen den wir selbst für uns und unsere Kinder und Jugendlichen angehen müssen. Wir brauchen vor allem eine breit getragene andere Schlafkultur, damit Familien besser schlafen können. Unsere aktuelle Schlafkultur ist nicht an das angepasst, was wir unterschiedlichen Menschen brauchen, und sie ist schon gar nicht darauf ausgerichtet, Gerechtigkeit zu ermöglichen. Unsere Schlafkultur dreht sich um unsere kapitalistische Leistungsgesellschaft und hält damit eine ungesunde Lebensweise aufrecht.

Dies zu erkennen, ist glücklicherweise der erste Schritt zur Veränderung. Wir nehmen die Ungerechtigkeit wahr und projizieren nicht mehr alle Probleme auf persönliches Versagen. Wir gewinnen Macht über unser Erleben und Denken, weil wir ein Problem plötzlich aus einem neuen Blickwinkel betrachten können und dadurch handlungsfähig werden, da wir uns nicht mehr in die Schlaflosigkeit ergeben, weil das »ja als Eltern ganz normal ist«. Und im nächsten Schritt wagen wir Veränderung. Wir gehen in unsere Beziehungen hinein und sorgen für innerfamiliäre Gerechtigkeit. Mit der Energie, die dabei frei wird – endlich ausgeschlafener – können wir weitere Schritte wagen und uns beispielsweise dafür einsetzen, dass unsere Kinder eine bessere Schlaf-Schul-Balance erhalten. Wir gehen zum Elternabend in der Kita und erklären, dass ein Gleitzeitbeginn sinnvoll ist: Nicht nur individuell für unsere persönliche Situation, sondern wir können mit Fakten und Argumenten zeigen, warum Kinder unterschiedlich schlafen und dass es sowohl für Eltern als auch pädagogisches Fachpersonal sinnvoll ist, wenn Kinder bedarfsgerecht ankommen können, statt von ihren Eltern zum frühen Aufstehen gezwungen zu werden, um dann müde weinend in der Kita abgegeben zu werden. Wir setzen uns dafür ein, dass in der Kita nicht alle Kinder zur selben Zeit im selben Raum Mittagsschlaf machen müssen, sondern dass Mittagsschlaf flexibel gestaltet wird. Wir sind davon überzeugt, dass das richtig ist und wir für unsere Bedürfnisse eintreten dürfen. Gemeinsam mit den Lehrer*innen überlegen wir, wie in den Schulen Ruheinseln geschaffen werden können und Ausruhmomente in Ganztagsschulen.

All das gilt nicht nur für das strukturelle Umfeld unserer Kinder, sondern auch für uns. Es gibt zahlreiche große Unternehmen weltweit, die die Bedeutung des Schlafs schon erkannt haben: Es gibt Liegesessel für Powernaps bei Google, Schlafräume bei Nike, aber hierzulande hat eine gesunde Schlafkultur noch nicht ausreichend Einzug in die Unternehmen gehalten. Selbst Gleitzeiten sind für Arbeitnehmer*innen noch nicht Standard. Und das, obwohl Schlafmangel und seine Folgen zu enormen wirtschaftlichen Einbußen, Fehlern und Unfällen führen. Es wird Zeit, dass wir groß träumen – im wahrsten Sinne des Wortes – und uns dafür einsetzen, dass wir gut schlafen dürfen, und anerkannt wird, dass beim Begleiten von Kindern auch unser eigener Schlaf leidet. Wenn wir schlecht schlafende Kinder – ob wegen Krankheit, Entwicklung oder Zahnen – begleiten, sollten wir ein Recht haben, gegebenenfalls später zur Arbeit zu kommen oder zusätzliche »Schlafersatztage«, ähnlich der Kindkranktage, haben. Für unsere Leistungsfähigkeit und Rente sollte angerechnet werden, dass wir vielleicht nicht so »performen« können wie andere, weil wir nachts Sorgearbeit leisten, die unserer Gesellschaft und Wirtschaft dient. Wir dürfen – und müssen – neu und anders denken, weil unser Wissen um das, was wir brauchen und was für uns als Menschen wichtig ist, mittlerweile ein anderes ist: Wir brauchen ein Schlaf-Update für unsere Gesellschaft.

Wenn ich mir für die Wirkung, die dieses Buch auf dich haben soll, eines wünsche, dann dass du unsere Schlafkultur infrage stellst und es wagst, dich zu fragen: Wie könnte es anders sein? Und dich dann dorthin aufmachst. Für dich selbst und für dein(e) Kind(er). Schreib mir gerne oder poste auf Social Media deine persönliche

Utopie für eine schlafgerechte, ausgeschlafene Gesellschaft. Lass uns gemeinsam träumen.

Aber nun wünsche ich dir erst einmal eine gute Nacht. »Schlaf gut und träum was Schönes«, sagten meine Eltern jeden Abend zu mir. Und ich bin froh, dass sie mir in diesem Punkt genau das mit auf den Weg gegeben haben, was ich jetzt an meine Kinder weiterreiche – und an dich: dass Schlaf ganz wunderbar ist und wir uns davon so viel gönnen sollten, wie wir brauchen.

Anhang

Schlafberatung, Kinderbücher, nützliche Apps und Online-Material

Es gibt manchmal Phasen oder auch einzelne Nächte, in denen wir nicht weiterwissen. Dann brauchst du Hilfe. Wenn du merkst, dass du aufgrund von Müdigkeit oder Überforderung aggressiv wirst, wenn du den Impuls hast, dein Kind (oder dich) zu verletzen, leg dein Kind an einem sicheren Ort ab beziehungsweise setze es ins Gitterbett und verlasse den Raum. Atme tief durch. Wenn du dich nicht beruhigen kannst und verzweifelt fühlst, kannst du montags bis freitags von 9 bis 17 Uhr, dienstags und donnerstags bis 19 Uhr das Elterntelefon der Nummer-gegen-Kummer kostenfrei anrufen unter 0800 111 0 550. Wenn du außerhalb dieser Zeiten verzweifelt bist, ruf eine befreundete Person, ein Familienmitglied an, bei dem du sicher sein kannst, dass es dich wohlwollend unterstützt. Notfalls kannst du auch die Telefonseelsorge anrufen, die rund um die Uhr an allen Tagen erreichbar ist unter Telefon 0800/111 0 111, 0800/111 0 222 oder 116 123 und per Chat unter online.telefonseelsorge.de

Persönliche Schlafberatung

Schlafberatungen hängen immer vom Aus- und Fortbildungsstand der beratenden Personen und ihrer persönlichen Einstellung zum Thema Schlaf und ihrem Bild vom Kind ab. Sowohl unter Kinderärzt*innen als auch Hebammen, Familienbegleiter*innen, Therapeut*innen und anderen Personen in der Schlafberatung gibt es Personen, die einen bedürfnisorientierten Weg vorschlagen, und solche, die eher behavioristische Ansätze vertreten. In der Regel kann in einem kostenfreien Vorgespräch geklärt werden, welche Ausrichtung die beratende Person einschlägt.

Ich kann nicht für alle Berater*innen einzelner Anbieter eine ausreichende Qualifikation oder bedürfnisorientierte Ausrichtung garantieren, aber eine Übersicht möglicher Anlaufstellungen für individuelle Schlafberatung für Familien anführen:

1001kindernacht

1001kindernacht® wurde von der Kinderkrankenschwester und Autorin Sibylle Lüpold gegründet. Die Berater*innen bieten bindungsorientierte Schlafberatungen an. Sie verfügen über eine abgeschlossene Berufsausbildung im medizinischen, sozialpädagogischen, psychologischen Bereich mit Erfahrung in der Begleitung und Beratung von Eltern/Familien und absolvieren einen Kurs, der aus drei Blöcken besteht zzgl. Hospitation einer Schlafberatung, mündlicher und schriftlicher Prüfung.

artgerecht Babyschlafcoach

Das artgerecht-Projekt wurde von der Wissenschaftsjournalistin und Autorin Nicola Schmidt gegründet. Babyschlafcoaches bieten bedürfnisorientierte Schlafberatungen an. Sie verfügen nicht zwangsweise über eine pädagogische oder psychologische Berufsausbildung, absolvieren aber einen dreitägigen Grundkurs, eine dreitägige Spezialisierung zum Babyschlaf, mindestens eine weitere babyspezifische Weiterbildung sowie Didaktikkurse, bevor sie eine Prüfung ablegen.

BFB bindungsorientierte*r Familienbegleiter*in®

Das BFB-Institut wurde von der Rechtsanwältin und Stillberaterin Franziska-Beatrice Fiedler und Volljuristin und Autorin Dominique Reimer gegründet. Berater*innen müssen nicht zwangsweise über eine pädagogische oder psychologische Berufsausbildung verfügen, absolvieren aber eine sechsmonatige Ausbildung mit einer Mischung aus Selbststudium, Onlineangeboten und dreitägiger Präsenzveranstaltung mit anschließender schriftlicher und mündlicher Prüfung.

Geborgen Wachsen Bindungsbegleitung

Geborgen Wachsen Bindungsbegleiter*innen verfügen über eine abgeschlossene Berufsausbildung oder ein Studium im medizinischen, sozialpädagogischen, psychologischen Bereich mit Erfahrung in der Begleitung und Beratung von Eltern/Familien und nehmen an einer Weiterbildung über sechs Monate mit zwei Präsenzwochenenden und Onlineseminaren teil, an deren Ende sie eine Hausarbeit schreiben.

Mehr Hilfe

Manchmal reicht ein pädagogischer Blick auf den Familienschlaf nicht aus, und es müssen mögliche Ursachen für Schlafprobleme genauer abgeklärt werden, es liegen wahrscheinlich medizinische Ursachen vor, und/oder eine therapeutische Behandlung ist notwendig. Erste Ansprechperson ist die hausärztliche oder kinderärztliche Praxis, die an Fachärzt*innen, ein Sozialpädiatrisches Zentrum oder ein Schlaflabor überweisen kann.

dgsm.de/gesellschaft/fuer-patienten/schlaflabore

Verzeichnis der Deutschen Gesellschaft für Schlafforschung und Schlafmedizin (DGSM) über zertifizierte Schlaflabore.

elternsein.info/suche-schreiambulanzen/
Postleitzahlen-Suche des Nationalen Zentrums Frühe Hilfen (NZFH) für Schreibabyambulanzen

dgspj.de/category/sozialpaediatrische-zentren
Verzeichnis der Sozialpädiatrischen Zentren in Deutschland

Kinderbücher zum Thema Schlaf

Andrea Böhnke/Sami Skalli: *Wenn wir schlafen. Von Menschen, Tieren und Sternen*
Ein Sachbuch für Kinder über den Schlaf, um Kindern zu vermitteln, wie wichtig der Schlaf ist und wie Menschen und Tiere schlafen.

Reijo Kekkonen: *Wiegenlieder aus aller Welt*
51 Wiegenlieder aus der ganzen Welt mit Noten, Texten und CD zum Mitsingen. Eine Auswahl der Lieder gibt es auch kostenfrei online unter https://www.liederprojekt.org/

Peggy Rathmann: *Gute Nacht, Gorilla*
Bilderbuch für die Kleinsten, ganz ohne Text, das zeigt, dass auch die Tiere im Zoo am liebsten gemeinsam schlafen wollen.

Maudi Powell-Tuck/Karl James Mountford/E.M. Hoffmann: *Der Mondscheinzoo*
Wunderschöne und fantastische Geschichte mit schön illustrierten Seiten mit Durchguck-Bildern für Kinder ab dem Vorschulalter.

Apps und digitale Inhalte

Bitte beachte in Hinblick auf Apps und digitale Angebote für Kinder die Empfehlungen von Prof. Dr. Weeß im Interview auf Seite 146 ff.

Podcast »Über Schlafen«

Wissenschaftsjournalistin und Deutschlandfunk-Nova-Moderatorin Ilka Knigge spricht mit Schlafforscherin und Psychologin Dr. Christine Blume über alle Aspekte des Schlafens.

MIRA SHOW #8 Wie kann ich gut einschlafen?

Die systemische Familiencoachin und Musikerin Mira behandelt in ihrem Podcast »Mira Show« die großen Themen junger Menschen. Eine der Folgen beschäftigt sich auch mit dem Schlaf.

App Aumio

Die App Aumio vermittelt Kindern, mithilfe von meditativen Geschichten und Achtsamkeitsübungen zu entspannen und abends leichter einschlafen zu können. Die App wurde von Psycholog*innen entwickelt und bereits mit kleiner Stichprobe evaluiert.

Hinweise zum Online-Material

Auf der Produktseite zum Buch auf www.beltz.de findest du den Fragebogen für dein Kind, das Schlafprotokoll und die Ausfülltabelle »So ging es mir heute«. Diese Dateien kannst du herunterladen, um sie auszudrucken und mit ihnen zu arbeiten. Außerdem findest du auf der Produktseite alle 6 Audiodateien zum Streamen, die in den entsprechenden Stellen im Buch mit einem QR-Code platziert sind, mit dem du direkt zu dieser bestimmten Audiodatei kommst.

Alle Dateien stehen dir so lange zum Download bzw. Streamen zur Verfügung, wie das Buch lieferbar ist.

Anmerkungen

Einleitung

1. Richter, David et al. (2019): »Long-term effects of pregnancy and childbirth on sleep satisfaction and duration of first-time and experienced mothers and fathers«. In: *Sleep*, Volume 42, Issue 4, April 2019, zsz015, https://doi.org/10.1093/sleep/zsz015
2. Schlack, R. et al. (2013): »Häufigkeit und Verteilung von Schlafproblemen und Insomnie in der deutschen Erwachsenenbevölkerung Ergebnisse der Studie zur Gesundheit Erwachsener in Deutschland (DEGS1)«. In: *Bundesgesundheitsblatt – Gesundheitsforschung – Gesundheitsschutz* 5/6 2013, DOI 10.1007/s00103-013-1689-2
3. Die Bezeichnung »Schlafmittel« ist eigentlich nicht korrekt, da die Präparate teilweise zwar durchaus Schlaf befördern können oder die Einschlafzeit verkürzen, aber nicht genau den Zustand des Gehirns herbeiführen können, der durch den natürlichen Schlaf hervorgerufen wird.
4. Kolip, P.; Kuhnert, R./Saß, A.-C. (2022): »Soziale, gesundheitliche und umweltbedingte Einflussfaktoren auf Schlafprobleme von Heranwachsenden und jungen Erwachsenen«. In: *Journal of Health Monitoring* 7 (S2), Berlin: Robert Koch-Institut DOI 10.25646/9878 https://www.rki.de/DE/Content/Gesundheitsmonitoring/Gesundheitsberichterstattung/GBEDownloadsJ/JoHM_S2_2022_Schlafprobleme_Heranwachsende.pdf?__blob=publicationFile

Teil 1: Endlich (Familien-)Schlaf verstehen

1. Die Zeile »Morgen früh, wenn Gott will, wirst du wieder geweckt.« stammt aus dem »Wiegenlied« von Johannes Brahms.
2. https://www.newsweek.com/little-one-said-roll-over-110255
3. Obradovich, Nick et al. (2017): Nighttime temperature and human sleep loss in a changing climate. *Sci. Adv. 3*, e1601555. DOI:10.1126/sciadv.1601555
4. Walker, Matthew (2018): *Das große Buch vom Schlaf. Die enorme Bedeutung des Schlafs*. 10. Aufl. München: Goldmann, S. 83.
5. Walker (2018), S. 88.
6. Im Schlaf haben wir durchaus noch ein Bewusstsein, aber es ist anders als im Wachzustand. Unser Aufmerksamkeitsnetzwerk bleibt aktiv, um uns beispielsweise vor Gefahren zu schützen. Mehr dazu hier: https://www.rnd.de/wissen/verlieren-wir-im-schlaf-das-bewusstsein-D7ZZG4JIUZDRPHEYTS4B3RFMTA.html
7. Vgl. Walker (2018), S. 153f.

8. Walker (2018), S. 177.
9. Weeß, Hans-Günter (2018): *Schlaf wirkt Wunder. Alles über das wichtigste Drittel unseres Lebens*. München: Droemer, S. 31.
10. Weeß, Hans-Günther (2017): *Die schlaflose Gesellschaft. Wege zu erholsamem Schlaf und mehr Leistungsvermögen*. Stuttgart: Schattauer, S. 26.
11. Weeß (2018), S. 96.
12. Weeß (2017), S. 44.
13. Maurer, Joachim T.; Weeß, Hans-Günter/Schredl, Michael (2018): »Physiologische Grundlagen des normalen und gestörten Schlafes«. In: Stuck, Boris A. et al. (2018): *Praxis der Schlafmedizin. Diagnostik, Differenzialdiagnostik und Therapie bei Erwachsenen und Kindern*. 3. Aufl. Berlin: Springer, S. 5.
14. Elliot, Lise (2001): *Was geht da drinnen vor? Die Gehirnentwicklung in den ersten fünf Lebensjahren*. Berlin: Berlin Verlag, S. 44.
15. Elliot (2001), S. 49.
16. Mennella J. A./Gerrish C. J. (1998): »Effects of exposure to alcohol in mother's milk on infant sleep«. In: *Pediatrics,* 101 (5):E2. doi: 10.1542/peds.101.5.e2. PMID: 9565435.
17. Mehr Informationen zum Stillen und Alkohol hier: https://www.stillen-institut.com/de/alkohol-und-stillen-eine-zusammenfassung-des-kenntnisstandes.html
18. Dannhauer, Kareen/Gaca, Anja Constance (2021): *Baby leicht. Was Eltern und Babys wirklich brauchen*. Weinheim: Beltz, S. 64.
19. Weeß (2018), S. 109.
20. Vorster, Albrecht (2019): *Warum wir schlafen*. München: Heyne, S. 194.
21. Walker (2018), S. 126.
22. Walker (2018), S. 129.
23. Walker (2018), S. 135.
24. Vorster (2019), S. 216.
25. Weeß (2017), S. 32.
26. Vorster (2019), S. 26.
27. https://de.statista.com/statistik/daten/studie/317703/umfrage/unfaelle-mit-personenschaden-uebermuedung/
28. https://www.adac.de/gesundheit/gesund-unterwegs/strasse/muedigkeit-sekundenschlaf-auto/
29. Walker (2018), S. 193.
30. Weeß (2018), S. 32.
31. Weeß (2016), S. 39.
32. Cappuccio, Francesco P. et al (2011): »Sleep duration predicts cardiovascular outcomes: a systematic review and meta-analysis of prospective studies«. In: *European Heart Journal*, Volume 32, Issue 12, S. 1484–1492, https://doi.org/10.1093/eurheartj/ehr007

33. Greer, S.; Goldstein, A./Walker, M. (2013): »The impact of sleep deprivation on food desire in the human brain«. *Nat Commun 4*, 2259 https://doi.org/10.1038/ncomms3259
34. Van Cauter, Eve/Knutson, Kristen (2008): »Sleep and the epidemic of obesity in children and adults«. *Eur J Endocrinol 159 (Suppl 1)*, S. 59–66. 10.1530/EJE-08-0298.
35. Walker (2018), S. 220f.
36. Vorster (2019), S. 64.
37. Powell, B.; Cooper, G.; Hoffmann, K./Marvin, B. (2015): *Der Kreis der Sicherheit. Die klinische Nutzung der Bindungstheorie*. Lichtenau: Probst Verlag, S. 41.
38. Becker-Stoll, Fabienne; Beckh, Kathrin/Berkie, Julia (2018): *Bindung. Eine sichere Basis fürs Leben. Das große Elternbuch für die ersten 6 Jahre*. München: , S. 33.
39. Yoo, S.-S.; Gujar, N.; Hu, P.; Jolesz, F. A./Walker, M. P. (2007): »The human emotional brain without sleep – a prefrontal amygdala disconnect«. In: *Correspondence Vol. 17*, Issue 20, PR877-R878, DOI: https://doi.org/10.1016/j.cub.2007.08.007
40. Walker (2018), S. 190.
41. Schlarb, A. A.; Stuck, B. A. (2018): »Schlafstörungen im Kindesalter«. In: Stuck, Boris A. et al. (2018): *Praxis der Schlafmedizin. Diagnostik, Differenzialdiagnostik und Therapie bei Erwachsenen und Kindern*. 3. Aufl. Berlin: Springer, S. 278.
42. https://www.scinexx.de/news/biowissen/schimpansen-haben-sauberere-betten-als-wir/
43. Walker (2018), S. 106f.
44. Vgl. Harari, Yuval Noah (2013): *Eine kurze Geschichte der Menschheit*. 39. Aufl. München: Pantheon, S. 19.
45. https://www.deutschlandfunknova.de/beitrag/innere-uhr-wie-uns-unser-chro notyp-beeinflusst
46. Adan, A.; Archer, S. N.; Paz Hidalgo, M.; Di Milia, L.; Natale, V./Randler, C. (2012): »Circadian Typology: A Comprehensive Review«. In: *Chronobiology International, 29:9*, 1153–1175, DOI: 10.3109/07420528.2012.719971
47. Weeß (2018), S. 63.
48. Müller, Tillmann: »Schlaftraining: Ein Therapiemanual zur Behandlung von Schlafstörungen«, https://www.schlafgestoert.de/site-50.html
49. Durrani, Nadia/Fagan, Brian (2022): *Was im Bett geschah. Eine horizontale Geschichte der Menschheit*. Ditzingen: Reclam, S. 138f.
50. Weeß (2018), S. 131f.
51. Vgl. Mierau, Susanne (2019): *Mutter.Sein. Von der Last eines Ideals und dem Glück des eigenen Wegs*. Weinheim: Beltz, S. 29f.
52. Das afrikanische Sprichwort »It takes a village to raise a child« ist in den Industrienationen besonders durch das Buch *It takes a village* von Hillary R. Clinton aus dem Jahr 1996 bekannt geworden. Wie Anthropologe David F. Lancy in seinem

Buch *The Anthropology of Childhood* (2015, S. 123) allerdings ausführt, haben wir eine recht verklärte Vorstellung von diesem Dorf, die wenig gemein hat mit dem tatsächlichen Umstand des Kinderumsorgens durch sogenannte Alloeltern. Diese romantische Verklärung des »Dorfes« kann Eltern hier und heute noch mehr unter Druck setzen: Viele Eltern denken, »das Dorf« würde bedeuten, dass sie für das Wohlergehen des Kindes eine Gruppe von Menschen um sich versammeln müssen, die vollkommen mit ihren Grundsätzen übereinstimmt, während laut Lancy diese Versorgung im ursprünglichen Sinn eher meint »Whoever can most easily be spared from more important tasks will take care of the child«. In der heute ohnehin mit Idealen und Anforderungen aufgeladenen Erziehung sollten wir daher achtsam mit diesem Satz und seiner möglichen Wirkung umgehen.

53. Hrdy, Sarah Blaffer (2010): *Mütter und andere. Wie die Evolution uns zu sozialen Wesen gemacht hat.* Berlin: Berlin Verlag, S. 108.
54. Zit. nach. Hrdy (2010), S. 147.
55. Weeß (2017), S. 19.
56. Waak, Anne (2020): *Wir nennen es Familie. Neue Ideen für ein Leben mit Kindern.* Hamburg: Edition Körber, S. 92.
57. Schlarb/Stuck (2018), S. 279f.
58. Conaboy, Chelsea (2023): *Mutterhirn. Was mit uns passiert, wenn wir Eltern werden.* Hamburg: Harper Collins, S. 14.
59. Rösler, A./Höllrigl Tschaikner, E. (2023): *Mythos Mutterinstinkt. Wie moderne Hirnforschung uns von alten Rollenbildern befreit und Elternschaft neu denken lässt.* München: Kösel, S. 110f.
60. Rösler/Höllrigl Tschaikner (2023), S. 118.
61. Yetish et al. (2015): »Natural Sleep and Its Seasonal Variations in Three Pre-industrial Societies«, In: *Current Biology 25*, S. 2862–2868, http://dx.doi.org/10.1016/j.cub.2015.09.046
62. Vgl. Mierau, Susanne (2023): *Füreinander sorgen. Warum unsere Gesellschaft ein neues Miteinander braucht.* Hamburg: Rowohlt, S. 85f.
63. Conaboy (2023), S. 159.

Teil 2: Vom Wissen ins Handeln kommen: dein Schlaf-Mindset aufbauen

1. Bischof-Köhler (2011): *Soziale Entwicklung in Kindheit und Jugend: Bindung, Empathie, Theory of Mind.* Stuttgart: Kohlhammer, S. 93.
2. Strüber, Nicole (2016): *Die erste Bindung. Wie Eltern die Entwicklung des kindlichen Gehirns prägen.* Stuttgart: Klett-Cotta, S. 156f.
3. Diederichs, Paula (2000): »Der friedvolle Weg. Von der Anspannung in die Entspannung – Erfahrungen aus der Schreibaby-Ambulanz und ihre Bedeutung«.

In: Harms, Thomas (Hrsg.) (2000): *Auf die Welt gekommen. Die neuen Baby-Therapien*. Gießen: Psychosozial-Verlag, S. 263f.

4. Der Autor für Gewohnheitsbildung James Clear bezeichnet dies in seinem Buch *Die 1% Methode* als »Formel für Gewohnheitskopplung und Bedürfniskombination« (2020, S. 140).
5. Vorster (2019), S. 368f.
6. https://www.dhz-online.de/news/detail/artikel/geschmack-der-geborgenheit/
7. »Sicheres Nest« geht zurück auf Sibylle Lüpolds 1001kindernacht.
8. Durrani/Fagan (2022), S. 144.
9. Jenni, O.; Zinggeler Fuhrer, H.; Iglowstein, I.; Molinari, L./Largo, R. (2006): »A Longitudinal Study of Bed Sharing and Sleep Problems Among Swiss Children in the First 10 Years of Life«. In: *Pediatrics* 2005, S. 115, 233–240, https://www.remo-largo.ch/assets/oa_101_remolargo.pdf
10. Durrani/Fagan (2022), S. 143.
11. Die Bindungsperson(en) sind in unserer Kultur in der Regel die Eltern beziehungsweise ein Elternteil. Eine biologische Verwandtschaft ist für die Ausbildung einer Bindung nicht zwingend notwendig. Das Kind bindet sich an jene Person, die besonders viel Zeit mit dem Kind verbringt und dessen Bedürfnisse vorwiegend befriedigt. Bei unterschiedlichen Bezugspersonen, die unterschiedlich viel Zeit mit dem Kind verbringen bzw. auch unterschiedlich auf seine Signale reagieren, bildet sich eine Bindungshierarchie aus – mit oft (je nach Familienmodell) einer Hauptbindungsperson, die hierzulande häufig die Mutter ist; vgl. Mierau, Susanne (2022): *New Moms for Rebel Girls*. Weinheim: Beltz, S. 163.
12. Keller, Meret/Goldberg, Wendy. (2004): »Co-sleeping: Help or hindrance for young children's independence?«, In: *Infant and Child Development 13,* S. 369–388. 10.1002/icd.365.
13. Stein, M. et al. (2001): »Cosleeping (Bedsharing) Among Infants and Toddlers«, In: *Journal of Developmental and Behavioral Pediatrics*, Band 22, S. 409.
14. https://beauftragte-missbrauch.de/themen/definition/wo-findet-missbrauch-statt
15. https://beauftragte-missbrauch.de/themen/definition/zahlen-zu-sexuellem-kindesmissbrauch-in-deutschland
16. https://de.statista.com/statistik/daten/studie/1260562/umfrage/ploetzliche-kindstode-in-deutschland
17. Jorch, G. (2010): »Prävention des Plötzlichen Kindstodes«. In: *Monatsschr Kinderheilkd* 2010, S. 158:564–569, DOI 10.1007/s00112-009-2159-7 https://www.stillen-institut.com/media/2010-Praevention-SIDS-Jorch.pdf
18. Ebd.
19. Mierau, Susanne (2019): *Frei und unverbogen. Kinder ohne Druck begleiten und bedingungslos annehmen*. Weinheim: Beltz, S. 132f.
20. https://www.mpg.de/9872139/mpinf_jb_20151

21. Rath, Werner et al. (2010): *Geburtshilfe und Perinatalmedizin Pränataldiagnostik – Erkrankungen – Entbindung*. Stuttgart: Thieme, S. 270.
22. Wird tagsüber Milch abgepumpt, um nachts zu füttern, bedeutet dies, dass dieses schlafördernde Hormon in der Milch nicht enthalten ist.
23. https://www.pnas.org/doi/full/10.1073/pnas.1816908116
24. Richard, C., Mosko, S., McKenna, J./Drummond, S.: »Sleeping position, orientation, and proximity in bedsharing infants and mothers«. In: *Sleep*. 1996 Nov; 19 (9), S. 65–90. doi: 10.1093/sleep/19.9.685. PMID: 9122553.
25. Unterschiede in der Zusammensetzung von Muttermilch und industriell hergestellter Säuglingsanfangs- und Folgenahrung und Auswirkungen auf die Gesundheit von Säuglingen. Stellungnahme Nr. 028/2012 des BfR vom 16. Juli 2012, https://www.hebammen-nrw.de/cms/fileadmin/redaktion/Aktuelles/pdf/unterschiede-in-der-zusammensetzung-von-muttermilch-und-industriell-her gestellter-saeuglingsanfangs-und-folgenahrung.pdf
26. Vorster (2019), S. 100f.
27. https://www.washingtonpost.com/archive/lifestyle/2003/01/22/nurture-vs-nou rish/7734f3c1-4acb-4010-a5a7-652ef9f5dc68/
28. Kast, Bas (2023): *Kompass für die Seele. Das Fazit neuester Studien zu Resilienz und innerer Stärke*. München: Bertelsmann, S. 114.
29. https://www.zeit.de/arbeit/2021-08/wine-mom-muetter-stress-alkohol-social-media
30. https://www.dhs.de/suechte/alkohol/zahlen-daten-fakten
31. https://www.zeit.de/gesundheit/2023-05/alkohol-drogen-konsum-anstieg-kri senjahre
32. https://www.deutschlandfunknova.de/beitrag/powernap-was-das-nickerchen-bringt
33. Mierau (2019).
34. Mierau (2023), S. 184.
35. Bossmann, Ulrike (2023): *People Pleasing. Raus aus der Harmoniefalle und weg mit dem schlechten Gewissen*. Weinheim: Beltz, S. 16f.
36. Schenk, Felix (2023): *Hat die Mutti heute frei? Alte Rollenbilder überwinden und zu aktiver Vaterschaft finden*. München: GU, S. 46.
37. https://www.nationalgeographic.de/wissenschaft/2021/03/revenge-bedtime-procrastination-der-ewige-schlafaufschub
38. Bei Schichtarbeit muss beachtet werden, dass einige Arbeiten in den Bereich der Versorgung oder den Schutz der Bevölkerung fallen. Diese Arbeiten sind natürlich von hoher Bedeutung. Viele Arbeitsplätze, bei denen in Schichten gearbeitet wird, basieren aber auf wirtschaftlichen Interessen, beispielsweise um Anlagen optimal auszunutzen und die wirtschaftlichen und finanziellen Interessen des Unternehmens zu wahren – auf Kosten der Arbeitenden. Gleichzeitig werden Empfehlun-

gen für die Gestaltung von Nacht- und Schichtdiensten nicht ausreichend umgesetzt, obwohl bekannt ist, dass durch Nacht- und Schichtarbeiten gesundheitliche Risiken entstehen. Empfehlungen für Nacht- und Schichtarbeiten sind laut Sozialwissenschaftlerin Dr. Maren Evers: kurzzyklischer Schichtwechsel: nicht mehr als drei Früh-, Spät- und Nachtschichten nacheinander, Reduktion von Nachtarbeitsanteilen, Vermeidung von Dauernachtschichten, Ruhephase von mindestens 48 Stunden nach der letzten Nachtschicht. Evers, Maren (2020): Neue Gestaltungsoptionen für humane Nacht- und Schichtarbeit? – Experteneinschätzungen am Beispiel Digitalisierung. sozialpolitik.ch. 2020. 10.18753/2297-8224-166.

39. Clear, James (2020): *Die 1% Methode. maximale Veränderung, maximale Wirkung*. München: Goldmann, S. 92f.
40. Morin, C.M. et al.: »Psychological and behavioral treatment of insomnia update of the recent evidence« (1998–2004). In: *Sleep*. 2006 Nov; 29(11):1398-414. doi: 10.1093/sleep/29.11.1398. PMID: 17162986.

Teil 3: Kleine und große Herausforderungen auf dem Weg in den wohltuenden Schlaf

1. Gaca, Anja C./Mierau, Susanne (2018): *Mein Schreibaby verstehen und begleiten*. München: GU, S. 12.
2. Solter, Aletha J. (2015): *Warum Babys weinen. Die Gefühle von Kleinkindern*. 3. Aufl. München: Kösel, S. 84f.
3. https://www.deutschlandfunknova.de/beitrag/neurowissenschaft-musik-und-binaurale-klaenge-helfen-bei-angststoerungen
4. Dannhauer, Karen/Gaca, Anja Constance (2021): *Baby leicht. Was Eltern und Babys wirklich brauchen*. Weinheim: Beltz, S. 262.
5. Schlarb/Stuck (2018), S. 285.
6. Ebd.
7. https://www.stillen-institut.com/de/schnuller-pro-und-contra.html
8. Mehr über die richtige Auswahl des Schnullers hier: https://www.stillen-institut.com/media/EISL-Infoblatt-Schnuller-Formen-Varianten2021.pdf
9. https://www.springermedizin.de/emedpedia/enzyklopaedie-der-schlafmedizin/schlafbezogene-rhythmische-bewegungsstoerung?epediaDoi=10.1007%2F978-3-642-54672-3_186
10. https://www.eltern.de/baby/4-8-monate/sex-und-junge-eltern-umfrage.html
11. von Sydow, Kirsten (2006): »Sexualität in der Schwangerschaft und nach der Entbindung«. In: *Sexologie* 13 (4), S. 148–153.
12. Büttner, Melanie; Schadwinkel, Alina/Stockrahm, Sven (2020): *Ist das normal? Sprechen wir über Sex, wie du ihn willst*. Weinheim: Beltz, S. 38.
13. https://beauftragte-missbrauch.de/themen/recht/strafrecht

14. Klein, Stefan (2021): *Träume. Eine Reise in unsere innere Wirklichkeit*. 4. Aufl. Frankfurt am Main: Fischer, S. 19.
15. https://woerterbuchnetz.de
16. Klein (2021), S. 191.
17. Vorster (2019), S. 174.
18. Schlarb, Stuck (2018), S. 284.
19. Thünker, J./Pietrowsky, R. (2024): *Albträume bei Kindern und Jugendlichen. Ein Therapiemanual*. Göttingen: Hogrefe.
20. Resch, Franz (1994): »Magisches Denken und Selbstentwicklung«. In: *Praxis der Kinderpsychologie und Kinderpsychiatrie* 43 5, S. 153–156.
21. Ebd.
22. Schlarb/Stuck (2018), S. 283.
23. Klein (2021), S. 21.
24. https://www.dgsm.de/fileadmin/dgsm/Arbeitsgruppen/traum/Schlafwandeln_Wie_kann_ich_damit_umgehen.pdf
25. Hummel, Inke (2021): *Mein wunderbares schüchternes Kind. Mut machen, Selbstvertrauen stärken, liebevoll begleiten*. Hannover: Humboldt Verlag, S. 11.
26. Crone, Eveline (2011): *Das pubertierende Gehirn. Wie Kinder erwachsen werden*. München: Droemer, S. 11.
27. Crone (2011), S. 26.
28. Schlarb/Stuck (2018), S. 286f.
29. Schlarb/Stuck (2018), S. 294.
30. Crone (2011), S. 27.
31. Schlarb/Stuck (2018), S. 287.
32. https://www.bfr.bund.de/de/a-z_index/energiegetraenke-5125.html
33. Weeß (2016), S. 80.
34. Schlarb/Stuck (2018), S. 293.
35. Ebd.
36. Schlarb/Stuck (2018), S. 284.
37. Schlarb/Stuck (2018), S. 283.

Zum Weiterlesen

Becker-Stoll, Fabienne; Beckh, Kathrin & Berkie, Julia (2018): *Bindung. Eine sichere Basis fürs Leben. Das große Elternbuch für die ersten 6 Jahre*. München: Kösel.

Bossmann, Ulrike (2023): *People Pleasing. Raus aus der Harmoniefalle und weg mit dem schlechten Gewissen*. Weinheim: Beltz.

Büttner, Melanie; Schadwinkel, Alina & Stockrahm, Sven (2020): *Ist das normal? Sprechen wir über Sex, wie du ihn willst*. Weinheim: Beltz.

Conaboy, Chelsea (2023): *Mutterhirn. Was mit uns passiert, wenn wir Eltern werden*. Hamburg: HarperCollins.

Crone, Eveline (2011): *Das pubertierende Gehirn. Wie Kinder erwachsen werden*. München: Droemer.

Dannhauer, Kareen & Gaca, Anja Constance (2021): *Baby leicht. Was Eltern und Babys wirklich brauchen*. Weinheim: Beltz.

Durrani, Nadia & Fagan, Brian (2022): *Was im Bett geschah. Eine horizontale Geschichte der Menschheit*. Ditzingen: Reclam.

Elliot, Lise (2001): *Was geht da drinnen vor? Die Gehirnentwicklung in den ersten fünf Lebensjahren*. Berlin: Berlin Verlag.

Harms, Thomas (Hrsg.) (2000): *Auf die Welt gekommen. Die neuen Baby-Therapien*. Gießen: Psychosozial-Verlag.

Hrdy, Sarah Blaffer (2010): *Mütter und andere. Wie die Evolution uns zu sozialen Wesen gemacht hat*. Berlin: Berlin Verlag.

Klein, Stefan (2021): *Träume. Eine Reise in unsere innere Wirklichkeit*. 4. Aufl. Frankfurt am Main: Fischer.

Mierau, Susanne (2019): *Mutter.Sein. Von der Last eines Ideals und dem Glück des eigenen Wegs*. Weinheim: Beltz.

Mierau, Susanne (2021): *Frei und unverbogen. Kinder ohne Druck begleiten und bedingungslos annehmen*. Weinheim: Beltz.

Mierau, Susanne (2023): *Füreinander sorgen. Warum unsere Gesellschaft ein neues Miteinander braucht*. Hamburg: Rowohlt.

Powell, Bert; Cooper, Glen; Hoffmann, Kent & Marvin, Bob (2015): *Der Kreis der Sicherheit. Die klinische Nutzung der Bindungstheorie*. Lichtenau: Probst Verlag.

Strüber, Nicole (2016): *Die erste Bindung. Wie Eltern die Entwicklung des kindlichen Gehirns prägen*. Stuttgart: Klett-Cotta.

Solter, Aletha J. (2015): *Warum Babys weinen. Die Gefühle von Kleinkindern*. 3. Aufl. München: Kösel.

Rösler, Annika & Höllrigl Tschaikner, Evelyn (2023): *Mythos Mutterinstinkt. Wie moderne Hirnforschung uns von alten Rollenbildern befreit und Elternschaft neu denken lässt*. München: Kösel.

Vorster, Albrecht (2019): *Warum wir schlafen*. München: Heyne.

Waak, Anne (2020): Wir nennen es Familie. Neue Ideen für ein Leben mit Kindern. Hamburg: Edition Körber.

Walker, Matthew (2018): *Das große Buch vom Schlaf. Die enorme Bedeutung des Schlafs. Beste Vorbeugung gegen Alzheimer, Krebs, Herzinfarkt und vieles mehr*. 10. Aufl. München: Goldmann.

Weeß, Hans-Günter (2018): *Schlaf wirkt Wunder. Alles über das wichtigste Drittel unseres Lebens*. München: Droemer.

Über die Autorin und die Illustratorin

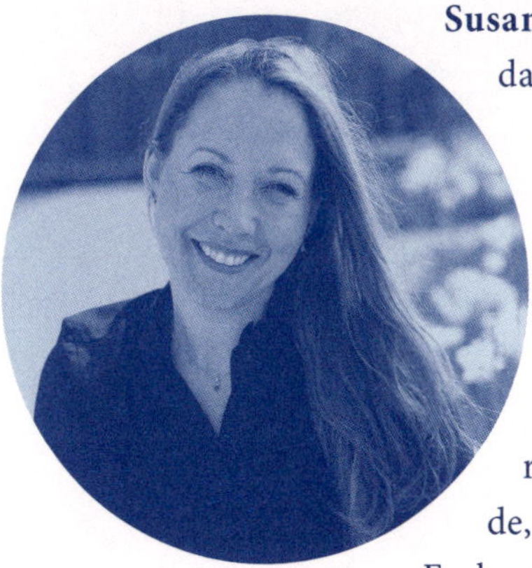

Susanne Mierau ist Kleinkindpädagogin, Familienbegleiterin und Heilpraktikerin. Sie arbeitete an der FU Berlin in Forschung und Lehre, bevor sie sich 2011 selbstständig machte im Bereich der bedürfnisorientierten Elternberatung. Susanne Mierau bloggt auf geborgen-wachsen.de, gibt Workshops für Eltern und Fachpersonal und spricht auf Konferenzen und Tagungen über Elternberatung und kindliche Entwicklung. Sie ist Mutter von drei Kindern und lebt in Eberswalde.
www.geborgen-wachsen.de

Nadine Roßa ist Designerin, Illustratorin und Autorin. Ihr Arbeitsschwerpunkt ist die Visualisierung in Form von Visuellen Notizen (Sketchnotes), die sie auch in Form von Workshops über ihren Blog und in Büchern weitergibt. Sie ist Mutter von zwei Kindern und lebt in Berlin.
www.sketchnote-love.com

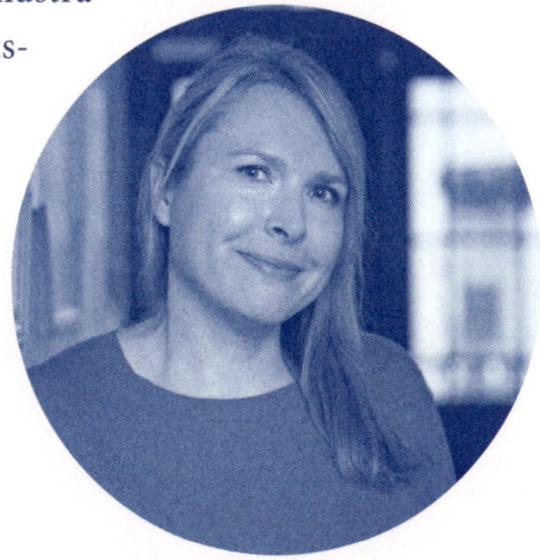